Statistik

Michael Messer · Gaby Schneider

Statistik

Theorie und Praxis im Dialog

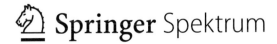 Springer Spektrum

Michael Messer
Institut für Stochastik und
Wirtschaftsmathematik
Technische Universität Wien
Wien, Österreich

Gaby Schneider
Institut für Mathematik
Goethe-Universität Frankfurt
Frankfurt, Deutschland

ISBN 978-3-662-59338-7   ISBN 978-3-662-59339-4   (eBook)
https://doi.org/10.1007/978-3-662-59339-4

Die Deutsche Nationalbibliothek verzeichnet diese Publikation in der Deutschen Nationalbibliografie; detaillierte bibliografische Daten sind im Internet über http://dnb.d-nb.de abrufbar.

Springer Spektrum
© Springer-Verlag GmbH Deutschland, ein Teil von Springer Nature 2019

Planung/Lektorat: Iris Ruhmann

Springer Spektrum ist ein Imprint der eingetragenen Gesellschaft Springer-Verlag GmbH, DE und ist ein Teil von Springer Nature.
Die Anschrift der Gesellschaft ist: Heidelberger Platz 3, 14197 Berlin, Germany

Vorwort

Die Vermittlung statistischer Ideen kann auf vielfältige Weise geschehen. Auf der einen Seite bieten eine formale Notation und stringente Beweise der mathematischen Statistik ein solides mathematisches Handwerkszeug, das aber zum Teil in Anwendungsfragen vernachlässigt werden kann. Auf der anderen Seite beinhaltet eine anwendungsorientierte Herangehensweise den Vorteil, einen unmittelbaren Bezug zur Praxis herzustellen, kommt aber gleichwohl nicht ohne mathematische Grundlage aus. Statistik zu vermitteln bedeutet daher immer auch, eine Abwägung zu treffen zwischen theoretischen und anwendungsorientierten Ansätzen.

Dieses Lehrbuch richtet sich in erster Linie an Studierende der Mathematik oder Statistik im Bachelorstudiengang mit Vorkenntnissen in Stochastik etwa im Umfang einer Einführungsveranstaltung. Für diese Zielgruppe sind sowohl eine klare Formulierung theoretischer statistischer Aussagen als auch die Diskussion der praktischen Anwendbarkeit und Interpretation der erlernten Methodologie von zentraler Bedeutung. Ziel dieses Buches ist es daher, beide Welten in konsequenter und zugänglicher Form miteinander zu verknüpfen. Dies geschieht im Kontext der klassischen frequentistischen Statistik. Da das Hauptaugenmerk zudem auf dem Erlernen statistischer Methodologie liegt, wurde auf die maßtheoretischen Aspekte verzichtet.

Der Brückenschlag zwischen Theorie und Praxis erfolgt in einem Dreischritt: statistische Methodologie wird zunächst durch eine konkrete Fragestellung aus der Anwendung motiviert, dann im Rahmen der mathematischen Statistik analysiert und schließlich wieder im Kontext der Anwendung interpretiert. Erfahrungsgemäß stellt beim Erlernen der statistischen Denkweise gerade der letzte Schritt, nämlich die Interpretation statistischer Ergebnisse, eine besondere Herausforderung dar. Um diesen zu erleichtern, bietet eine Reihe von Dialogen zwischen Statistikern und Anwendern die Möglichkeit, den Transfer des Erlernten zwischen Theorie und Anwendung einzuüben.

Das Buch ist in drei Abschnitte gegliedert. Im ersten Teil (Kap. 1–4) wird eine Reihe von Grundlagen der Stochastik und deskriptiven Statistik diskutiert und in die Grundideen der Statistik eingeführt. Kap. 1 stellt anhand eines einführenden Beispiels die Idee der statistischen Denkweise dar. Dieses Beispiel wird in späteren Kapiteln insbesondere zum Testen statistischer Hypothesen immer wieder aufgegriffen. In Kap. 2 werden die wichtigsten für die Statistik benötigten Grundbegriffe aus der Stochastik wiederholt und Notationen eingeführt. Dieses Kapitel kann bei entsprechenden stochastischen Vorkenntnissen selektiv studiert werden. Kap. 3 widmet sich prominenten Größen der deskriptiven Statistik sowie elementaren grafischen Darstellungsformen. In Kap. 4 wird der zentrale Begriff des statistischen Modells eingeführt, und damit eine Brücke geschlagen zwischen der Welt der theoretischen Statistik und der praktischen Datenanalyse.

Im zweiten Teil (Kap. 5–7) werden Begriffe und Ideen des statistischen Schätzens behandelt. Kap. 5 diskutiert Gütekriterien und Eigenschaften gegebener Schätzer, wie etwa Erwartungstreue, Konsistenz und den mittleren quadratischen Fehler, sowie den Begriff der Suffizienz. Kap. 6 widmet sich Konfidenzintervallen. Zudem wird im Kontext der Verteilungsfunktionen ein Konfidenzband angegeben, und es werden Monte Carlo Simulationen besprochen. In Kap. 7 wird schließlich mit dem Maximum-Likelihood-Ansatz eine prominente Methode zur Gewinnung von Schätzern vorgestellt. Neben Beispielen und elementaren Eigenschaften wie der Invarianz unter Umparametrisierung werden Heuristiken bezüglich Konsistenz und asymptotischer Normalität diskutiert.

Im dritten Teil (Kap. 8–12) werden Grundideen und Beispiele statistischer Hypothesentests behandelt. Dazu wird in Kap. 8 der Hypothesentest formal eingeführt und anhand von Beispielen erläutert. Die Kap. 9–11 umfassen Ansätze des statistischen Testens im Rahmen des normalen linearen Modells, d. h. unter Normalverteilungsannahmen. Hierbei werden geometrische Überlegungen zur Konstruktion der Tests genutzt. Kap. 9 beginnt mit Student's Ein- und Zweistichproben-t-Test. In den Kap. 10 und 11 wird dieser Ansatz auf die einfaktorielle Varianzanalyse bzw. den allgemeinen Rahmen zum Testen linearer Hypothesen im normalen linearen Modell verallgemeinert. Als Spezialfall wird zudem die univariate lineare Regression behandelt. Kap. 12 stellt wichtige rangbasierte Verfahren wie Wilcoxon's Rangsummentest vor, die ohne Normalverteilungsannahmen auskommen. Der Übergang von den Rohdaten zu Ordnungsstatistiken erlaubt dabei die Konstruktion parameterfreier statistischer Verfahren.

Zur Entstehung des Buches: Dieses Buch basiert auf einem Skriptum zu einer einführenden Vorlesung in die Statistik für Mathematiker. Das Skriptum wurde in den Jahren 2015–2017 von einem der Autoren (M.M.) als Begleitmaterial zu in dieser Zeit von ihm gehaltenen Vorlesungen erstellt, in thematischer Anlehnung an Aufzeichnungen der anderen Autorin (G.S.). Aus Diskussionen mit Studierenden entstand während dieser Veranstaltungen die Idee, die erlernte Methodologie in prägnante Dialoge zwischen Praktikern und Theoretikern umzusetzen. In den Jahren 2017–2018 arbeiteten die Autoren das Skriptum für die Publikation aus.

Viele Anwendungsbeispiele wie auch die Grundideen der eingebundenen Dialoge sind zum Teil praktischen Fallbeispielen aus der statistischen Beratung angelehnt, alle Daten sind jedoch simuliert. Alle Abbildungen wurden mit dem statistischen Programmpaket R erstellt. *In diesem Buch werden geschlechtsneutrale Formen verwendet, soweit sich diese nicht negativ auf Lesbarkeit oder Verständnis auswirken. In Einzelfällen wird daher dennoch auf das generische Maskulinum zurückgegriffen, welches die weibliche*

Form mit einschließt, oder es wird (besonders in den Dialogen) exemplarisch die weibliche oder männliche Form genutzt.

Die Autoren danken Matthias Gärtner, Solveig Plomer und Judith Czepek für wertvolle Kommentare zum Vorlesungsskriptum. Herzlicher Dank gilt Götz Kersting für die Durchsicht des Manuskripts und wertvolle inhaltliche Hinweise, sowie Anton Wakolbinger und Brooks Ferebee für hilfreiche Kritik. Weiterer Dank geht an Anja Nowak und Eva Dippmann für ihre Unterstützung bei der Gestaltung der Dialoge, an Ralph Neininger für persönliche und fachliche Ratschläge, und an Iris Ruhmann und Anja Groth von Springer Spektrum für eine konstant gute Zusammenarbeit.

Mai 2019   Michael Messer
                                                                                      Gaby Schneider

Inhaltsverzeichnis

1	**Planung einer Fachschaftsfeier – ein Einführungsbeispiel**	1
2	**Erinnerung an Grundbegriffe aus der Stochastik**	5
	2.1 Elementare Begriffe aus der Stochastik	5
	2.1.1 Verteilungen und Quantile	5
	2.1.2 Erwartungswert und Varianz	10
	2.2 Konvergenz von Zufallsvariablen	15
3	**Exkurs in die deskriptive Statistik**	21
4	**Grundbegriffe der statistischen Modellierung**	29
	4.1 Statistisches Modell	30
	4.2 Statistik und Schätzer	33
	4.3 Folgen von Modellen und Statistiken	35
	4.4 Dialog: Statistische Modelle	36
5	**Gütekriterien für Schätzer**	39
	5.1 Gütekriterien für Schätzer	39
	5.2 Der mittlere quadratische Fehler	41
	5.3 Suffizienz und Verkleinerung des MSE	46
	5.3.1 Suffizienz	46
	5.3.2 Der bedingte Erwartungswert und der Satz von Rao-Blackwell	49
6	**Intervallschätzer und Konfidenzbänder**	53
	6.1 Definition und einfache Eigenschaften	53
	6.2 Interpretation und Formulierung	55
	6.3 Ein asymptotisches Konfidenzintervall für den Erwartungswert	57
	6.4 Dialog: Das Konfidenzintervall	61
	6.5 Ein Konfidenzintervall für den Median	64
	6.6 Ein Konfidenzband für die Verteilungsfunktion	69
	6.7 Der Satz von Glivenko und Cantelli	71

7   Die Maximum-Likelihood-Methode   77
   7.1   Definition, Beispiele und Eigenschaften   77
   7.2   Konsistenz und asymptotische Normalität   84
      7.2.1   Die Fisher-Information   84
      7.2.2   Konsistenz und asymptotische Normalität   89
   7.3   Dialog: Schätzmethoden   93

8   Grundidee und Beispiele statistischer Tests   97
   8.1   Idee des statistischen Hypothesentests am
        Einführungsbeispiel   97
   8.2   Einstichprobentest eines behaupteten Erwartungswerts   103
   8.3   Dialog: Interpretation von Testergebnissen   107

9   Der t-Test   111
   9.1   Die t-Verteilung   112
   9.2   Geometrie des Datenvektors   115
      9.2.1   Geometrie von Mittelwert und
           Standardabweichung   115
      9.2.2   Geometrie der mehrdimensionalen
           Standardnormalverteilung   117
   9.3   Der Einstichproben-t-Test   120
      9.3.1   Gepaarter Zweistichproben-t-Test   122
   9.4   Der Zweistichproben-t-Test   123
   9.5   Dialog: Gepaarte und ungepaarte Tests   127

10   Vergleich von $k \geq 2$ Stichproben: Varianzanalyse
    und multiples Testen   131
   10.1   Einfaktorielle Varianzanalyse   131
   10.2   Der Zweistichproben-t-Test als Spezialfall der ANOVA   136
   10.3   Exkurs: Multiples Testen   138
   10.4   Dialog: Multiples Testen   140

11   Das normale lineare Modell   143
   11.1   Das normale lineare Modell   143
   11.2   Einfache lineare Regression   145

12   Rangbasierte Verfahren   155
   12.1   Der Wilcoxon-Rangsummentest   155
   12.2   Der Kruskal-Wallis-Test   162
   12.3   Der Wilcoxon-Vorzeichenrangtest   164

Literatur   171

Stichwortverzeichnis   173

Planung einer Fachschaftsfeier – ein Einführungsbeispiel

Um die Grundbegriffe der statistischen Denkweise kennenzulernen, betrachten wir zunächst ein einfaches Beispiel: Der Hauptorganisator der diesjährigen Fachschaftsfeier ist besorgt, dass der dafür gebuchte Raum dieses Jahr nicht ausreichen könnte, denn anders als in den vergangenen Jahren haben ihn dieses Mal bereits viele Studierende auf die Fachschaftsfeier angesprochen. Die Feier war schon immer sehr beliebt, etwa 40 % aller Studierenden des Faches nahmen im letzten Jahr daran teil. Um Vorbereitungen treffen zu können, falls dieser Anteil wesentlich höher ausfallen sollte, befragt der Organisator auf dem Campus willkürlich eine *Stichprobe* von $n = 60$ Studierenden seines Fachs, ob sie beabsichtigen, die Party zu besuchen. Da die Befragung nur einen Tag vor der Feier stattfindet, gehen wir der Einfachheit halber davon aus, dass alle, die zusagen, auch wirklich erscheinen werden.

Er macht also *Beobachtungen* $x_1, \ldots, x_n$. Diese Beobachtungen sind *kategoriell*. Sie nehmen Werte in zwei Kategorien an, $x_i \in \{ja, nein\}$. Nehmen wir an, der *Beobachtungsvektor* $\mathbf{x} := (x_1, \ldots, x_n)^t$ sei

$$\mathbf{x} = (ja, nein, nein, nein, nein, ja, nein, ja, ja, ja, ja, ja, \ldots, nein)^t.$$

Da $\mathbf{x}$ sehr ‚unübersichtlich' ist, betrachtet er nur noch den Anteil an positiven Antworten in der Stichprobe: Von den befragten 60 Studierenden möchten tatsächlich 35, also ein Anteil von etwa $35/60 \approx 0.58$ zur Party kommen! Wenn der wahre Anteil Partybesucher ebenso hoch wäre, würde der alte Raum niemals ausreichen!

Der Organisator hat hier ein Problem und verschiedene Lösungsmöglichkeiten. Zum einen kann er einen größeren Raum buchen, wenn das einfach möglich ist. Vielleicht ist das aber nicht so leicht, und zudem wäre es auch sehr ungemütlich, wenn in einem größeren Raum schließlich doch nur weniger Besucher feiern. Daher stellt sich die Frage, ob seine Beobachtungen tatsächlich darauf hindeuten, dass in diesem Jahr der Andrang wesentlich größer sein wird, oder ob es möglich ist, dass in seiner Stichprobe der Anteil an Partybesuchern wesentlich höher ist als in der *Grundgesamtheit*, oder *Population* aller Studierenden.

© Springer-Verlag GmbH Deutschland, ein Teil von Springer Nature 2019
M. Messer und G. Schneider, *Statistik*, https://doi.org/10.1007/978-3-662-59339-4_1

Zur Behandlung dieses Problems gibt es eine Reihe statistischer Handwerkszeuge, die wir im Folgenden anhand dieses einfachen Beispiels zusammenfassen.

Zunächst werden die Beobachtungen geeignet dargestellt und übersichtlich mit wenigen Kennzahlen zusammengefasst (beschreibende bzw. deskriptive Statistik). Zweitens möchte man die Beobachtungen in Beziehung setzen zu Aussagen über eine größere Population, z. B. über alle Studierenden dieses Faches an dieser Hochschule (Inferenzstatistik).

Deskriptive Statistik In unserem Beispiel war eine einfache und intuitive *Statistik* – d. h. Funktion der Beobachtungen – zur sinnvollen Beschreibung der Beobachtungen die *relative Häufigkeit* $\hat{p}$ der Partybesucher

$$\hat{p}(\mathbf{x}) := \frac{1}{n} \sum_{i=1}^{n} \mathbb{1}_{\{ja\}}(x_i),$$

wobei die Indikatorfunktion $\mathbb{1}_{\{ja\}}$ gegeben ist durch

$$\mathbb{1}_{\{ja\}}(x_i) := \begin{cases} 1, & \text{falls } x_i = ja, \\ 0, & \text{sonst.} \end{cases}$$

Der Anteil der Partymuffel ergibt sich dann als $1 - \hat{p}(\mathbf{x})$.

Anhand dieser Statistik werden die Daten ‚zusammengefasst‘. Der unübersichtliche Datenvektor $\mathbf{x}$ wird auf gewisse Art und Weise verständlich. Dabei haben wir nicht zu viel Information verloren, denn der Organisator ist hier nicht daran interessiert, ob nun gerade die k-te Person zur Party kommt oder nicht. Hätte er andererseits nur an besagter k-ter Person ein Interesse, so wäre die Betrachtung der relativen Häufigkeit nicht sinnvoll, denn die Entscheidung von Person k können wir i. Allg. nicht aus $\hat{p}(\mathbf{x})$ ableiten. In diesem Fall würden wir wohl besser die Statistik $\pi_k(\mathbf{x}) := x_k$ anschauen. Wir müssen also kontextabhängig entscheiden, welche Statistik wir zur Beschreibung der Daten heranziehen.

Das Verständnis für die Daten wird typischerweise durch eine geeignete *grafische Darstellung* gefördert. In Abb. 1.1 sind die Häufigkeiten als Balken dargestellt. Die Länge eines Balkens gibt direkt die absolute (untere Achse) bzw. relative (obere Achse) Häufigkeit der entsprechenden Antworten an. Grafische Darstellungen sollten klar und unmissverständlich sein. Die Botschaften sollten direkt ersichtlich sein. Letzteres wird insbesondere durch

Abb. 1.1 Ergebnis der Befragung nach der Teilnahme an der Fachschaftsparty

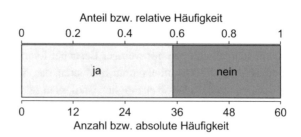

eine einfache und optisch ansprechende Darstellung unterstützt. Ganz wichtig: Die Achsenbeschriftungen sollten hinreichend groß sein, und gegebenenfalls sollte eine Legende angefertigt werden.

Schließende Statistik Nun möchten wir die Beobachtungen in Beziehung setzen zu Aussagen über die größere, nicht beobachtete Population aller Studierenden dieses Faches. Wir interpretieren dabei die auf dem Beobachtungsvektor $\mathbf{x}$ der Stichprobe basierende Auswertung der Statistik $\hat{p}(\mathbf{x}) \approx 0.58$ als *Schätzung* des wahren Anteils p und stellen fest, dass die Schätzung $\hat{p}(\mathbf{x})$ von der Behauptung $p^{(0)} = 0.4$ abweicht. Ziel der *schließenden* Statistik ist es, die Größe einer solche Abweichung von Beobachtung und Behauptung, hier $d(\mathbf{x}) := \hat{p}(\mathbf{x}) - p^{(0)} \approx 0.18$, zu beurteilen.

Wir fragen daher: Ist es eine sinnvolle Annahme, dass in dieser Population der *wahre* Anteil Partybesucher wie im letzten Jahr trotzdem $p^{(0)} = 0.4$ ist, sodass doch kein größerer Raum gebraucht wird? Beziehungsweise: Gibt uns die Abweichung $d(\mathbf{x}) = \hat{p}(\mathbf{x}) - p^{(0)} \approx 0.18$ Grund, daran zu zweifeln, dass der wahre Anteil trotzdem $p^{(0)} = 0.4$ ist?

Dazu müssen wir entscheiden, ob $|d(\mathbf{x})|$ ‚groß‘ ist. Aber was soll das bedeuten? Dieses $|d(\mathbf{x})|$ kann für verschiedene Beobachtungen $\mathbf{x}$ prinzipiell alle Werte im Intervall $[0, 0.6]$ annehmen. Was ist ein großer Wert? Wir machen ein Gedankenexperiment: Angenommen, ein Kollege des Organisators hätte zusätzlich an einem anderen Tag eine Stichprobe $\mathbf{x}^{(a)}$ erhoben, so würde diese vermutlich etwas anders ausfallen als $\mathbf{x}$, und auch $\hat{p}(\mathbf{x}^{(a)})$ würde sich typischerweise von $\hat{p}(\mathbf{x})$ unterscheiden – die Stichprobe $\mathbf{x}^{(a)}$ wird i. Allg. nicht einmal denselben Umfang n haben. Wiederholen wir dieses Experiment immer wieder, so würden wir in den Daten eine gewisse *Variabilität* beobachten. Die Grundidee ist nun, diese Variabilität durch den Zufall zu beschreiben: Wir interpretieren jede Beobachtung x_i des Datenvektors $\mathbf{x}$ als Realisierung einer Zufallsvariable X_i. Dies liefert uns den Zufallsvektor $\mathfrak{X} = (X_1, \ldots, X_n)^t$. Diesen Vektor $\mathfrak{X}$ zusammen mit einer Annahme an mögliche Verteilungen von $\mathfrak{X}$ bezeichnen wir als *statistisches Modell*. Es ist ein einfaches Konstrukt, das uns helfen soll, die beobachtete Variabilität in den Daten zu beschreiben.

Im vorliegenden Fall ist ein einfaches Modell gegeben durch die Annahme, dass die Komponenten von $\mathfrak{X}$ unabhängig und identisch Bernoulli-verteilt sind, mit einem Erfolgsparameter $p \in (0.1)$ (wobei ‚Erfolg‘ hier Antwort *Ja* bedeutet). Das Tolle an der Sache ist nun, dass wir im Rahmen des Modells einen Begriff für die Größe der Abweichung $d(\mathbf{x})$ erhalten, indem wir sie mit der Verteilung der zufälligen Abweichung $d(\mathfrak{X})$ vergleichen.

Die Anzahl der Erfolge beim n-fachen Münzwurf mit Erfolgsparameter p ist binomialverteilt mit Parametern n und p, wir schreiben $b(n, p)$. Abb. 1.2 zeigt die Verteilung von $\hat{p}(\mathfrak{X})$ für $p = p^{(0)} = 0.4$ und $n = 60$. Wir sehen, dass, wenn die Behauptung $p^{(0)} = 0.4$ zutrifft, die Wahrscheinlichkeit für eine mindestens so große Abweichung von $p^{(0)}$ sehr klein ist, nämlich kleiner als 0.01. Dies ergibt sich als die Summe der Kreise in Abb. 1.2.

Wenn die Behauptung stimmt, ist das, was wir beobachtet haben, also ziemlich unwahrscheinlich, d. h., es käme durch Zufall fast nie vor. In diesem Sinne geben uns die Daten Anlass, daran zu zweifeln, dass der Anteil der Partybesucher unter allen Studierenden dieses Jahr 0.4 ist.

Abb. 1.2 Verteilung von $\hat{p}(\mathfrak{X})$ für $p = p^{(0)} = 0.4$ und $n = 60$

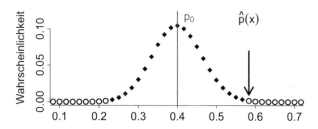

Interpretation der Ergebnisse Die obige ‚Bewertung der Unwahrscheinlichkeit der Beobachtung' war ein (vereinfachtes) Beispiel eines *statistischen Tests*. Von einem mathematischen Standpunkt aus ist gar nicht so viel passiert. Erfahrungsgemäß ist vor allem die *Interpretation* des Ergebnisses beim Erlernen der Statistik einer der anspruchsvollsten Teile der statistischen Schlussweise.

Eine der häufigsten Fehlinterpretationen ist zum Beispiel, dass wir mit dem Test eine Aussage über die Gültigkeit der Behauptung, dass $p^{(0)} = 0.4$, oder des Modells selbst machen können. Das würden wir natürlich liebend gerne, aber das können wir nicht! Wir können damit keine Aussagen über die Population machen. Denn wir haben lediglich eine (Wahrscheinlichkeits-)Aussage über die Beobachtungen(!) gemacht – unter der Annahme, dass die Behauptung stimmt. Wir haben also festgestellt, dass die Beobachtungen nicht gut zur Behauptung passen – nicht mehr und nicht weniger.

Zudem sollten wir uns bewusst machen, dass wir – ungeachtet der Frage, ob die Behauptung (dass $p^{(0)} = 0.4$ ist) stimmt – vorab die Modellannahme getroffen haben, dass unser statistisches Modell der unabhängigen und Bernoulli-verteilten Zufallsvariablen die Realität vernünftig beschreibt. Das ist leider grundsätzlich fragwürdig. Vielleicht hat der Organisator zwar einigermaßen zufällig Studierende auf dem Campus befragt, aber er kann in diesem Befragungsaufbau schlecht andere verzerrende Effekte korrigieren. Zum Beispiel könnten Studierende, die häufiger am Campus anzutreffen sind, auch eher zu den Partybesuchern zählen. Seine nette Art bei der Befragung animierte womöglich auch einige, die zur Party gar nicht erscheinen werden, trotzdem eine Zusage zu machen. Viele dieser Aspekte sind bei der Versuchsplanung zu beachten, wobei es praktisch nie vollständig möglich ist, alle Punkte zu berücksichtigen. So gesehen ist ein statistisches Modell praktisch immer eine Vereinfachung, und damit genau genommen falsch. Dennoch bietet es eine Möglichkeit, die komplexe ‚wahre' Welt in Hinblick auf eine Fragestellung in einem einfachen theoretischen Rahmen zu approximieren.

Erinnerung an Grundbegriffe aus der Stochastik

2

Ziel der Statistik ist die Beschreibung und Untersuchung der Variabilität gemachter Beobachtungen. Die Grundidee ist, Variabilität durch mathematische Modelle des Zufalls zu beschreiben. Deren Grundbausteine sind Zufallsvariable. Daher wiederholen wir zunächst zentrale Begriffe aus der Stochastik, wobei Grundlagen wie Zufallsvariable, Verteilungen und das Integral als bekannt vorausgesetzt werden. Eine wahrscheinlichkeitstheoretische Behandlung ist zum Beispiel Georgii (2009) oder Klenke (2013) zu entnehmen. In Abschn. 2.1 wiederholen wir einige Kenngrößen von Zufallsvariablen wie etwa ihren Erwartungswert oder ihre Verteilungsfunktion. Da wir in der Statistik oft untersuchen, wie sich gewisse Größen verhalten, wenn wir mehr und mehr Beobachtungen heranziehen, widmen wir uns in Abschn. 2.2 Folgen von Zufallsvariablen.

2.1 Elementare Begriffe aus der Stochastik

2.1.1 Verteilungen und Quantile

Im Folgenden sei stets $\Gamma \subseteq \mathbb{R}$ und X eine Zufallsvariable mit Bildraum Γ. Die Zufallsvariable X wird beschrieben durch ihre *Verteilung*.

Wir erinnern an zwei Spezialfälle von Verteilungen auf Γ, nämlich *diskrete* und *absolutstetige* Verteilungen. Ist Γ höchstens abzählbar, zum Beispiel $\Gamma = \{0, 1\}$ oder $\Gamma = \mathbb{N}$, so nennen wir die Verteilung ν diskret. In diesem Fall können wir ν beschreiben durch *Gewichte* gegeben durch eine Funktion $g : \Gamma \to [0, 1]$, wobei

$$\nu(B) = \sum_{k \in B} g(k), \qquad \text{für alle } B \subseteq \Gamma. \tag{2.1}$$

© Springer-Verlag GmbH Deutschland, ein Teil von Springer Nature 2019
M. Messer und G. Schneider, *Statistik*, https://doi.org/10.1007/978-3-662-59339-4_2

Ist Γ ein Intervall, zum Beispiel $\Gamma = \mathbb{R}$, $\Gamma = \mathbb{R}_0^+ := [0, \infty)$ oder $\Gamma = [0, 1]$, und gilt für die Verteilung ν

$$\nu(B) = \int_B f(x)dx := \int_a^b f(x)dx, \quad \text{für alle } B = [a, b] \subseteq \Gamma \text{ mit } a < b, \quad (2.2)$$

für eine integrierbare Funktion $f : \Gamma \to \mathbb{R}_0^+$, so nennen wir die Verteilung ν absolutstetig und f *Dichte* von ν. Wir erinnern, dass für eine Verteilung $\nu(\Gamma) = 1$ gelten muss.

Beispiel 2.1 (Verteilungen)
Diskrete Verteilungen:

i. *Für $n \in \mathbb{N} \setminus \{0\}$ hat die uniforme Verteilung auf $\Gamma = \{1, \ldots, n\}$, kurz $\nu = U\{1, 2, \ldots, n\}$, die Gewichte*

$$g(k) = \frac{1}{n} \quad \text{(Abb. 2.1a)}.$$

Die Gewichte hängen also nicht von k ab. Analog ist die uniforme Verteilung auf jeder anderen endlichen Menge Γ mit n paarweise verschiedenen Elementen definiert.

ii. *Die Binomialverteilung zu den Parametern $n \in \mathbb{N} \setminus \{0\}$ und $p \in [0, 1]$, kurz $\nu = b(n, p)$, ist definiert auf $\Gamma = \{0, 1, \ldots, n\}$ mit Gewichten*

$$g(k) = \binom{n}{k} p^k (1 - p)^{n-k} \quad \text{(Abb. 2.1b)}.$$

Für $n = 1$ entspricht die Binomialverteilung der Bernoulli-Verteilung , kurz $ber(p) = b(1, p)$.

iii. *Die Poisson-Verteilung zum Parameter $\lambda > 0$, kurz $\nu = poi(\lambda)$, ist definiert auf $\Gamma = \mathbb{N}$ mit Gewichten*

$$g(k) = e^{-\lambda} \frac{\lambda^k}{k!} \quad \text{(Abb. 2.1c)}.$$

Absolutstetige Verteilungen:

iv. *Es sei $a < b$. Die uniforme Verteilung auf dem Intervall $[a, b]$, kurz $\nu = U[a, b]$, ist definiert auf $\Gamma = [a, b]$ mit der Dichte*

$$f(x) = \frac{1}{b - a} \quad \text{(Abb. 2.1d)}.$$

Die Dichte hängt also nicht von x ab. Gerne formulieren wir den Raum Γ als $\mathbb{R}$ und setzen dann $f(x) = (1/(b - a))\mathbb{1}_{[a,b]}(x)$.

v. *Die Normalverteilung oder auch Gauß-Verteilung mit Parametern $\mu \in \mathbb{R}$ und $\sigma^2 \in \mathbb{R}^+$, kurz $v = N(\mu, \sigma^2)$, ist definiert auf $\Gamma = \mathbb{R}$ mit Dichte*

$$f(x) = \frac{1}{\sqrt{2\pi\sigma^2}} \exp\left(-\frac{1}{2\sigma^2}(x-\mu)^2\right) \quad \text{(Abb. 2.1e).} \tag{2.3}$$

vi. *Die Gammaverteilung mit Parametern $\alpha > 0$ und $\lambda > 0$, kurz $v = \gamma(\alpha, \lambda)$, ist definiert auf dem Bildraum $\mathbb{R}_0^+$ mit Dichte*

$$f(x) = \frac{\lambda^\alpha}{\Gamma(\alpha)} x^{\alpha-1} \exp(-\lambda x) \quad \text{(Abb. 2.1f).} \tag{2.4}$$

Dabei bezeichnet $\Gamma(\alpha) = \int_0^\infty z^{\alpha-1} e^{-z}\, \mathrm{d}z$ die Gammafunktion. Für $\alpha = 1$ entspricht die Gammaverteilung der Exponentialverteilung, kurz $\exp(\lambda) = \gamma(1, \lambda)$. Definieren wir die Gammaverteilung auf dem Bildraum $\mathbb{R}$, so fügen wir der Dichte den Faktor $\mathbb{1}_{[0,\infty)}(x)$ an.

Es sei X eine Zufallsvariable mit Bildraum Γ und v eine diskrete oder absolutstetige Verteilung auf Γ. Dann ist v die Verteilung von X, falls für jedes *Ereignis* $\{X \in B\}$ unter sämtlichen Mengen B wie in (2.1) bzw. (2.2) gilt

$$\mathbb{P}(X \in B) := \mathbb{P}(\{X \in B\}) = v(B).$$

Wir schreiben dann kurz $X \sim v$ und sagen ,X ist verteilt gemäß v'. Intuitiv beschreibt also $v(B)$ die Wahrscheinlichkeit, dass die Zufallsvariable X einen Wert in der Menge B annimmt. Gilt $\mathbb{P}(X \in B) = 1$, so sagen wir, dass das Ereignis $\{X \in B\}$ *mit Wahrscheinlichkeit* 1 *eintritt*. Wir nennen eine Zufallsvariable diskret bzw. stetig, wenn ihre Verteilung diskret bzw. absolutstetig ist.

Beispielsweise finden wir, dass für $X \sim U\{1, 2, \ldots, 6\}$ gilt, dass $\mathbb{P}(X \in \{1, 2\}) = 1/6 + 1/6 = 1/3$. Beim Würfeln ist kein Ausgang bevorzugt, und folglich erhalten wir eine Augenzahl kleiner als drei mit Wahrscheinlichkeit 1/3. Oder es gilt zum Beispiel für $X \sim N(\mu, \sigma^2)$, dass $\mathbb{P}(X \leq \mu) = 1/2$, denn die Dichte der Normalverteilung liegt symmetrisch um μ.

Wahrscheinlichkeiten für Ereignisse lassen sich also im Falle diskreter oder absolutstetiger Verteilungen über Summen ihrer Gewichte bzw. Integrale ihrer Dichte ausdrücken. Ohne es explizit zu formulieren, können wir fortan immer an Verteilungen und Zufallsvariable denken, die diskret oder (absolut-)stetig sind. Für den allgemeineren Begriff der Verteilung sei der Leser zum Beispiel an Brokate und Kersting (2011) verwiesen.

Die *Verteilungsfunktion* F einer Verteilung v auf $\Gamma \subseteq \mathbb{R}$ ist eine Abbildung von $\mathbb{R}$ nach $[0, 1]$ gegeben durch $F(x) := v((-\infty, x])$, für $x \in \mathbb{R}$. Ist $X \sim v$, so gilt also

$$F(x) = \mathbb{P}(X \leq x), \qquad x \in \mathbb{R}. \tag{2.5}$$

F ist monoton wachsend, und es gilt $\lim_{x \to -\infty} F(x) = 0$ sowie $\lim_{x \to \infty} F(x) = 1$. Da das Intervall $(-\infty, x]$ rechts abgeschlossen ist, ist F zudem rechtsstetig. Ist ν eine absolutstetige Verteilung, so ist ihre Verteilungsfunktion F stetig. Eine Verteilungsfunktion F ist an einer Stelle x unstetig genau dann, wenn die Verteilung ν in x eine Punktmasse besitzt, d. h., wenn $\nu(\{x\}) > 0$ ist.

Beispiel 2.2 (Verteilungsfunktionen)

i. *Die Verteilungsfunktion der Standardnormalverteilung $N(0, 1)$ ist gegeben durch die Gauß'sche Fehlerfunktion*

$$F(x) = \Phi(x) := \int_{-\infty}^{x} \frac{1}{\sqrt{2\pi}} \exp\left(-\frac{1}{2}z^2\right) dz \quad \text{(Abb. 2.2a)}.$$

ii. *Für eine absolutstetige Verteilung mit Dichte f ersetze man den Integranden in i) durch $f(z)$.*

iii. *Die Verteilungsfunktion F der b(2, 1/2)-Verteilung ist gegeben durch*

$$F(x) = \begin{cases} 0 & \text{für } x < 0 \\ 1/4 & \text{für } x \in [0, 1) \\ 3/4 & \text{für } x \in [1, 2) \\ 1 & \text{sonst} \end{cases} \quad \text{(Abb. 2.2b)},$$

denn b(2, 1/2) ist diskret mit Gewichten $g(0) = g(2) = 1/4$ und $g(1) = 1/2$.

Der Begriff des *Quantils* spielt in der Statistik eine zentrale Rolle und kann betrachtet werden als eine Art Umkehrung der Verteilungsfunktion.

Definition 2.3 (Quantil einer Verteilung)
Es sei ν eine Verteilung auf $\Gamma \subseteq \mathbb{R}$ und $p \in (0, 1)$. Eine reelle Zahl q_p heißt ein p-Quantil von ν, wenn gilt

$$\nu((-\infty, q_p]) \geq p \quad \text{und} \quad \nu([q_p, \infty)) \geq 1 - p.$$

Ist X eine Zufallsvariable mit $X \sim \nu$, so schreiben sich die Ungleichungen als

$$\mathbb{P}(X \leq q_p) \geq p \quad \text{und} \quad \mathbb{P}(X \geq q_p) \geq 1 - p.$$

Interpretation: q_p teilt die Masse der Verteilung ν auf. Mindestens $(p \cdot 100)\,\%$ der Masse liegen links (genauer: nicht rechts) von q_p, und mindestens $((1 - p) \cdot 100)\,\%$ der Masse liegen rechts (genauer: nicht links) von q_p.

Beispiel 2.4 (Quantile)

i. *Für $\nu = N(0, 1)$ ist $q_{1/2} = 0$. Dieses 1/2-Quantil ist eindeutig, vgl. Abb. 2.2a. Auch in Abb. 2.1e erkennen wir, dass $q_{1/2} = \mu$ die Gaußsche Glockenkurve in zwei gleich große Flächen teilt.*

ii. *Für $\nu = b(2, 1/2)$ (Abb. 2.1b, schwarz) ist $q_{1/2} = 1$ eindeutig, und für ein 1/4-Quantil $q_{1/4}$ gilt $q_{1/4} \in [0, 1]$, d. h., alle Werte in $[0, 1]$ sind 1/4-Quantile, vgl. Abb. 2.2b.*

Allgemein gilt für eine Zufallsvariable X mit Verteilungsfunktion F und alle $p \in (0, 1)$, dass die Menge Q_p aller p-Quantile ein Intervall $Q_p = [q_p^-, q_p^+]$ bildet mit

$$q_p^- := \sup\{x \in \mathbb{R} | F(x) < p\} \quad \text{und} \quad q_p^+ := \inf\{x \in \mathbb{R} | F(x) > p\}. \tag{2.6}$$

Wenn wir von *dem* (eindeutigen) p-Quantil sprechen, so meinen wir den Mittelwert $\left(q_p^- + q_p^+\right)/2$. Insbesondere nennen wir ein Element aus Q_p einen *Median* der Verteilung,

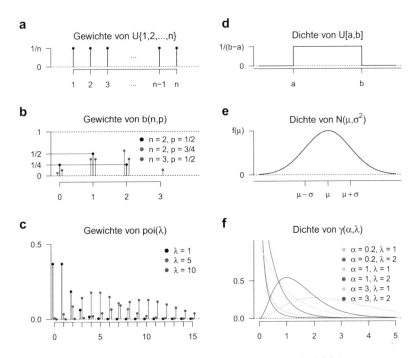

Abb. 2.1 Gewichte (**a–c**) und Dichten (**d–f**) der Verteilungen aus Beispiel 2.1

a
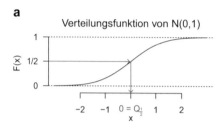

b
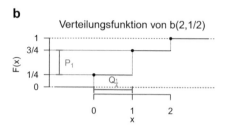

Abb. 2.2 a Verteilungsfunktion der $N(0, 1)$-Verteilung und ihr eindeutiges $1/2$-Quantil $Q_{1/2} = \{0\}$ (blau), **b** Verteilungsfunktion der $b(2, 1/2)$-Verteilung, mit der Menge aller $1/4$-Quantile (blau) und der Menge $\mathcal{P}_1$ aller p, für die die 1 ein p-Quantil ist (rot)

falls $p = 1/2$; ein *erstes Quartil*, falls $p = 1/4$; und ein *drittes Quartil*, falls $p = 3/4$. Weiter beschreibt das Intervall

$$\mathcal{P}_q := [\sup\{F(x)|x < q\}, F(q)] \cap (0, 1) \tag{2.7}$$

die Menge aller $p \in (0, 1)$, für die q ein p-Quantil ist, vgl. Abb. 2.2b. Es ist F in q stetig und streng monoton wachsend (umkehrbar) mit $F(q) = p$ genau dann, wenn $\mathcal{P}_q = \{p\}$ und $Q_p = \{q\}$.

2.1.2 Erwartungswert und Varianz

Wir erinnern an die Begriffe des *Erwartungswertes* und der *Varianz* von Zufallsvariablen. Im Rahmen statistischer Modellierung wird der Erwartungswert eine Kenngröße zur Beschreibung der *Lage,* sowie die Varianz eine Kenngröße zur Beschreibung der *Variabilität* von Beobachtungen darstellen. Häufig werden wir auch *stochastische Unabhängigkeit* oder *Unkorreliertheit* von Zufallsvariablen annehmen. Schließlich betrachten wir zwei prominente Ungleichungen im Kontext der Erwartungswerte, nämlich die *Markov-Ungleichung* und die *Jensen-Ungleichung,* welche häufig in Beweisen genutzt werden.

Der Erwartungswert ist über den Begriff des Integrals formuliert. Wir erinnern hier wieder an den Fall, dass die Zufallsvariablen diskret oder stetig sind.

Es sei X eine diskrete oder stetige Zufallsvariable mit Bildraum $\Gamma \subseteq \mathbb{R}$ und h eine Funktion von Γ nach $\mathbb{R}$ so, dass der Ausdruck

$$\int h(X)d\mathbb{P} := \begin{cases} \sum_{k \in \Gamma} h(k)\mathbb{P}(X = k), & \text{falls X diskret} \\ \int_{\Gamma} h(x)f(x)dx, & \text{falls X stetig,} \end{cases}$$

wohldefiniert ist. Insbesondere soll damit $\int |h(X)|d\mathbb{P} < \infty$ gelten. In diesem Falle nennen wir die Zufallsvariable $h(X)$ *integrierbar* und

$$\mathbb{E}[h(X)] := \int h(X)d\mathbb{P}$$

den Erwartungswert von $h(X)$. Intuitiv werden also sämtliche möglichen Ausgänge von X unter Anwendung der Funktion h betrachtet und mit der Wahrscheinlichkeit ihres Auftretens gewichtet aufsummiert. Den Erwartungswert von X erhält man durch Wahl von $h = id$, sofern X integrierbar ist.

Der Erwartungswert von X hat die nette geometrische Bedeutung des Schwerpunkts der Verteilung von X. Betrachten wir etwa eine diskrete oder stetige Zufallsvariable X und stellen uns deren Gewichte bzw. Dichte auf einer Wippe liegend vor. Dann ist der Erwartungswert $\mathbb{E}[X]$ derjenige Punkt, der die Wippe im Gleichgewicht hält. In Abb. 2.1 erkennen wir so etwa den Erwartungswert einer $U\{1, 2, \ldots, n\}$-verteilten Zufallsvariablen als $(n + 1)/2$, oder den einer $N(\mu, \sigma^2)$-verteilten Zufallsvariablen als μ.

Wir betonen die *Linearität* des Erwartungswertes

$$\mathbb{E}[aX + bY] = a\mathbb{E}[X] + b\mathbb{E}[Y], \tag{2.8}$$

für integrierbare Zufallsvariable X und Y und Konstanten $a, b \in \mathbb{R}$. Dies folgt aus der Tatsache, dass der Erwartungswert als Integral bzw. Summe per definitionem ein lineares Funktional beschreibt. Aufgrund der Monotonie des Integrals bzw. der Summe folgt zudem auch die Monotonie des Erwartungswertes

$$\mathbb{E}[X] \leq \mathbb{E}[Y], \quad \text{falls } \{X \leq Y\} \text{ mit Wahrscheinlichkeit 1.}$$

Beispiel 2.5 (Indikatorvariable)
Ein prominentes Beispiel einer Zufallsvariablen ist die Indikatorvariable: Für ein Ereignis A (zum Beispiel $A = \{X \in B\}$) ist dessen Indikatorvariable I_A gegeben durch

$$I_A := \begin{cases} 1, & \text{falls A eintritt} \\ 0, & \text{sonst.} \end{cases}$$

Die Indikatorvariable I_A ist diskret mit Werten in $\Gamma = \{0, 1\}$. Es gilt $\mathbb{P}(I_A = 1) = \mathbb{P}(A) =:$ p. Daher ist I_A Bernoulli-verteilt zum Erfolgsparameter p, und durch Einsetzen in die Definition des Erwartungswertes erhalten wir direkt

$$\mathbb{E}[I_A] = 1 \cdot \mathbb{P}(I_A = 1) + 0 \cdot \mathbb{P}(I_A = 0) = p,$$

d. h., der Erwartungswert der Indikatorvariable I_A gleicht der Erfolgswahrscheinlichkeit für das Eintreten des Ereignisses A.

Für $p > 0$ nennen wir eine Zufallsvariable X *p-fach integrierbar*, kurz $X \in \mathcal{L}^p$, falls $\int |X|^p d\mathbb{P} < \infty$. Für $p = 1$ entspricht dies gerade der Integrierbarkeit von X. Gilt die Bedingung für $p = 2$, so heißt X *quadratintegrierbar*. Ist $X \in \mathcal{L}^p$, so nennen wir $\mathbb{E}[X^p]$ das *p-te Moment*.

Für $p' \geq p \geq 1$ gilt die Implikation $X \in \mathscr{L}^{p'} \Rightarrow X \in \mathscr{L}^p$, denn es ist $\{|X|^{p'} \geq |X|^p\}$ genau dann, wenn $\{|X| \geq 1\}$, sodass aufgrund der Linearität und der Monotonie des Erwartungswertes gilt

$$\mathbb{E}\Big[|X|^p\Big] = \mathbb{E}\Big[I_{\{|X|\geq 1\}}|X|^p\Big] + \mathbb{E}\Big[I_{\{|X|<1\}}|X|^p\Big] \leq \mathbb{E}\Big[|X|^{p'}\Big] + 1.$$

Insbesondere folgt aus der Quadratintegrierbarkeit von X die Integrierbarkeit von X. Die Quadratintegrierbarkeit von X impliziert die Existenz der *Varianz* von X, definiert durch

$$\mathbb{V}ar(X) := \mathbb{E}\Big[(X - \mathbb{E}[X])^2\Big] = \mathbb{E}[X^2] - \mathbb{E}[X]^2, \tag{2.9}$$

wobei die zweite Gleichung aus der Linearität des Erwartungswertes folgt. Die Varianz beschreibt also, um wie viel die Zufallsvariable erwartungsgemäß vom Schwerpunkt ihrer Verteilung (quadratisch) abweicht.

Die Wurzel aus der Varianz nennen wir die *Standardabweichung* $(\mathbb{V}ar(X))^{1/2}$ von X. Warum formulieren wir explizit sowohl die Varianz als auch die Standardabweichung? Das liegt im Grunde daran, dass sich auf der einen Seite mit der Varianz besonders charmant rechnen lässt (siehe zum Beispiel Gleichung (2.12) – im Falle unkorrelierter Zufallsvariablen schreibt sich die Varianz ihrer Summe als die Summe ihrer Varianzen – Pythagoras lässt grüßen!). Andererseits liegt die Bedeutung der Standardabweichung darin, dass sie durch das Wurzelziehen die gleichen Einheiten wie die Zufallsvariable X oder der Erwartungswert besitzt.

Wir erinnern an die *Kovarianz* zweier quadratintegrierbarer Zufallsvariablen X und Y als

$$\mathbb{C}ov(X, Y) := \mathbb{E}[(X - \mathbb{E}[X])(Y - \mathbb{E}[Y])] = \mathbb{E}[XY] - \mathbb{E}[X]\mathbb{E}[Y]. \tag{2.10}$$

Dass die Kovarianz existiert, d.h. $\mathbb{E}[|XY|] < \infty$ ist, folgt aus der Cauchy-Schwarz-Ungleichung $\mathbb{E}[|XY|]^2 \leq \mathbb{E}[X^2]\mathbb{E}[Y^2]$, siehe zum Beispiel Kersting und Wakolbinger (2010).

Zudem ist die Kovarianz eine symmetrische Bilinearform, sodass $\mathbb{C}ov(aX + bY, Z) = a\mathbb{C}ov(X, Z) + b\mathbb{C}ov(Y, Z)$, falls auch $Z \in \mathscr{L}^2$, und analog ließe sich die zweite Komponente bearbeiten. Wir nennen X und Y *unkorreliert*, falls $\mathbb{C}ov(X, Y) = 0$. Ist $\mathbb{C}ov(X, Y) \neq 0$, so nennen wir sie *korreliert*. Haben X und Y positive Varianz, so ist ihr *Korrelationskoeffizient* gegeben durch

$$\mathbb{C}or(X, Y) := \frac{\mathbb{C}ov(X, Y)}{\big[\mathbb{V}ar(X)\mathbb{V}ar(Y)\big]^{1/2}}. \tag{2.11}$$

Aufgrund der Cauchy-Schwarz-Ungleichung finden wir, dass $|\mathbb{C}or(X, Y)| \leq 1$. Die Korrelation hängt nicht von den Einheiten der Zufallsvariablen ab. Kovarianz und Korrelation sind Maße für den linearen Zusammenhang von X und Y. Ist der Zusammenhang beispielsweise perfekt linear, etwa $Y = aX + b$, so erkennen wir wegen der Bilinearität der Kovarianz, dass $|\mathbb{C}or(X, Y)| = 1$.

Aufgrund der Bilinearität folgern wir außerdem für die Varianz einer Summe

$$\mathbb{V}ar(X + Y) = \mathbb{C}ov(X + Y, X + Y) = \mathbb{V}ar(X) + \mathbb{V}ar(Y) + 2\mathbb{C}ov(X, Y).$$

Sind X und Y unkorreliert, so vereinfacht sich die Varianz ihrer Summe zu

$$\mathbb{V}ar(X + Y) = \mathbb{V}ar(X) + \mathbb{V}ar(Y). \tag{2.12}$$

Zwei Zufallsvariable X und Y heißen (stochastisch) *unabhängig*, falls für sämtliche Ereignisse $\{X \in B_1\}$ und $\{Y \in B_2\}$ gilt, dass $\mathbb{P}(\{X \in B_1\} \cap \{Y \in B_2\}) = \mathbb{P}(X \in B_1)\mathbb{P}(Y \in B_2)$. Sind X und Y unabhängig und zusätzlich quadratintegrierbar, dann gilt $\mathbb{E}[XY] = \mathbb{E}[X]\mathbb{E}[Y]$ (siehe Georgii 2009), sodass die Unabhängigkeit aufgrund (2.10) die Unkorreliertheit impliziert. Die Umkehrung gilt i. Allg. nicht.

Beispiel 2.6 (Erwartungswert und Varianz)

i. *Indikatorvariable: Aus Beispiel 2.5 wissen wir schon, dass $I_A \sim ber(p)$, mit $p = \mathbb{P}(A)$, sowie Erwartungswert $\mathbb{E}[I_A] = p$. Was ist die Varianz einer $ber(p)$-verteilten Zufallsvariablen? Da $I_A^2 = I_A$, folgt durch Einsetzen in die Definition (2.9)*

$$\mathbb{V}ar(I_A) = \mathbb{E}[I_A^2] - \mathbb{E}[I_A]^2 = p - p^2 = p(1 - p).$$

ii. *Binomialverteilung: Es sei $X \sim b(n, p)$. Dann ist $\mathbb{E}[X] = np$ und $\mathbb{V}ar(X) = np(1 - p)$.*
Dies folgt aus der Tatsache, dass X so verteilt ist wie die Summe einer unabhängigen Münzwurffolge, genauer $X \sim \sum_{i=1}^{n} X_i$, wobei $X_1, \ldots, X_n$ unabhängig und identisch verteilt, mit $X_1 \sim ber(p)$. Bezüglich der Summe lässt sich dann die Linearität des Erwartungswertes (2.8), sowie (2.12) ausnutzen:

$$\mathbb{E}[X] = \sum_{i=1}^{n} \mathbb{E}[X_i] = np \quad und \quad \mathbb{V}ar(X) = \sum_{i=1}^{n} \mathbb{V}ar(X_i) = np(1 - p).$$

iii. *Exponentialverteilung: Es sei $X \sim exp(\lambda)$, mit Parameter $\lambda > 0$. Dann folgt mit partieller Integration*

$$\mathbb{E}[X] = \int_0^\infty x\lambda e^{-\lambda x}dx = -xe^{-\lambda x}\Big|_0^\infty - \int_0^\infty \frac{1}{\lambda}e^{-\lambda x}dx = 0 + \int_0^\infty e^{-\lambda x}dx$$
$$= -\frac{1}{\lambda}e^{-\lambda x}\Big|_0^\infty = \frac{1}{\lambda}.$$

Analog kann man zeigen, dass $\mathbb{V}ar(X) = 1/\lambda^2$.

iv. *Uniforme Verteilung: Sei $X \sim U[a, b]$, mit $a < b$. Dann gilt*

$$\mathbb{E}[X] = \frac{a + b}{2} \quad und \quad \mathbb{V}ar(X) = \frac{(b - a)^2}{12}.$$

Denn nach dem Transformationssatz für Dichten (vgl. Krengel 2005) ist $Y := (X - a)/(b - a) \sim U[0, 1]$ und hat dann die Dichte $f(y) = \mathbb{1}_{[0,1]}(y)$, sodass $\mathbb{E}[Y] = \int_0^1 y\,dy = 1/2$ und $\mathbb{V}\mathrm{ar}(Y) = \int_0^1 y^2 dy - 1/4 = 1/3 - 1/4 = 1/12$. Damit ist $\mathbb{E}[X] = (b - a)\mathbb{E}[Y] + a = (a + b)/2$ und $\mathbb{V}\mathrm{ar}(X) = (b - a)^2 \mathbb{V}\mathrm{ar}(Y) = (b - a)^2/12$.

Im Rahmen des Erwartungswertes formulieren wir zwei prominente *Ungleichungen*, die Markov- und die Jensen-Ungleichung. Mit der Markov-Ungleichung lassen sich Wahrscheinlichkeiten durch den Erwartungswert abschätzen. Die Jensen-Ungleichung liefert eine Abschätzung speziell hinsichtlich Funktionen von Zufallsvariablen und deren Erwartungswerten.

Lemma 2.7 (Markov-Ungleichung)
Es sei X eine Zufallsvariable mit Bildraum $\Gamma \subseteq \mathbb{R}$ und h eine monoton wachsende Funktion von Γ nach $\mathbb{R}$ so, dass $h(X)$ integrierbar ist. Dann gilt für alle $c \in \mathbb{R}$ die Ungleichung

$$h(c)\mathbb{P}(X \geq c) \leq \mathbb{E}[h(X)]. \tag{2.13}$$

Beweis

$$h(c)\mathbb{P}(X \geq c) = h(c) \int I_{\{X \geq c\}} d\mathbb{P} \leq \int I_{\{X \geq c\}} h(X) d\mathbb{P} \leq \mathbb{E}[h(X)].$$

Ist Y eine quadratintegrierbare Zufallsvariable, so ergibt sich durch Wahl von $X = |Y - \mathbb{E}[Y]| \in \mathbb{R}^+$, sowie $h(x) = x^2$, die bekannte *Chebyschev-Ungleichung* für $\varepsilon > 0$ als

$$\mathbb{P}(|Y - \mathbb{E}[Y]| \geq \varepsilon) \leq \frac{\mathbb{V}\mathrm{ar}(Y)}{\varepsilon^2}. \tag{2.14}$$

Lemma 2.8 (Jensen-Ungleichung)
Es sei X eine integrierbare Zufallsvariable mit Bildraum $\Gamma \subseteq \mathbb{R}$, und es bezeichne $\mu := \mathbb{E}[X]$. Weiter sei h eine konvexe Funktion von Γ nach $\mathbb{R}$ so, dass $h(X)$ integrierbar ist. Dann gilt die Ungleichung

$$h(\mathbb{E}[X]) \leq \mathbb{E}[h(X)]. \tag{2.15}$$

Ist zudem h bei μ zweimal differenzierbar mit $h''(\mu) > 0$, dann gilt Gleichheit in (2.15) genau dann, wenn X mit Wahrscheinlichkeit 1 konstant ist ($\Leftrightarrow \mathbb{V}\mathrm{ar}(X) = 0$).

Abb. 2.3 Zur
Jensen-Ungleichung

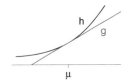

Beweisidee Die Jensen-Ungleichung rührt daher, dass sich eine konvexe Funktion h an jedem Punkt durch eine lineare Funktion ‚stützen' lässt, d. h., dass $h(x) \geq c(x-\mu)+h(\mu) =: g(x)$, für ein $c \in \mathbb{R}$, vgl. Abb. 2.3. Setzen wir nun X ein und bilden den Erwartungswert, so folgt die Ungleichung.

Für die Aussage über die Gleichheit bemerken wir hier, dass h bei μ nach Voraussetzung echt links gekrümmt ist, was aufgrund der Konvexität zur Folge hat, dass $g(X) < h(X)$ mit positiver Wahrscheinlichkeit, sofern nicht X mit Wahrscheinlichkeit 1 konstant μ ist.

2.2 Konvergenz von Zufallsvariablen

Im Folgenden erinnern wir an *Folgen* von Zufallsvariablen $X_1, X_2, \ldots$ Wir diskutieren zunächst drei *Konvergenzbegriffe*, also Arten der Annäherung der Folgenglieder gegen eine Zufallsvariable X, die uns im Rahmen der Statistik immer wieder begegnen werden. Wir betrachten die Konvergenzbegriffe exemplarisch am *Gesetz der großen Zahlen* sowie dem *Zentralen Grenzwertsatz*. Dann führen wir einen vierten Konvergenzbegriff ein und diskutieren Implikationen der Konvergenzarten.

Definition 2.9 (Konvergenzbegriffe)
Es sei $X, X_1, X_2, \ldots$ eine Folge von Zufallsvariablen.
Konvergenz mit Wahrscheinlichkeit 1:
Die Folge $(X_n)_{n=1,2,\ldots}$ konvergiert mit Wahrscheinlichkeit 1 gegen X, kurz $X_n \to X$ mit Wahrscheinlichkeit 1, wenn

$$\mathbb{P}\left(\lim_{n \to \infty} X_n = X\right) = 1.$$

Stochastische Konvergenz:
Die Folge $(X_n)_{n=1,2,\ldots}$ konvergiert stochastisch gegen X, kurz $X_n \xrightarrow{\mathbb{P}} X$, wenn

$$\forall \varepsilon > 0: \quad \mathbb{P}(|X_n - X| > \varepsilon) \longrightarrow 0 \quad \text{für } n \to \infty.$$

Konvergenz in Verteilung:
Es bezeichne $F, F_1, F_2, \ldots$ die Folge der Verteilungsfunktionen der $X, X_1, X_2 \ldots$
Die Folge $(X_n)_{n=1,2,\ldots}$ konvergiert in Verteilung gegen X, kurz $X_n \overset{d}{\longrightarrow} X$, falls

$$F_n(z) \longrightarrow F(z) \quad \text{für } n \to \infty,$$

an allen Stellen $z \in \mathbb{R}$, an denen F stetig ist.

In Lemma 2.14 ist festgehalten, dass die Konvergenz mit Wahrscheinlichkeit 1 die stochastische Konvergenz impliziert, welche wiederum die Konvergenz in Verteilung nach sich zieht. Der Buchstabe d in $X_n \overset{d}{\longrightarrow} X$ steht für *distribution*, also Verteilung. Die definierende Eigenschaft ist hier über die Verteilungen gegeben, und wir schreiben daher auch häufig $X_n \overset{d}{\longrightarrow} \nu$, falls ν der der Verteilungsfunktion F assoziierten Verteilung entspricht.

Ein prominentes Beispiel für die Konvergenz mit Wahrscheinlichkeit 1 ist das *Starke Gesetz der großen Zahlen*. Es sei $X_1, X_2, \ldots$ eine Folge von Zufallsvariablen. Dann ist der *Mittelwert* der ersten n Beobachtungen bezeichnet durch

$$\bar{X}_n := \frac{1}{n} \sum_{i=1}^{n} X_i.$$

Satz 2.10 (Starkes Gesetz der großen Zahlen)
Es sei $X_1, X_2, \ldots$ eine Folge unabhängiger und identisch verteilter, integrierbarer Zufallsvariablen. Dann gilt für $n \to \infty$

$$\bar{X}_n \longrightarrow \mathbb{E}[X_1] \quad \text{mit Wahrscheinlichkeit } 1$$

Ziehen wir also immer wieder unabhängig aus der Verteilung von X_1, so nähert sich der Mittelwert $\bar{X}_n$ dem Erwartungswert der Verteilung an. Besonders toll ist, dass wir keine explizite Annahme an die Verteilung der X_i gemacht haben. Wir erkennen auch sofort die Notwendigkeit der Integrierbarkeit, denn sonst würde der Grenzwert gar nicht existieren. In Abb. 2.4 ist das Starke Gesetz der großen Zahlen visualisiert. Wir betrachten jeweils $X_1, \ldots, X_{100}$ unabhängige und identisch verteilte, integrierbare Zufallsvariable. In beiden Abbildungen geht es um je fünf Verteilungen von X_1. Diese sind farblich gekennzeichnet. Für jede Verteilung ist eine Realisierung der Mittelwertfolge $\bar{X}_1, \ldots, \bar{X}_{100}$ dargestellt. In Abb. 2.4a sind die fünf Verteilungen durch die $poi(\lambda)$-Verteilung zu den Parametern $\lambda = 1, 2, \ldots, 5$ gegeben, d. h. der Erwartungswert ist jeweils der Parameter λ. In Abb. 2.4b

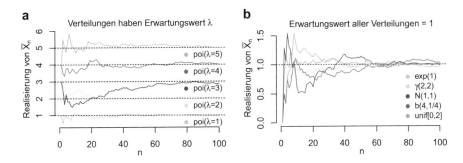

Abb. 2.4 Visualisierung des Starken Gesetzes der Großen Zahlen. Realisierungen von $\bar{X}_n$ als Funktion von n, **a** Poisson-verteilte Beobachtungen mit verschiedenen Erwartungswerten, **b** verschiedene Verteilungen mit Erwartungswert 1

haben die betrachteten Verteilungen alle Erwartungswert 1. In beiden Grafiken erkennen wir, wie sich jede realisierte Mittelwertfolge dem Erwartungswert der Verteilung von X_1 annähert.

Eine schwächere Version von Satz 2.10 ist das *Schwache Gesetz der großen Zahlen*. Dies besagt, dass der Mittelwert $\bar{X}_n$ stochastisch gegen den Erwartungswert $\mathbb{E}[X_1]$ konvergiert. Und da Konvergenz mit Wahrscheinlichkeit 1 die stochastische Konvergenz impliziert, folgt das Schwache Gesetz der großen Zahlen direkt aus Satz 2.10. Wüssten wir lediglich um das Schwache Gesetz der großen Zahlen, so könnten wir in Abb. 2.4 *nicht* kommentieren, dass sich (mit Wahrscheinlichkeit 1) jeder ‚Pfad‘ schließlich in einer vorgegebenen Umgebung von $\mathbb{E}[X_1]$ befinden wird. Wir wüssten lediglich, dass die Wahrscheinlichkeit, außerhalb einer solchen Umgebung zu liegen, mit wachsendem n gegen null strebt, was aber noch nichts über das Verhalten eines jeden Pfades aussagt. Die Gültigkeit der Aussage des Schwachen Gesetzes der Großen Zahlen unter der stärkeren Annahme der Quadratintegrierbarkeit der X_i erkennen wir direkt aus der Chebyschev-Ungleichung (2.14)

$$\mathbb{P}(|\bar{X}_n - \mathbb{E}[X]| \geq \varepsilon) \leq \frac{\mathbb{V}ar(\bar{X}_n)}{\varepsilon^2} = \frac{\mathbb{V}ar(X_1)}{n\varepsilon^2} \longrightarrow 0 \quad \text{für } n \to \infty,$$

wobei wir Gleichung (2.12) ausgenutzt haben. Interessanterweise würde es hier sogar ausreichen, die Unkorreliertheit anstatt der Unabhängigkeit der Zufallsvariablen zu fordern. Für einen Beweis von Satz 2.10 siehe zum Beispiel Feller (1968).

Ein bekanntes Beispiel für Verteilungskonvergenz ist der *Zentrale Grenzwertsatz*. Wieder geht es um den Mittelwert. Die Aussage ist, dass der Mittelwert nach geeigneter Reskalierung in Verteilung gegen die Normalverteilung konvergiert.

Satz 2.11 (Zentraler Grenzwertsatz)

Es seien $X_1, X_2, \ldots$ *unabhängige und identisch verteilte, quadratintegrierbare Zufallsvariable mit* $\mu := \mathbb{E}[X_1]$ *und* $\sigma^2 := \mathbb{V}ar(X_1) > 0$. *Dann gilt für* $n \to \infty$

$$\frac{\bar{X}_n - \mu}{\sigma/\sqrt{n}} \xrightarrow{d} N(0, 1).$$

Ein Beweis findet sich zum Beispiel in Kersting und Wakolbinger (2010). Ein Beispiel sehen wir in Abb. 2.5 an $X_1 \sim exp(1)$. Wir ziehen mehrere Stichproben der Größe $n = 10$ von unabhängigen $exp(1)$-verteilten Zufallsvariablen $X_1, \ldots, X_n$ (Abb. 2.5a, pro Zeile je zehn Realisierungen durch graue Punkte dargestellt) und bestimmen jeweils deren Mittelwert $\bar{X}_n$ (rot). In Abb. 2.5b sehen wir nur noch die Mittelwerte (rot) und deren Dichte (orange) für wachsendes n. Es ist $\mathbb{E}[\bar{X}_n] = \mu = 1$ und $\mathbb{V}ar(\bar{X}_n) = \sigma^2/n$, mit $\sigma^2 = 1$, und wir sehen, wie sich die Dichte von $\bar{X}_n$ der Dichte der $N(\mu, \sigma^2/n)$-Verteilung (blau) annähert. Nach dem Starken Gesetz der großen Zahlen konvergiert allerdings $\bar{X}_n$ gegen 1 mit Wahrscheinlichkeit 1. Die Dichte von $\bar{X}_n$ zieht sich immer mehr bei $\mu = 1$ zusammen. In Abb. 2.5c erkennen wir die Bedeutung des Zentralen Grenzwertsatzes: Betrachten wir $\bar{X}_n^* := (\bar{X}_n - \mu)/(\sigma/\sqrt{n})$, skalieren wir also den (zentrierten) Mittelwert noch mit $\sigma/\sqrt{n}$, so ist dies gerade die richtige Größenordnung, damit sich die Verteilung von $\bar{X}_n^*$ (orange) der Standardnormalverteilung (blau) nähert.

Wir erinnern an das Schwache Gesetz der großen Zahlen, das im Grunde besagt, dass die Wahrscheinlichkeit der Abweichung des Mittelwertes $\bar{X}$ von dem Erwartungswert $\mathbb{E}[X_1]$ klein wird. Der Zentrale Grenzwertsatz gibt nun sogar Auskunft über die Größenordnung dieser Abweichung, denn wir wissen nun näherungsweise um die Wahrscheinlichkeit, um

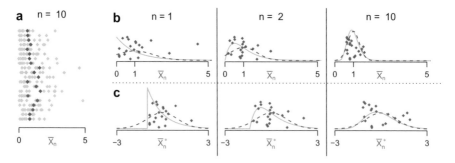

Abb. 2.5 Illustration des Zentralen Grenzwertsatzes am Beispiel standard-exponentialverteilter Zufallsvariablen. **a** Stichproben mit ihren Mittelwerten (rot), **b** Dichte (orange) der Mittelwerte (rot) und Normalverteilung (blau, gestrichelt), **c** analog für skalierte Mittelwerte

mehr als $\sigma/\sqrt{n}$ abzuweichen. Zusammenfassend betonen wir die Gutartigkeit des Mittelwertes. Er konvergiert mit Wahrscheinlichkeit 1 gegen den Erwartungswert und nach geeigneter Reskalierung gegen die Normalverteilung. Der Mittelwert wird uns immer wieder über den Weg laufen.

Weniger geläufig in den Einführungsveranstaltungen zur Stochastik ist das folgende Resultat, häufig auch *Satz von Slutsky* genannt, das gewissermaßen einen Zusammenhang zwischen zwei Folgen von Zufallsvariablen herstellt. Es spielt in der Anwendung eine entscheidende Rolle, da die Verteilungsparameter in der Praxis fast nie bekannt sind, sondern geschätzt werden müssen. Durch den Satz von Slutsky kann man die unbekannten Verteilungsparameter durch geschätzte Größen ersetzen, die stochastisch gegen den wahren Parameter konvergieren.

Satz 2.12 (Satz von Slutsky)
Es seien $X, X_1, X_2, \ldots, Y_1, Y_2, \ldots$ Zufallsvariable und $c \in \mathbb{R}$ konstant und es gelten für $n \to \infty$ die Konvergenzen $X_n \overset{d}{\longrightarrow} X$ und $Y_n \overset{\mathbb{P}}{\longrightarrow} c$. Dann folgt auch

$$i)\quad X_n + Y_n \overset{d}{\longrightarrow} X + c, \qquad\qquad ii)\quad X_n Y_n \overset{d}{\longrightarrow} cX.$$

Ein Beweis findet sich zum Beispiel in Feller (1971). Wir erinnern noch an einen vierten Konvergenzbegriff.

Definition 2.13 (Konvergenz im p-ten Mittel)
Es sei $p > 0$ und $X, X_1, X_2, \ldots$ eine Folge p-fach integrierbarer Zufallsvariablen. Die Folge X_n konvergiert im p-ten Mittel gegen X, kurz $X_n \overset{\mathscr{L}^p}{\longrightarrow} X$, falls

$$\mathbb{E}\left[(X_n - X)^p\right] \longrightarrow 0 \quad \text{für } n \to \infty.$$

Schließlich wollen wir noch die nach Definition 2.9 behaupteten Implikationen der Konvergenzbegriffe zusammenfassen. Wir werden diese dann praktisch im Rahmen der Statistik benötigen, zum Beispiel, um Funktionen von Beobachtungen, etwa anhand des Satzes von Slutsky, miteinander zu kombinieren. Wir formulieren folgendes Lemma.

Lemma 2.14 (**Implikationen der Konvergenzbegriffe**)
Es sei $X, X_1, X_2, \ldots$ eine Folge von Zufallsvariablen, $p > 0$. Dann gilt für $n \to \infty$

$$X_n \longrightarrow X \text{ mit Wahrscheinlichkeit } 1 \quad \overset{(1)}{\Longrightarrow}$$

$$X_n \overset{\mathbb{P}}{\longrightarrow} X \quad \overset{(3)}{\Longrightarrow} \quad X_n \overset{d}{\longrightarrow} X.$$

$$X_n \overset{\mathscr{L}^p}{\longrightarrow} X \quad \overset{(2)}{\Longrightarrow}$$

Ist der Grenzwert konstant, $\{X = c\}$ mit Wahrscheinlichkeit 1, so gilt auch die Umkehrung von (3).

Beweisideen ,$\overset{(1)}{\Longrightarrow}$': Siehe zum Beispiel Bauer (2002). ,$\overset{(2)}{\Longrightarrow}$': Die Aussage folgt direkt aus der Markov-Ungleichung unter Betrachtung der Folgenglieder $|X_n - X| \in \mathbb{R}_0^+$ und der Funktion $h(z) = z^p$, welche auf $\mathbb{R}_0^+$ streng monoton wächst. Für $\varepsilon > 0$ gilt dann für $n \to \infty$

$$\mathbb{P}(|X_n - X| \geq \varepsilon) \leq \frac{\mathbb{E}[|X_n - X|^p]}{\varepsilon^p} \longrightarrow 0.$$

,$\overset{(3)}{\Longrightarrow}$': Das ist eine unmittelbare Folgerung des Satzes von Slutsky (Satz 2.12). Dort setze $X_n := Z \overset{d}{\longrightarrow} Z$ und $Y_n := Z_n - Z \overset{\mathbb{P}}{\longrightarrow} 0$. Dann folgt $Z_n = X_n + Y_n \overset{d}{\longrightarrow} Z$, für $n \to \infty$. ,$\overset{(3)}{\Longleftarrow}$ (falls $\{X = c\}$ mit Wahrscheinlichkeit 1)': Per definitionem gilt, dass die Folge der Verteilungsfunktionen F_n von X_n punktweise konvergiert gegen $F(z) = \mathbb{1}_{[c,\infty)}(z)$ für $z \neq c$. Sei $\varepsilon > 0$, dann sind $c \pm \varepsilon$ Stetigkeitsstellen von F, und es gilt für $n \to \infty$, dass

$$\mathbb{P}(|X_n - c| > \varepsilon) = \mathbb{P}(X_n < c - \varepsilon) + \mathbb{P}(X_n > c + \varepsilon)$$
$$\leq F_n(c - \varepsilon) + 1 - F_n(c + \varepsilon) \longrightarrow F(c - \varepsilon) + 1 - F(c + \varepsilon) = 0.$$

Dass die Umkehrung von (3) i. Allg. nicht gilt, zeigt folgendes Beispiel. Es seien $X, X_1, X_2, \ldots$ unabhängig und identisch verteilt, mit $X \sim ber(1/2)$ (Münzwurffolge). Insbesondere ist X nicht konstant. Dann gilt $X_n \overset{d}{\longrightarrow} X$, da die Verteilungsfunktionen identisch sind, aber für jedes $\varepsilon \in (0, 1)$ gilt $\mathbb{P}(|X_n - X| > \varepsilon) = \mathbb{P}(X_n \neq X) = 1/2$ für alle n.

Exkurs in die deskriptive Statistik

Wie im Einführungsbeispiel in Kap. 1 beginnt praktisch jede statistische Auswertung mit einer Zusammenfassung von Beobachtungen. Dabei geht es darum, die Beobachtungen in einer Grafik oder wenigen Kennzahlen, sogenannten Statistiken, kurz und unmissverständlich zusammenzufassen. Ziel ist es dabei, einen Überblick über die Beobachtungen zu erhalten: Welche Werte werden überhaupt angenommen? ‚Wo' etwa liegen die Beobachtungen? Wie stark ‚streuen' sie? Welche Form hat ihre ‚Verteilung'? usw. Die Beschreibung von Beobachtungen wird auch als *deskriptive Statistik* bezeichnet. Beispielsweise nutzen wir gerne den Mittelwert der Beobachtungen als eine Statistik, die uns Auskunft über die Lage der Beobachtungen gibt.

Neben ihrer Aufgabe, Beobachtungen zu beschreiben, werden Statistiken auch später im Kontext der *statistischen Modellierung* auftauchen. Diese Modellierung wird sich Konzepten aus der Stochastik bedienen, und daher ist es nicht verwunderlich, dass eine Statistik auch immer ein theoretisches Analogon in der Stochastik besitzt. Um beide Welten zu unterscheiden, bezeichnen wir eine Statistik auch häufig als eine *empirische* Kenngröße. So verstehen wir etwa den Mittelwert als eine Statistik, die als empirisches Analogon zum Erwartungswert fungiert.

Skalenniveaus Zur Zusammenfassung von Beobachtungen unterscheidet man zunächst verschiedene Skalenniveaus. *Kategorielle* Beobachtungen nehmen Werte in verschiedenen Kategorien an. Im Einführungsbeispiel in Kap. 1 hatten wir es etwa mit den zwei Kategorien *ja* und *nein* zu tun. Zwischen den Kategorien besteht keine Ordnung – die Aussage „*ja* ist kleiner als *nein*" ist nicht sinnvoll. *Ordinale* Beobachtungen kann man in eine Ordnung bringen, d. h. bezüglich einer Dimension sortieren. Ein Beispiel wären die Antwortmöglichkeiten bei der Evaluation einer Lehrveranstaltung: ‚Sie waren mit dem Arbeitsklima in der Veranstaltung ‚sehr unzufrieden', ‚unzufrieden', ‚zufrieden', ‚sehr zufrieden'?' Offenbar ist ‚unzufrieden' in gewissem Sinne weniger als ‚zufrieden', allerdings kann man die Abstände zwischen den Kategorien nicht bemessen. *Metrische* Beobachtungen nehmen Werte in den

© Springer-Verlag GmbH Deutschland, ein Teil von Springer Nature 2019
M. Messer und G. Schneider, *Statistik,* https://doi.org/10.1007/978-3-662-59339-4_3

reellen Zahlen an, wobei die Beziehungen zwischen den Werten durch den euklidischen Abstandsbegriff beschrieben werden können. In diesem Buch werden vor allem Verfahren für metrische, seltener für kategorielle oder ordinale Beobachtungen behandelt.

Im Folgenden diskutieren wir eine Reihe einfacher Statistiken und Darstellungsformen an Beispielen metrischer Beobachtungen. Wir werden sehen, dass die Wahl der Verfahren bis zu gewissem Grad von den Beobachtungen abhängt.

Stripchart und Histogramm Einen Beobachtungsvektor mit metrischen Beobachtungen $\mathbf{x} := \mathbf{x}_n = (x_1, \ldots, x_n)^t \in \mathbb{R}^n$, beispielsweise

$$\mathbf{x} = (3.65, 5.14, 4.11, 4.42, \ldots, 5.23)^t \quad \text{mit } n = 100, \tag{3.1}$$

kann man zum Beispiel in einem *Stripchart* darstellen, siehe Abb. 3.1, in dem jeder Punkt einer Beobachtung x_i entspricht. Zur besseren Sichtbarkeit sind die Punkte vertikal leicht gestreut, der y-Wert hat keine inhaltliche Bedeutung.

Eine andere Form der grafischen Darstellung ist das *Histogramm* (Abb. 3.1b). Die Balkenhöhe entspricht der absoluten Häufigkeit bzw. der Anzahl aller Beobachtungen, die in das entsprechende Intervall fallen. Zum Verständnis sind hier zusätzlich die rohen Beobachtungen $\mathbf{x}$ als Punkte dargestellt. In einem Histogramm gehen nur wenige Informationen verloren, nämlich die genaue Lage der Punkte innerhalb der Balken. Fallen Beobachtungen auf Balkenränder, so sollte man spezifizieren, ob sie dem linken oder rechten Balken zugeordnet werden, oder gegebenenfalls die Balkenränder anders positionieren. In der Abbildung fällt keine Beobachtung auf einen Rand. Wir stellen fest, dass sich die Beobachtungen etwa glockenförmig, d. h. eingipflig und ungefähr symmetrisch, verteilen.

Abb. 3.1 Darstellung des Beobachtungsvektors $\mathbf{x}$.
a Stripchart. Der rote Balken markiert den Mittelwert $\bar{x}_n$.
b Histogramm. In Rot ist der Mittelwert $\bar{x}_n$ markiert. Der blaue Bereich markiert eine Standardabweichung um den Mittelwert $[\bar{x}_n - s(\mathbf{x}), \bar{x}_n + s(\mathbf{x})]$

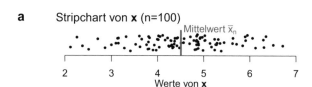

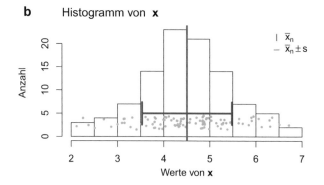

Mittelwert und Standardabweichung Zur Zusammenfassung der Beobachtungen **x** nutzt man geeignete *Statistiken.* Diese verstehen wir als Funktionen von **x**. Hier ist $\mathbf{x} \in \mathbb{R}^n$, und in diesem Fall denken wir bei einer Statistik an eine Abbildung vom $\mathbb{R}^n$ in die reellen Zahlen.

Zur Zusammenfassung von Beobachtungen, die sich wie in Abb. 3.1 etwa glockenförmig verteilen, eignen sich der Mittelwert und die empirische Standardabweichung. Den *Mittelwert*

$$\bar{x}_n := \frac{1}{n} \sum_{i=1}^{n} x_i \tag{3.2}$$

kann man geometrisch wegen $\sum_i (x_i - \bar{x}_n) = 0$ als Schwerpunkt der Beobachtungen interpretieren: Stellen wir uns zum Beispiel in Abb. 3.1 die x-Achse als eine Waage vor, auf der alle Punkte gleiches Gewicht besitzen, dann ist $\bar{x}_n$ derjenige Drehpunkt, bei dem die Waage im Gleichgewicht ist. Wir können den Mittelwert also nicht nur mit Gl. (3.2) berechnen, sondern auch direkt per Auge aus der Grafik abschätzen. Hier erkennen wir auch den Zusammenhang zur Welt des Zufalls, denn für eine integrierbare Zufallsvariable, die eine Dichte oder Gewichte besitzt, ist der Erwartungswert derjenige Drehpunkt, der die Dichte bzw. die Gewichte im Gleichgewicht hält. Daher verstehen wir den Mittelwert als empirisches Analogon des Erwartungswertes.

Die *empirische Varianz* $s^2 := s_n^2$ ist für $n > 1$ definiert durch

$$s^2(\mathbf{x}) := \frac{1}{n-1} \sum_{i=1}^{n} (x_i - \bar{x}_n)^2. \tag{3.3}$$

Ihre Wurzel s heißt *empirische Standardabweichung.* Die empirische Varianz verstehen wir als Analogon der Varianz einer Zufallsvariablen. Aufgrund des Faktors $1/(n-1)$ anstatt $1/n$ spricht man oft auch von der *korrigierten* empirischen Varianz bzw. Standardabweichung. Die Korrektur hat einen gewissen theoretischen Vorteil, wie wir in Kap. 5 sehen werden, sie macht aber bei großem Stichprobenumfang wenig aus.

Sind die Beobachtungen näherungsweise glockenförmig verteilt, so lassen sie sich sinnvoll durch den Mittelwert und die empirische Varianz zusammenfassen, siehe Abb. 3.1. Der Mittelwert $\bar{x}_n$ gibt eine gute Vorstellung von der ungefähren Lage einer ‚typischen Beobachtung‘, und die empirische Standardabweichung $s(\mathbf{x})$ hat die schöne Interpretation einer ‚typischen Abweichung‘ vom Mittelwert $\bar{x}_n$ und lässt sich auch naiv aus der Grafik schätzen. Denn analog zur glockenförmigen Normalverteilung, wo sich etwa 2/3 der Masse in der Umgebung einer Standardabweichung um den Erwartungswert sammeln, liegen etwa 2/3 der Beobachtungen eine empirische Standardabweichung vom Mittelwert entfernt, also in dem Intervall $[\bar{x}_n - s(\mathbf{x}), \bar{x}_n + s(\mathbf{x})]$. So finden wir in Abb. 3.1 per Auge, dass $\bar{x}_n \approx 4.5$ und $s(\mathbf{x}) \approx 1$, denn die imaginäre Waage ist ungefähr bei 4.5 im Gleichgewicht, und etwa zwei Drittel der Beobachtungen lassen sich im Intervall [3.5, 5.5] einfangen.

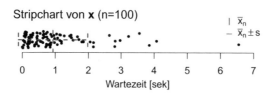

Abb. 3.2 Darstellung der Wartezeiten $\mathbf{x}$ im Stripchart, mit Mittelwert $\bar{x}_n$ (rot) und Standardabwei-chung $[\bar{x}_n - s(\mathbf{x}), \bar{x}_n + s(\mathbf{x})]$ (blau). Hier sind $\bar{x}_n$ und $s(\mathbf{x})$ keine sinnvollen Statistiken zur Beschreibung der Beobachtungen

Zur Zusammenfassung *nicht*-glockenförmig verteilter Beobachtungen sind Mittelwert und Standardabweichung nur begrenzt geeignet. Wir betrachten dazu ein zweites Beispiel: Es wurde einhundert Mathematikern je eine Additionsaufgabe im Zehnerbereich präsentiert und die Wartezeit bis zur Lösung der Aufgabe gemessen. Die Wartezeiten sind im Vektor $\mathbf{x} = (x_1, \ldots, x_{100})^t$ zusammengefasst und in Abb. 3.2 dargestellt. Die Verteilung ist asymmetrisch, die meisten Beobachtungen sind kleiner als der Mittelwert. Wenige große Werte ziehen den Mittelwert nach rechts. Man kann also nicht mehr davon sprechen, dass der Mittelwert etwa die Größe einer typischen Beobachtung hat. Zudem wird die Standardabweichung $s(\mathbf{x})$ durch die wenigen großen Werte vergleichsweise groß, sodass nicht mehr 2/3, sondern fast alle Werte innerhalb des Intervalls $[\bar{x}_n - s(\mathbf{x}), \bar{x}_n + s(\mathbf{x})]$ liegen. Wiederum ist $s(\mathbf{x})$ also keine ‚typische Abweichung' mehr vom Mittelwert, denn fast alle Abweichungen sind kleiner.

Empirische Verteilungsfunktion und empirische Quantile   Um die Beobachtungen aus Abb. 3.2 zu beschreiben, führen wir die Begriffe der empirischen Verteilungsfunktion und der empirischen Quantile ein. Auch diese verstehen wir als empirische Analogien der entsprechenden Begriffe einer Zufallsvariablen oder einer Verteilung, siehe Gl. (2.5) und Definition 2.3.

Definition 3.1 (Empirische Verteilungsfunktion)
Es sei $\mathbf{x} = (x_1, \ldots, x_n)^t \in \mathbb{R}^n$. *Die empirische Verteilungsfunktion* $\hat{F} := \hat{F}^{(\mathbf{x})}$ *von* $\mathbf{x}$ *ist eine Abbildung* $\hat{F} : \mathbb{R} \to \{0, 1/n, \ldots, (n-1)/n, 1\}$ *via*

$$\hat{F}(z) := \frac{1}{n} \sum_{i=1}^{n} \mathbb{1}_{(-\infty, z]}(x_i).$$

Die Größe $\hat{F}(z)$ beschreibt also den Anteil der Beobachtungen von $\mathbf{x}$, die nicht größer als z sind. $\hat{F}$ ist rechtsstetig, da das Intervall $(-\infty, z]$ rechts abgeschlossen ist.

Beispiel 3.2 (Empirische Verteilungsfunktionen)

i. *Es sei* $\mathbf{x} = (0, 1, 1, 2)^t$. *Dann ist die empirische Verteilungsfunktion $\hat{F}$ von $\mathbf{x}$ gerade die Verteilungsfunktion F einer Zufallsvariablen X mit $X \sim b(2, 1/2)$, vgl. Abb. 2.2b.*

ii. *Allgemein gilt: Es sei $\mathbf{x} = (x_1, \ldots, x_n)^t$ ein Beobachtungsvektor. Dann ist eine diskrete Verteilung $v_\mathbf{x}$ mit Gewichten in $\{x_1, \ldots, x_n\}$ gegeben durch $v_\mathbf{x}((a, b]) := (1/n) \sum_{i=1}^n \mathbb{1}_{(a,b]}(x_i)$. Die empirische Verteilungsfunktion $\hat{F}$ von $\mathbf{x}$ ist dann gerade die Verteilungsfunktion F von $v_\mathbf{x}$.*

Diese Gleichheit von $\hat{F}$ und F hat zur Folge, dass die folgenden Begriffe rund um empirische Quantile in direkter Analogie zu den Begriffen bzgl. der Quantile einer Zufallsvariable stehen.

Definition 3.3 (Empirisches Quantil)

Es sei $\mathbf{x} = (x_1, \ldots, x_n)^t$ ein Beobachtungenvektor und $p \in (0, 1)$. Eine reelle Zahl q_p heißt ein p-Quantil (der empirischen Verteilung) von $\mathbf{x}$, wenn gilt

$$\frac{1}{n} \sum_{i=1}^n \mathbb{1}_{(-\infty, q_p]}(x_i) \ge p \quad \text{und} \quad \frac{1}{n} \sum_{i=1}^n \mathbb{1}_{[q_p, \infty)}(x_i) \ge 1 - p.$$

Wir nennen q_p auch kurz ein empirisches p-Quantil von $\mathbf{x}$. Die Interpretation entspricht der des Quantils einer Zufallsvariablen: Der Anteil der x_i, die kleiner oder gleich q_p sind, ist mindestens p, und der Anteil der x_i, die größer oder gleich q_p sind, ist mindestens $1 - p$. Auch bezüglich eines Beobachtungsvektors $\mathbf{x}$ bildet die Menge $\hat{Q}_p$ aller p-Quantile ein Intervall $\hat{Q}_p(\mathbf{x}) := [\hat{q}_p^-(\mathbf{x}), \hat{q}_p^+(\mathbf{x})]$ mit $\hat{q}_p^-(\mathbf{x}) := \sup\{z \in \mathbb{R} | \hat{F}(z) < p\}$ und $\hat{q}_p^+(\mathbf{x}) := \inf\{z \in \mathbb{R} | \hat{F}(z) > p\}$, vgl. Gl. (2.6). Analog zu $\mathcal{P}_q$ können wir anhand der empirischen Verteilungsfunktion $\hat{F}$ die Menge $\hat{\mathcal{P}}_q$ aller $p \in (0, 1)$ definieren, für die q ein empirisches p-Quantil bzgl. $\mathbf{x}$ ist. Dafür ersetze in Gl. (2.7) F durch $\hat{F}$.

Beispiel 3.4 (Empirische Quantile)

i. *Es sei $\mathbf{x} = (0, 1, 1, 2)^t$. Dann gilt für alle $p \in (0, 1)$, dass die Menge $\hat{Q}_p$ bzgl. $\mathbf{x}$ gerade der Menge Q_p bzgl. $b(2, 1/2)$ gleicht. Dies ist eine unmittelbare Konsequenz aus Beispiel 3.2i.*

ii. *Analog folgt: Es sei $\mathbf{x} = (x_1, \ldots, x_n)^t$ ein Beobachtungenvektor und $v_\mathbf{x}$ die diskrete Verteilung aus Beispiel 3.2ii. Aus der Gleichheit von $\hat{F}$ und F folgt dann, dass die Quantile der empirischen Verteilung bzgl. $\mathbf{x}$ gerade die Quantile von $v_\mathbf{x}$ sind.*

Sprechen wir von *dem* p-Quantil $\hat{q}_p(\mathbf{x})$, so meinen wir hier den eindeutigen Mittelwert des Intervalls $\hat{Q}_p(\mathbf{x})$, d. h.

$$\hat{q}_p(\mathbf{x}) := (\hat{q}_p^-(\mathbf{x}) + \hat{q}_p^+(\mathbf{x}))/2.$$

Diese Definition ist aber nicht einheitlich; so wird manchmal zum Beispiel auch $\hat{q}_p^-$ als eindeutiges empirisches p-Quantil festgelegt. Eine sehr prominente Statistik ist *der empirische Median M* von $\mathbf{x}$, hier gegeben durch

$$M(\mathbf{x}) := \frac{\hat{q}_{1/2}^-(\mathbf{x}) + \hat{q}_{1/2}^+(\mathbf{x})}{2} = \begin{cases} x_{((n+1)/2)}, & \text{falls } n \text{ ungerade,} \\ [x_{(n/2)} + x_{((n/2)+1)}]/2, & \text{falls } n \text{ gerade.} \end{cases} \tag{3.4}$$

Dabei bezeichnet $(x_{(1)}, \ldots, x_{(n)})^t$ die *Ordnungsstatistik* von $\mathbf{x}$, d. h. die der Größe nach geordnete Stichprobe $x_{(1)} \leq \ldots \leq x_{(n)}$.

Analog definieren wir *das* empirische erste Quartil $\hat{q}_{0.25}(\mathbf{x})$, und *das* empirische dritte Quartil $\hat{q}_{0.75}(\mathbf{x})$. Im Rahmen der empirischen Quantile verstehen wir den Median und den Interquartilsabstand $(\hat{q}_{0.75}(\mathbf{x}) - \hat{q}_{0.25}(\mathbf{x}))$ als Maße für die Lage bzw. die Variabilität der Beobachtungen.

Boxplot und Q-Q-Plot Auch zur grafischen Darstellung nicht-glockenförmig verteilter Beobachtungen könnten wir wieder einen Stripchart oder ein Histogramm heranziehen. Eine andere Form der grafischen Darstellung, die sich der empirischen Quantile bedient, ist der *Boxplot* (auch Box-and-Whisker-Plot genannt, vgl. Abb. 3.3). Die Box fängt die mittleren 50 % der Beobachtungen ein. Genauer bildet der linke Rand das erste Quartil $\hat{q}_{0.25}(\mathbf{x})$ und der rechte Rand das dritte Quartil $\hat{q}_{0.75}(\mathbf{x})$. Der vertikale Balken innerhalb der Box ist der Stichprobenmedian. Die vertikalen Linien außerhalb der Box heißen *Whisker* und können unterschiedlich positioniert werden. In Variante Grün markieren sie die minimale bzw. maximale Beobachtung. In einer anderen häufig verwendeten Variante (Rot) ist die maximale Länge der Whisker begrenzt durch den 1,5-fachen Interquartilsabstand, $1.5 \cdot (\hat{q}_{0.75}(\mathbf{x}) - \hat{q}_{0.25}(\mathbf{x}))$, bzw. genauer durch die extremste Beobachtung innerhalb dieses Bereichs. Offenbar ist der Boxplot eine einfache Form der grafischen Darstellung, die auf nur fünf Statistiken beruht. Sie wird gerne zur Beschreibung asymmetrisch verteilter Beobachtungen herangezogen.

Abb. 3.3 Darstellung des Beobachtungsvektors $\mathbf{x}$ aus Abb. 3.2 im Boxplot

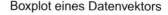

Boxplot eines Datenvektors

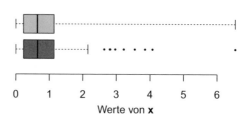

Werte von $\mathbf{x}$

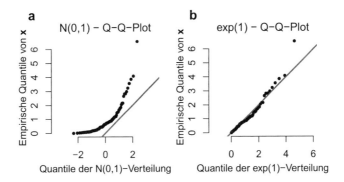

Abb. 3.4 Q-Q-Plot zum Vergleich der Beobachtungen **x** aus Abb. 3.2 mit einer theoretischen Vertei-lung, a: $N(0, 1)$ und b: $exp(1)$. Die rote Gerade markiert die Hauptdiagonale

Eine andere Form der grafischen Darstellung, die auch auf Quantilen beruht, bietet der sogenannte *Q-Q-Plot*. Hierbei werden die Beobachtungen $\mathbf{x} \in \mathbb{R}^n$ verglichen entweder mit einer reellwertigen Verteilung ν oder mit anderen Beobachtungen $\mathbf{y} \in \mathbb{R}^m$. Dafür wird das empirische p-Quantil von $\mathbf{x}$ gegen das theoretische p-Quantil von ν bzw. gegen das empirische p-Quantil von $\mathbf{y}$ aufgetragen. Dabei durchläuft p meist eine Menge äquidistan-ter Punkte zwischen 0 und 1. Die Idee ist, dass die so entstandene Menge von Punkten etwa auf der Hauptdiagonalen liegen sollte, falls die den Beobachtungen zugrunde liegende Verteilung mit der verglichenen Verteilung identisch ist. In Abb. 3.4 sind zwei Q-Q Plots dargestellt, in denen die Beobachtungen aus Abb. 3.2 mit der $N(0, 1)$- (Abb. 3.4a) und der $exp(1)$-Verteilung (Abb. 3.4b) verglichen werden. Sowohl die konvexe Struktur als auch die Abweichung von der Hauptdiagonalen (rot) in Abb. 3.4a signalisiert eine Unverträglich-keit der Verteilung der Beobachtungen $\mathbf{x}$ mit der Standardnormalverteilung, was auch zur Asymmetrie der Verteilung von $\mathbf{x}$ in Abb. 3.2 passt. Weniger unverträglich sind die Beob-achtungen mit der $exp(1)$-Verteilung, denn in Abb. 3.4b liegen die Punkte sehr nahe an der Hauptdiagonalen. Umfangreiche Diskussionen von Q-Q-Plots finden sich zum Beispiel bei Welch und Gnanadesikan (1968) oder Dümbgen (2015).

Grundbegriffe der statistischen Modellierung

4

Die Denkweise der Statistik haben wir schon im Einführungsbeispiel in Kap. 1 kennengelernt. Es geht im Folgenden darum, diese Denkweise zu strukturieren und insbesondere die
Begriffe rund um die schließende Statistik einzuführen. Das führt uns zum statistischen
Modell in Abschn. 4.1 und zum Begriff der Statistik (Abschn. 4.2). In beiden Abschnitten
denken wir zunächst an eine feste Anzahl n von Beobachtungen. In Abschn. 4.3 werden
asymptotische Erweiterungen ($n \to \infty$) formuliert. Wer sich stärker für die maßtheoreti-
sche Formulierung der Begrifflichkeiten interessiert, sei beispielsweise auf Georgii (2009)
verwiesen.

Wir denken bei der statistischen Analyse an einen Dreischritt:

1. Wahre Welt: Statistische Analysen sind motiviert durch eine Frage an oder eine Behauptung über eine Population. Wir sammeln dann Beobachtungen, also einen Ausschnitt der
   Population. Wir fragen: Sind die Beobachtungen mit der Behauptung verträglich?
2. Statistisches Modell: Dazu interpretieren wir die Population, die Behauptung und die
   Beobachtung im Rahmen eines theoretischen statistischen Modells. Insbesondere verstehen wir die Beobachtungen dabei als Realisierungen von Zufallsvariablen. Damit ist
   ein Modell immer eine Vereinfachung der Realität. Andererseits sollte es die Möglichkeit
   bieten, die Unverträglichkeit der Beobachtungen mit der Behauptung zu beurteilen.
3. Wahre Welt: Werden die Beobachtungen im Rahmen des Modells als unwahrscheinlich
   eingestuft, so interpretieren wir sie in der wahren Welt als nur schwer mit der Behauptung
   verträglich.

Schritt 1 ist in Abb. 4.1a dargestellt. Wir denken an folgende vier Aspekte, die wir im Kontext des Einführungsbeispiels aus Kap. 1 diskutieren. Zur Erinnerung: Der Organisator der
Party steht vor dem Problem, dass der angedachte Raum möglicherweise nicht ausreichen

© Springer-Verlag GmbH Deutschland, ein Teil von Springer Nature 2019
M. Messer und G. Schneider, *Statistik*, https://doi.org/10.1007/978-3-662-59339-4_4

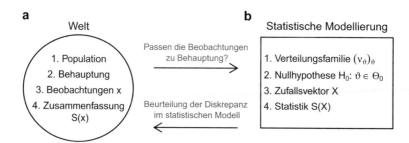

Abb. 4.1 Analogie zwischen angewandter Fragestellung (**a**) und statistischem Modell (**b**)

könnte. Dabei geht es erstens um eine unüberschaubare *Population,* zum Beispiel alle Studierenden aus dem Studiengang, die potenziell zur Party kommen könnten. Zweitens gibt es eine *Behauptung* über die Population: „Wie im Vorjahr nehmen 40% ($p^{(0)} = 0.4$) der Personen aus dieser Population an der Party teil." Dazu werden drittens *Beobachtungen* $\mathbf{x} = (x_1, \ldots, x_n)^t$ gesammelt. Der Organisator befragt Studierende, ob sie teilnehmen. Er erhält einen Ausschnitt aus der Population. Viertens werden die Beobachtungen zusammengefasst in einer *Statistik.* Der Organisator bestimmt den Anteil $\hat{p}(\mathbf{x}) = 0.58$ derjenigen, die zur Party erscheinen werden, unter den Befragten.

Der Anteil $\hat{p}(\mathbf{x}) = 0.58$ der Partyteilnehmer in der Stichprobe war größer als der behauptete Anteil $p^{(0)} = 0.4$. Gibt uns die beobachtete Diskrepanz $|\hat{p}(\mathbf{x}) - p^{(0)}| = 0.18$ einen Anlass, an der Behauptung zu zweifeln? Ist dieser Wert von 0.18 groß? Idee der statistischen Modellierung ist es, einen simplen Mechanismus zu formulieren, der beschreibt, wie die Beobachtungen zustande gekommen sein könnten – die Theorie des Zufalls ist hier das entscheidende Hilfsmittel: Wir interpretieren die Beobachtungen als Ausgang eines Zufallsexperiments. Das erlaubt die Beurteilung der Diskrepanz in Form von Wahrscheinlichkeitsaussagen.

Mit Hinblick auf oben genannten Dreischritt gehen wir in Schritt 2 über zum statistischen Modell, siehe auch Abb. 4.1b. Dessen Formulierung ist Teil von Abschn. 4.1.

4.1   Statistisches Modell

Ein statistisches Modell ist ein Mittel der Stochastik, das die Komplexität der realen Gegebenheiten auf wenige mathematische Annahmen reduziert. Im Einführungsbeispiel nehme man vielleicht an, dass die Antworten aller Befragten unabhängig gemäß eines Münzwurfs mit Erfolgswahrscheinlichkeit p generiert wurden. Modellannahmen sind grundsätzlich inkorrekt. Hier könnte die Frage nach der Teilnahme etwa auch vom Freundeskreis oder von parallelen Veranstaltungen abhängen. Zufall ist ein theoretisches Konzept. Der Vorteil ist, dass wir damit in der Lage sein werden, die Abweichung der Beobachtungen von den Modellannahmen zu beurteilen.

Die vier angesprochenen Aspekte der wahren Welt, siehe Abb. 4.1a finden Analogien im Rahmen des statistischen Modells, siehe Abb. 4.1b. Erstens wird die Population durch eine Verteilung ν_ϑ beschrieben. Genauer legt man eine ganze *Familie von Verteilungen* $(\nu_\vartheta)_{\vartheta \in \Theta}$ zugrunde, was zumindest zum Teil das mangelnde Wissen über die Population ausdrückt. Der andere Teil dieses mangelnden Wissens schlägt sich in den vereinfachten Annahmen wie etwa der Wahl der Verteilungsfamilie selbst nieder. Zweitens interpretiert man die Beobachtungen $\mathbf{x} = (x_1, \ldots, x_n)^t$ als Realisierung eines *Zufallsvektors* $\mathfrak{X} = (X_1, \ldots, X_n)^t$. Im Einführungsbeispiel etwa hatten wir die Komponenten $X_1, \ldots, X_n$ als unabhängige und identisch $ber(p)$-verteilte Zufallsvariable angenommen. Wir lassen also die Familie $(ber(p))_{p \in \Theta}$ sämtlicher Bernoulli-Verteilungen zu, mit $\Theta := [0, 1]$. Drittens nennen wir eine Teilmenge Θ_0 von Θ eine *Nullhypothese*. Die Nullhypothese fungiert als Analogon zur gemachten Behauptung. Im Einführungsbeispiel ist dies die einelementige Menge $\Theta_0 = \{0.4\}$. Wir verbinden damit die $ber(0.4)$-Verteilung. Viertens ist eine *Statistik S* eine Funktion des Zufallsvektors $\mathfrak{X}$. Im Einführungsbeispiel war dies die relative Häufigkeit $S = \hat{p}$. Der Vorteil: Im Rahmen des Modells wissen wir, wie sich $\hat{p}(\mathfrak{X})$ verteilt, wenn die Nullhypothese zutrifft, wenn also die Zufallsvariablen tatsächlich einen Erfolgsparameter von $p^{(0)} = 0.4$ aufweisen, vgl. Abb. 1.2. Eine Diskrepanz, die mindestens so groß ist wie die beobachtete, $|\hat{p}(\mathfrak{X}) - p^{(0)}| \geq 0.18$, tritt nur in etwa 0.2 % der Fälle auf.

Allgemein verstehen wir ein statistisches Modell gegeben durch

> Modell $\,\widehat{=}\,$ 1. Zufallsvektor $\mathfrak{X} = (X_1, \ldots, X_n)^t$ mit Bildraum $\mathcal{X} \subseteq \mathbb{R}^n$ und
>
> 2. Familie $(\nu_\vartheta)_{\vartheta \in \Theta}$ von Verteilungen auf $\mathcal{X}$. $\qquad$ (4.1)

Hier betrachten wir Verteilungen auf einer Teilmenge des $\mathbb{R}^n$ und nennen i. Allg. Θ die Indexmenge und ϑ den Index. Jedes Familienmitglied ist ein möglicher Kandidat für die Verteilung von $\mathfrak{X}$. Wir wissen nicht, welches die wahre Verteilung ist.

Dass ν die Verteilung des Vektors $\mathfrak{X}$ ist, ist festgelegt dadurch, dass $\nu(B) = \mathbb{P}(\mathfrak{X} \in B)$ für sämtliche Quader $B = [a_1, b_1] \times \cdots \times [a_n, b_n]$, mit $a_i < b_i$. Nehmen wir weiter an, dass die Komponenten von $\mathfrak{X}$ unabhängig (∗) und identisch verteilt (∗∗) sind, so finden wir

$$\nu(B) = \mathbb{P}(\mathfrak{X} \in B) \stackrel{(*)}{=} \prod_{i=1}^{n} \mathbb{P}(X_i \in [a_i, b_i]) \stackrel{(**)}{=} \prod_{i=1}^{n} \mathbb{P}(X_1 \in [a_i, b_i]). \qquad (4.2)$$

Unter Unabhängigkeit ist also die gemeinsame Verteilung der Komponenten schon durch die Angabe der Verteilung der einzelnen Komponenten festgelegt.

Sind die einzelnen Komponenten zudem identisch verteilt, so reicht die Angabe der Verteilung der ersten Komponente. Ein solches Modell beschreiben wir häufig durch die Formulierung der Komponenten anstelle des Vektors selbst, etwa

> Modell $\,\widehat{=}\,$ 1. Unabhängige und identisch verteilte Zufallsvariable $X_1, \ldots, X_n$
>
> mit Bildraum $\mathcal{X}_1 \subseteq \mathbb{R}$ und
>
> 2. Familie $(\nu_\vartheta)_{\vartheta \in \Theta}$ von Verteilungen auf $\mathcal{X}_1$. $\qquad$ (4.3)

Der Bildraum des Vektors $\mathfrak{X} = (X_1, \ldots, X_n)^t$ ist dann der Produktraum $\mathcal{X} := \mathcal{X}_1 \times \cdots \times \mathcal{X}_1$. Jede Verteilung ν_ϑ beschreibt eine Kandidatenverteilung der Komponente X_1, welche wiederum die Verteilung des Vektors $\mathfrak{X}$ gemäß (4.2) eindeutig festlegt.

Oft verwenden wir eine konkrete Verteilungsfamilie $(\nu_\vartheta)_{\vartheta \in \Theta}$, bei der jedes Mitglied ν_ϑ eine Dichte f_ϑ oder Gewichte g_ϑ besitzt, und sprechen dann von einem *parametrischen* Modell. In parametrischen Modellen nennen wir Θ Parameterraum und ϑ den (durch die Parametrisierung gegebenen) Parameter. Ginge es etwa um die Beobachtungen in Abb. 3.1, die sich annähernd glockenförmig verteilen, wäre es unter der Annahme, dass die Beobachtungen unabhängig und identisch verteilt sind, vielleicht naheliegend, sämtliche Normalverteilungen als potenzielle Kandidatenverteilungen für die erste Komponente zuzulassen. Deren Dichte ist gegeben durch

$$f_{(\mu, \sigma^2)}(x_1) = \frac{1}{\sqrt{2\pi\sigma^2}} \exp\left(-\frac{1}{2\sigma^2}(x_1 - \mu)^2\right) \quad \text{mit} \quad (\mu, \sigma^2) \in \Theta := \mathbb{R} \times \mathbb{R}^+,$$

und so ist der Parameterraum mit $(\mu, \sigma^2) \in \Theta := \mathbb{R} \times \mathbb{R}^+$ zweidimensional, d. h. $d = 2$. Andererseits würde die schiefe Verteilung der Beobachtungen in Abb. 3.2 möglicherweise die Familie der Exponentialverteilungen als Kandidatenverteilungen für die erste Komponente nahelegen,

$$f_\lambda(x_1) = \lambda \exp(-\lambda x_1) \quad \text{mit} \quad \lambda \in \Theta := \mathbb{R}^+.$$

Hier ist der Parameterraum mit $\lambda \in \Theta := \mathbb{R}^+$ eindimensional, d. h. $d = 1$.

Möchten wir uns andererseits nicht auf eine konkrete Verteilungsfamilie festlegen, so sprechen wir von *nichtparametrischen* Modellen. Beispielsweise könnten wir die Familie *aller* reellwertigen Verteilungen zugrunde legen, vgl. Beispiel 4.2. In nichtparametrischen Modellen bezeichnen wir die Verteilungsfamilie allgemein durch $(\nu_\vartheta)_{\vartheta \in \Theta}$. Eine mögliche einfache Form der Indizierung wäre dann etwa, Θ als die Menge der relevanten Verteilungen selbst zu wählen und jede Verteilung mit sich selbst zu indizieren. Einfache Beispiele statistischer Modelle sind:

Beispiel 4.1 (Das Bernoulli-Modell des Einführungsbeispiels)
Seien $X_1, \ldots, X_n$ unabhängige und identisch verteilte Zufallsvariable mit $X_1 \sim ber(p)$ und $p \in \Theta := [0, 1]$. Der Bildraum ist hier $\mathcal{X}_1 = \{0, 1\}$, und die zugehörige Verteilungsfamilie ist $(ber(p))_{p \in [0,1]}$.

Beispiel 4.2 (Ein allgemeines nichtparametrisches Modell)
Seien $X_1, \ldots, X_n$ unabhängige und identisch verteilte Zufallsvariable mit $X_1 \sim \nu_\vartheta$, und ν_ϑ ist Mitglied der Familie $(\nu_\vartheta)_{\vartheta \in \Theta}$ aller reellwertigen Verteilungen.

Beispiel 4.3 (Ein Modell mit Normalverteilungsannahme)
*Es seien $X_1, \ldots, X_n$ unabhängige und identisch verteilte Zufallsvariable mit $X_1 \sim N(\vartheta, 1)$
und $\vartheta \in \Theta = \mathbb{R}$.*

Wir finden dann für $a < b$

$$\nu_\vartheta([a, b]) = \mathbb{P}_\vartheta(X_1 \in [a, b]) = \int_a^b \frac{1}{\sqrt{2\pi}} \exp\left(-\frac{1}{2}(x - \vartheta)^2\right) dx.$$

Dass wir uns dabei auf den Parameter ϑ beziehen, lesen wir wie folgt: „Unter der Annahme,
dass ν_ϑ die wahre zugrunde liegende Verteilung ist, entspricht das Ereignis $\{X_1 \in [a, b]\}$
gerade dem Integral der rechten Seite." Entsprechend wird die Schreibweise und die Interpretation auf sämtliche Kenngrößen der Verteilung ν_ϑ vererbt. Wir schreiben also zum
Beispiel $\mathbb{E}_\vartheta[X_1] = \vartheta$, sowie $\mathbb{V}ar_\vartheta(X_1) = 1$ und sagen: „Wenn ϑ der wahre Parameter ist,
dann ist der Erwartungswert von X_1 gerade ϑ", bzw. „Unter sämtlichen Verteilungen ist die
Varianz von X_1 konstant 1".

4.2 Statistik und Schätzer

Wir erinnern an Abb. 4.1. Im Rahmen des Modells formulieren wir nun die Nullhypothese
und die Statistik. Es sei ein statistisches Modell gegeben durch einen Zufallsvektor $\mathfrak{X} = (X_1, \ldots, X_n)^t$ mit Bildraum $\mathcal{X} \subseteq \mathbb{R}^n$ und eine Familie $(\nu_\vartheta)_{\vartheta \in \Theta}$ von Verteilungen auf $\mathcal{X}$.
Eine *Nullhypothese* ist eine Teilmenge

$$\Theta_0 \subseteq \Theta,$$

und fungiert als Analogon zu einer Behauptung über die Population. Eine *Statistik* ist eine
Abbildung

$$S : \mathcal{X} \to \Gamma,$$

wobei wir beim Bildraum Γ in der Regel auch an die reellen Zahlen oder eine geeignete Teilmenge von $\mathbb{R}$ denken. Die Aufgabe der Statistik ist es, die Zufallsvariablen problemabhängig
zusammenzufassen.

Wir betrachten das Modell aus Beispiel 4.3, dargestellt in Abb. 4.2a, b. Dort ist die Nullhypothese einelementig, d. h. $\Theta_0 = \{\vartheta^{(0)}\}$. In der Abbildung erkennen wir die zugehörige
Dichte $f_{\vartheta^{(0)}}$ (magentafarben). Die Beobachtungen x_i (blau) liegen zum großen Teil tief in
den Flanken von $f_{\vartheta^{(0)}}$, und das ist untypisch, falls die Nullhypothese zutrifft, d. h., falls
die Beobachtungen x_i tatsächlich Realisierungen unabhängiger Zufallsvariablen X_i mit
Dichte $f_{\vartheta^{(0)}}$ sind. Um die Unverträglichkeit der Beobachtungen x_i und $f_{\vartheta^{(0)}}$ zu beschreiben, werden die Beobachtungen zusammengefasst in der Statistik S, hier formuliert als der
empirische Mittelwert $S(\mathbf{x}) = \bar{x}_n$. Neben den Beobachtungen kann nun auch der Zufallsvektor $\mathfrak{X}$ weiter verarbeitet werden zu $S(\mathfrak{X}) = \bar{X}_n$. Durch jede Kandidatenverteilung ν_ϑ

Abb. 4.2 Statistisches Modell, bestehend aus **a** Zufallsvektor $\mathcal{X}$ und **b** Familie der Normalverteilungen mit Varianz 1. Beobachtungen **x** aufgefasst als Realisierung von $\mathcal{X}$. **c** Statistik als Abbildung. **d** Die Verteilungen der Statistiken $S(\mathcal{X}) = (1/n) \sum X_i$ unter sämtlichen Mitgliedern der Familie

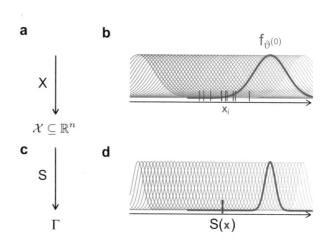

wird dann eine Verteilung der Statistik $S(\mathcal{X})$ induziert, Abb. 4.2c, d: Für jedes $\vartheta \in \Theta$ gilt, dass $S(\mathcal{X}) \sim N(\vartheta, 1/n)$, denn die Summe unabhängiger und identisch normalverteilter Zufallsvariablen mit Erwartungswert ϑ und Varianz 1 ist wieder normalverteilt mit Erwartungswert $n\vartheta$ und Varianz n. In Abb. 4.2 erkennen wir, dass jede Kandidatenverteilung der Beobachtungen (b) eine zugehörige Verteilung der Statistik $S(\mathcal{X})$ (d) induziert. Insbesondere gilt, dass unter der Annahme, dass $f_{\vartheta^{(0)}}$ die Dichte der X_i beschreibt, die Zufallsvariable $S(\mathcal{X})$ der $N(\vartheta^{(0)}, 1/n)$-Verteilung folgt (d, magentafarben). Wir können nun die Statistik $S(\mathbf{x})$ basierend auf den Daten **x** vergleichen mit der magentafarbenen Verteilung von $S(\mathcal{X})$. Wieder erkennen wir: „Unter der Annahme, dass die Nullhypothese zutrifft, ist etwas Unwahrscheinliches eingetreten." Insbesondere können wir diese Aussage – durch die Zusammenfassung mit der Statistik S – nun quantifizieren, zum Beispiel durch die Wahrscheinlichkeit, dass $S(\mathcal{X})$ im gegebenen Modell mindestens so tief in der linken Flanke sitzt. In Abb. 4.2 ist etwa

$$P(\mathbf{x}) := \mathbb{P}_{\vartheta^{(0)}}(S(\mathcal{X}) < S(\mathbf{x})) < 10^{-20}.$$

Ausdrücke dieser Art werden wir später als den P-Wert kennenlernen. Der P-Wert kann Werte zwischen null und eins annehmen. Hier ist er verschwindend klein, und auf Basis dessen kommen wir schließlich von der statistischen Modellierung zurück zur Realität und interpretieren die Daten **x** aufgrund des winzigen P-Wertes als kaum mit der Behauptung verträglich. Diese Interpretation der Unverträglichkeit der Beobachtungen mit der Behauptung schließt den letzten Schritt des Dreischritts ab.

In der Praxis muss eine Statistik geeignet gewählt werden und kann verschiedene Funktionen erfüllen. Zum einen sollte sie, wie oben beschrieben, die für die Fragestellung relevanten Abweichungen der Beobachtungen vom Modell gut quantifizieren. Ein weiterer Einsatz von Statistiken ist das *Schätzen*. Wenn eine Statistik eine Kenngröße $\tau(\vartheta)$ der zugrunde liegenden Verteilungsfamilie $(\nu_\vartheta)_{\vartheta \in \Theta}$ schätzen soll, wird sie auch als *Schätzer* von $\tau(\vartheta)$ bezeichnet. In obigem Beispiel der Normalverteilungen verstehen wir etwa den

Erwartungswert der Individualbeobachtung $\tau(\vartheta) = \mathbb{E}_\vartheta[X_1] = \vartheta$ als eine Kenngröße der Verteilung. In parametrischen Modellen nennen wir $\tau(\vartheta)$ auch einen abgeleiteten Parameter. Jedenfalls ist τ eine Abbildung von Θ nach Γ, sodass die zu schätzende Kenngröße im Bildraum des Schätzers liegt. Um den Erwartungswert zu schätzen, könnte man etwa den Mittelwert betrachten, also $S(\mathbf{x}) = \bar{x}_n$.

Beispiel 4.4 (Schätzer im Bernoulli-Modell)
Wir betrachten Beispiel 4.1. Es seien $X_1, \ldots, X_n$ unabhängige und identisch verteilte Zufallsvariable mit $X_1 \sim ber(p)$ und $p \in \Theta := [0, 1]$.

  i. *Dann verstehen wir die relative Häufigkeit (den Mittelwert) $\hat{p}(\mathbf{x}) = \bar{x}_n$ als Schätzer für p. Da $\mathbb{E}_p[X_1] = p$ für alle $p \in [0, 1]$, nutzen wir hier den Mittelwert als Schätzer für den Erwartungswert von X_1.*
 ii. *Wir nutzen die empirische Varianz $s^2(\mathbf{x}) = (1/(n-1)) \sum_{i=1}^n (x_i - \bar{x}_n)^2$ als Schätzer für den abgeleiteten Parameter $\tau(p) = \mathbb{V}ar_p(X_1) = p(1-p)$, d. h. für die Varianz von X_1.*

Analog verstehen wir in nichtparametrischen Modellen die empirischen Momente als Schätzer für die theoretischen Momente.

Beispiel 4.5 (Schätzer in einem nichtparametrischen Modell)
Es seien $X_1, \ldots, X_n$, unabhängige und identisch verteilte Zufallsvariable mit $X_1 \sim v_\vartheta$, und v_ϑ ist Mitglied der Familie $(v_\vartheta)_{\vartheta \in \Theta}$ aller reellwertigen Verteilungen, deren erste beiden Momente existieren.
In diesem nichtparametrischen Modell interpretieren wir den Erwartungswert $\mathbb{E}_\vartheta[X_1]$ und die Varianz $\mathbb{V}ar_\vartheta(X_1)$ als abgeleitete Kenngrößen der Verteilung v_ϑ und verstehen wieder den Mittelwert $\bar{x}_n$ bzw. die empirische Varianz $s^2(\mathbf{x})$ als deren Schätzer.

In beiden Beispielen haben wir den Mittelwert und die empirische Varianz als Schätzer genutzt. Es gibt aber auch andere Möglichkeiten, denn ein Schätzer ist im Grunde lediglich eine Abbildung vom Raum $\mathcal{X}$. Damit sind grundsätzlich viele Funktionen als Schätzer zugelassen, zum Beispiel auch die wenig sinnvolle konstante Funktion $S \equiv 1/2$. Daher ist es wichtig, Schätzer miteinander vergleichen zu können, um für das jeweilige Problem einen ‚guten' Schätzer auszuwählen. Die Bewertung der Güte von Schätzern ist Thema von Abschn. 5.1.

4.3 Folgen von Modellen und Statistiken

Bisher haben wir Statistiken betrachtet, bei denen die Verteilung von $S(\mathfrak{X})$ zu vorgegebener Kandidatenverteilung von $\mathfrak{X}$ bekannt ist. Oft lässt sich die Verteilung aber nicht so einfach bestimmen. Man versucht dann gerne, die Verteilung durch asymptotische Betrachtungen zu approximieren. Seien etwa $X_1, \ldots, X_n$ unabhängige und identisch verteilte Zufallsvariable mit $X_1 \sim U[0, b]$ und $b \in \Theta := (0, \infty)$ und $S(\mathfrak{X}) = \bar{X}_n$. Laut des Zentralen Grenzwertsatzes 2.11 ist $S(\mathfrak{X})$ für große n näherungsweise normalverteilt mit Erwartungswert $\mathbb{E}[X_1]$ und Varianz $\mathbb{V}ar(X_1)/n$. Dann gilt approximativ, dass $\bar{X}_n \sim N(b^{(0)}/2, (b^{(0)})^2/(12n))$, falls $b^{(0)} \in \Theta$ dem wahren Parameter entspricht, siehe auch Beispiel 2.6iv. Diese approximative Verteilung von $\bar{X}_n$ kann dann für große n zum Vergleich mit dem auf den Beobachtungen basierenden Mittelwert $\bar{x}_n$ herangezogen werden.

Approximative Betrachtungen dieser Art basieren auf Folgen von Zufallsvariablen. Daher formulieren wir entsprechend *Folgen von Modellen und Statistiken*. In Anlehnung an 4.1 sei

$$\text{Modell} \quad \widehat{=} \quad \text{1. Zufallsvektor } \mathfrak{X}_\infty = (X_1, X_2, \ldots)^t \text{ mit Bildraum } \mathcal{X} \text{ und}$$

$$\text{2. Familie}(\nu_\vartheta)_{\vartheta \in \Theta} \text{ von Verteilungen auf } \mathcal{X}. \qquad (4.4)$$

Für sämtliche $n = 1, 2, \ldots$ bezeichne $\mathfrak{X}_n = (X_1, \ldots, X_n)^t$ die Einschränkung von $\mathfrak{X}_\infty$ auf seine ersten n Komponenten. Schränken wir jede Kandidatenverteilung ν_ϑ von $\mathfrak{X}_\infty$ auf die Randverteilung der Komponenten von $\mathfrak{X}_n$ ein, so erhalten wir ein Modell bezüglich der ersten n Beobachtungen. Wir nennen dies das *n-te restringierte Modell*. Bezüglich des n-ten restringierten Modells betrachten wir eine Statistik S_n, wobei wir daran denken, dass die funktionale Form der Statistik S_n unter n gleich bleibt, wie etwa beim Mittelwert.

Im Kontext solcher Folgen können wir dann die Anzahl n an Zufallsvariablen anwachsen lassen und das Verhalten von $S_n(\mathfrak{X}_n)$ für $n \to \infty$ studieren. Wir sprechen dann auch von einer Folge von Modellen und Statistiken.

4.4   Dialog: Statistische Modelle

Nachdem in der Vorlesung statistische Modelle eingeführt wurden, sind für einen Studenten (**S**) noch ziemlich viele Fragen offengeblieben. Manche Grundideen leuchten ihm einfach nicht ganz ein. In der Hoffnung auf Antworten wendet er sich an die Doktorandin (**D**), die seine wöchentliche Übungsgruppe leitet.

S: Ich verstehe nicht, warum in der Vorlesung so ein Aufwand um das statistische Modell betrieben wird. Die Zufallsvariablen aus den Beispielen und ihre Eigenschaften kennen wir doch schon aus der Einführung in die Stochastik.

D: Stimmt, in der Statistik benutzen wir Ideen aus der Stochastik. Wir kennen viele Begriffe schon. Aber was bei der Denkweise der statistischen Modellierung dazu kommt, ist, dass wir echte, in der Realität gemachte Beobachtungen durch ein virtuelles Modell beschreiben wollen. Und dabei ist dann eben auch die Auswahl eines geeigneten Modells wichtig.

Der Student ist immer noch skeptisch.

S: Das verstehe ich sowieso nicht. Erstens: Wir haben doch gelernt, dass ein Modell eine grobe Vereinfachung ist und damit letztlich immer falsch. Wieso soll ich denn so ein „falsches" Modell dann überhaupt verwenden? Und zweitens: Wie soll ich mich zwischen verschiedenen Modellen, die aber in diesem Sinne alle falsch sind, für eines entscheiden?

D: Das sind sehr wichtige Fragen, und ich glaube, vor allem über die zweite Frage streiten Statistiker sehr häufig. Fangen wir mal mit der ersten an: Wieso soll ich ein Modell verwenden? Gegenfrage: Was soll ich denn sonst machen?

Nach einigem Überlegen schlägt der Student vor:

S: Vielleicht sollten wir einfach gar keine Beobachtungen anschauen und nur die statistischen Modelle! Mit denen kann man doch gut Mathematik machen.

D: Ja, warum nicht? In der Mathematischen Statistik macht man das auch meistens so. Wenn Du Dich darauf spezialisieren willst, bist Du in guter Gesellschaft!

Um deutlich zu machen, dass es aber sehr wohl auch Fragestellungen aus der Praxis gibt, um die sich ein Statistiker kümmern wollen könnte, verweist die Doktorandin auf das Beispiel der Fachschaftsfeier.

D: Vielleicht kommen wir noch mal auf das Einführungsbeispiel zurück: Was sagst Du denn jetzt dem Organisator der Party? Soll er einen größeren Raum reservieren oder nicht?

S: Puh, das ist schwer. An diese Frage traue ich mich eigentlich gar nicht ran, wenn ich ehrlich bin. . . Am Ende kommt es dann ganz anders, und dann stehen wir dumm da.

D: Sehr gut! Das ist eigentlich schon die erste wichtige Botschaft: Was wirklich los sein wird, können wir überhaupt nicht sagen! Aber trotzdem möchten wir uns vielleicht zumindest ein grobes Bild machen.

S: Auch wenn wir wissen, dass es eigentlich falsch ist?

D: Ja, auch wenn wir wissen, dass es falsch ist – was wir natürlich immer im Auge behalten müssen, wenn wir Ergebnisse interpretieren!

Der Student hakt weiter nach, er will ja noch eine Antwort auf seine zweite Frage.

S: Aber welches Modell nehme ich denn jetzt? Wieso nehme ich zum Beispiel für jeden Studenten an, dass er unabhängig von den anderen mit gleicher Wahrscheinlichkeit die Party besuchen wird? Ich weiß doch zum Beispiel, dass meine Clique nur gesammelt zur Party erscheint oder gar nicht, und ich weiß auch, dass manche Studenten fast auf keine einzige Party gehen, während andere keine Party auslassen. Da sind doch dann die Wahrscheinlichkeiten völlig unterschiedlich!

D: Moment mal. Die Annahmen der Unabhängigkeit und gleichen Erfolgswahrscheinlichkeit beziehen sich ja nicht auf die gesamte Population, sondern nur auf die Stichprobe. Wir nehmen an, dass jedes befragte Individuum unabhängig von den anderen befragten Individuen mit gleicher Wahrscheinlichkeit p die Party besuchen wird, und weiter nehmen wir an, dass dieses p in der gesamten Population den Anteil der Partybesucher beschreibt. Ob manche Individuen der Population praktisch immer und andere fast nie auf eine Party gehen, spielt dabei keine Rolle: Die Gesamtpopulation hat einen wahren Anteil an Partybesuchern.

S: Aha, und aus dieser Population muss ich dann nur noch unabhängig und rein zufällig ziehen?

Damit hat der Student eines der zentralen Probleme angesprochen.

D: Jawoll, aber das ist tatsächlich ziemlich schwierig. Hast du eine Idee, warum?

Der Student muss wieder kurz überlegen.

S: Hm... Unabhängigkeit könnte zum Beispiel dann keine vernünftige Annahme sein, wenn ich keine Einzelpersonen, sondern Gruppen befrage, oder?

D: Ja, da hast du völlig recht, man sollte die Leute einzeln befragen. Das scheint aber in unserem Fall auch so gemacht worden zu sein. Dann bleibt aber auch noch das Problem des rein zufälligen Ziehens: Es wurden ja nur Studierende auf dem Campus befragt. Ist es Deiner Erfahrung nach realistisch, dass wir jeden Studierenden etwa gleich häufig auf dem Campus treffen?

Der Student lacht auf.

S: Quatsch! Manche habe ich schon seit Wochen nicht mehr gesehen!

D: Genau. Wenn die Stichprobe aber gar nicht rein zufällig aus der Population gezogen wurde, sondern vielleicht aus einer Teilpopulation derer, die häufig auf dem Campus sind, und der Anteil an Partybesuchern in dieser Teilpopulation anders ist als in der gesamten Population, dann kann es natürlich sein, dass wir mit unserer Schätzung total danebenliegen.

S: Okay, aber das ist ja dann wirklich blöd... Sollte man nicht versuchen, das ins Modell mit aufzunehmen?

D: Das kann man versuchen – wenn man genauere Informationen über die Teilpopulationen hat. Dabei muss man aber immer abwägen, wie viele potentielle Fehler man vielleicht durch zusätzliche Annahmen einbauen könnte, die dann die Vorhersage vielleicht sogar verschlechtern. Oft fährt man mit möglichst einfachen Modellen am besten...

S: Okay, notiert: einfache Modelle!

Gütekriterien für Schätzer

5

Nachdem wir im vorherigen Abschnitt erste Schätzer kennengelernt haben, wollen wir nun der Frage nachgehen, nach welchen Kriterien man einen Schätzer beurteilen und mit anderen Schätzern vergleichen kann.

5.1 Gütekriterien für Schätzer

Im Kontext von Beispiel 4.4 haben wir erste Schätzer diskutiert und bemerkt, dass wir prinzipiell verschiedene Schätzer nutzen können, denn ein Schätzer ist ja lediglich eine Abbildung vom Bildraum des Beobachtungsvektors, d. h. eine Auswertung $S(\mathfrak{X})$ des Zufallsvektors $\mathfrak{X}$. Der Schätzer unterliegt damit zufälliger Variabilität und wird i. Allg. die unbekannte zu schätzende Kenngröße verfehlen. Wir brauchen daher statistische Kriterien, die die Güte von Schätzern im Rahmen des zugrunde liegenden statistischen Modells beurteilen. Dazu zählen Eigenschaften, bei denen ein Schätzer den wahren Parameter zumindest in Erwartung trifft *(Erwartungstreue)* oder ihm mit wachsender Wahrscheinlichkeit näherkommt, wenn mehr und mehr Beobachtungen herangezogen werden *(Konsistenz)*.

Definition 5.1 (Erwartungstreue)
Es sei ein statistisches Modell gegeben durch einen Zufallsvektor $\mathfrak{X} = (X_1, \ldots, X_n)^t$ und eine Verteilungsfamilie $(\nu_\vartheta)_{\vartheta \in \Theta}$. Ein unter allen ν_ϑ integrierbarer Schätzer S heißt erwartungstreu für die abgeleitete Kenngröße $\tau(\vartheta)$, falls für alle $\vartheta \in \Theta$ gilt

$$\mathbb{E}_\vartheta[S(\mathfrak{X})] = \tau(\vartheta).$$

© Springer-Verlag GmbH Deutschland, ein Teil von Springer Nature 2019
M. Messer und G. Schneider, *Statistik*, https://doi.org/10.1007/978-3-662-59339-4_5

Einen erwartungstreuen Schätzer nennen wir auch *unverzerrt* (engl. *unbiased*). Die Erwartungstreue von S bedeutet: Falls v_ϑ die wahre Verteilung von $\mathfrak{X}$ ist, dann trifft der Schätzer $S(\mathfrak{X})$ die wahre zu schätzende Größe in Erwartung.

Beispiel 5.2 (Erwartungstreue Schätzer)

i. *Seien $X_1, \ldots, X_n$ unabhängige und identisch verteilte Zufallsvariable, $X_1 \sim ber(p)$ mit $p \in \Theta := [0, 1]$. Dann ist $\hat{p}(\mathfrak{X}) = \bar{X}_n$ erwartungstreu für p. Denn aufgrund der Linearität des Erwartungswertes folgt für alle $p \in \Theta$, dass $\mathbb{E}_p[\bar{X}_n] = (1/n)\sum_{i=1}^n \mathbb{E}_p[X_i] = (1/n)n\mathbb{E}_p[X_1] = \mathbb{E}_p[X_1] = p$.*

ii. *Analog gilt allgemeiner: Seien $X_1, \ldots, X_n$ unabhängige und identisch verteilte Zufallsvariable mit $X_1 \sim v_\vartheta$, und v_ϑ ist Mitglied der Familie $(v_\vartheta)_{\vartheta \in \Theta}$ aller integrierbarer Verteilungen. Dann ist der Mittelwert $\bar{X}_n$ erwartungstreu für den Erwartungswert $\mathbb{E}_\vartheta[X_1]$. Dies folgt analog zu i).*

iii. *Ersetzt man in ii) die Familie $(v_\vartheta)_{\vartheta \in \Theta}$ durch die Familie aller quadratintegrierbaren Verteilungen, dann ist die korrigierte empirische Stichprobenvarianz s^2 aus (3.3) erwartungstreu für die Varianz $\mathbb{V}ar_\vartheta[X_1]$. Für die Berechnung von $\mathbb{E}_\vartheta[s^2(\mathfrak{X})]$ nutze man zum einen wieder die Linearität des Erwartungswertes, und zum anderen die Unabhängigkeit der Beobachtungen, genauer, dass $\mathbb{E}_\vartheta[X_i X_j] = \mathbb{E}_\vartheta[X_i]\mathbb{E}_\vartheta[X_j]$ gilt, falls $i \neq j$. Hier zeigt sich der Grund der Korrektur in s^2 durch Skalierung der Summe mit $n - 1$, denn die korrigierte Sichtprobenvarianz ist unverzerrt.*

iv. *Aus iii) folgt i. Allg. nicht, dass s erwartungstreu für $(\mathbb{V}ar_\vartheta(X_1))^{1/2}$ ist. Denn für $\mathbb{V}ar_\vartheta(X_1) > 0$ gilt nach der Jensen-Ungleichung (vgl. Lemma 2.8)*

$$\mathbb{E}_\vartheta[s(\mathfrak{X})] = \mathbb{E}_\vartheta\left[\sqrt{s^2(\mathfrak{X})}\right] < \sqrt{\mathbb{E}_\vartheta\left[s^2(\mathfrak{X})\right]} = \sqrt{\mathbb{V}ar_\vartheta(X_1)},$$

d. h., der Erwartungswert des Schätzers s ist kleiner als der zu schätzende Wert. Wir bemerken, dass $\sqrt{x}$ konkav ist, und wenden die Ungleichung auf $-\sqrt{x}$ konvex an.

Beim zweiten Gütekriterium geht es darum, dass sich ein Schätzer einer Kenngröße der Verteilung ‚annähert‘, wenn der Stichprobenumfang n groß wird.

Definition 5.3 (Konsistenz)

Es sei ein statistisches Modell gegeben durch einen Zufallsvektor $\mathfrak{X}_\infty = (X_1, X_2, \ldots)^t$ und eine Verteilungsfamilie $(v_\vartheta)_{\vartheta \in \Theta}$. Für $n = 1, 2 \ldots$ sei im Modell der Restriktion auf die ersten n Komponenten $(\mathfrak{X}_n = (X_1, \ldots, X_n)^t)$ ein Schätzer S_n gegeben. Die Folge $(S_n)_{n=1,2,\ldots}$ heißt konsistent für eine abgeleitete Kenngröße der Verteilung $\tau(\vartheta)$, falls für alle $\vartheta \in \Theta$ gilt, dass

$$\forall \, \varepsilon > 0 : \qquad \mathbb{P}_{\vartheta} \left(|S_n(\mathfrak{X}_n) - \tau(\vartheta)| > \varepsilon \right) \longrightarrow 0 \qquad \textit{für } n \to \infty.$$

Weiter heißt $(S_n)_{n=1,2,\ldots}$ *stark konsistent für* $\tau(\vartheta)$*, falls für alle* $\vartheta \in \Theta$ *gilt, dass*

$$\mathbb{P}_{\vartheta} \left(\lim_{n \to \infty} S_n(\mathfrak{X}_n) = \tau(\vartheta) \right) = 1.$$

Wir sprechen abkürzend von der (starken) Konsistenz des Schätzers $S_n(\mathfrak{X}_n)$. Ein für $\tau(\vartheta)$ konsistenter Schätzer $S_n(\mathfrak{X}_n)$ konvergiert also stochastisch gegen $\tau(\vartheta)$, falls ν_{ϑ} die wahre zugrunde liegende Verteilung ist. Analog bedeutet die starke Konsistenz eines Schätzers, dass er mit Wahrscheinlichkeit 1 gegen die zu schätzende Kenngröße $\tau(\vartheta)$ konvergiert. Starke Konsistenz impliziert Konsistenz, vgl. Lemma 2.14.

Im folgenden Beispiel wird die starke Konsistenz des Mittelwerts und der empirischen Varianz formuliert, welche unmittelbar aus dem Starken Gesetz der großen Zahlen folgen, vgl. Satz 2.10.

Beispiel 5.4 (Konsistente Schätzer)

i. *Seien* $X_1, X_2 \ldots$ *unabhängige und identisch verteilte Zufallsvariable, mit* $X_1 \sim \nu_{\vartheta}$*, und* ν_{ϑ} *ist Mitglied der Familie* $(\nu_{\vartheta})_{\vartheta \in \Theta}$ *aller integrierbaren Verteilungen. Dann ist der Mittelwert* $\bar{X}_n$ *stark konsistent für den Erwartungswert* $\mathbb{E}_{\vartheta}[X_1]$*.*
    Sind die Mitglieder von $(\nu_{\vartheta})_{\vartheta \in \Theta}$ *sogar quadratintegrierbar, dann ist die empirische Varianz* s^2 *aus (3.3) stark konsistent für* $\sigma_{\vartheta}^2 := \mathbb{V}ar_{\vartheta}(X_1)$*. Um dies zu sehen, zerlege man die empirischen Varianz* $s^2(\mathfrak{X})$ *erstens in eine Summe aus Quadraten* X_i^2 *und zweitens in eine Summe aus den Einzeltermen* X_i *und wende dann jeweils das Starke Gesetz der großen Zahlen an. Damit ist auch die empirische Standardabweichung* s *stark konsistent für* σ_{ϑ}*.*

ii. *Seien* $X_1, X_2, \ldots$ *unabhängige und identisch verteilte Zufallsvariable,* $X_1 \sim ber(p)$ *mit* $p \in \Theta := [0, 1]$*. Dann ist die relative Häufigkeit* $\hat{p}$ *stark konsistent für* p *und die empirische Varianz* s^2 *stark konsistent für* $p(1 - p)$*. Dies gilt analog zu i), denn* $\mathbb{E}_p[X_1] = p$ *und* $\mathbb{V}ar_p(X_1) = p(1 - p)$*.*

5.2   Der mittlere quadratische Fehler

Erwartungstreue eines Schätzers $S(\mathfrak{X})$ sagt uns, dass er im *Mittel*, d.h. in Erwartung, den wahren Parameter trifft. Sie sagt aber nichts über die *Variabilität* des Schätzers aus. Schön wäre es, wenn der Schätzer neben der Erwartungstreue auch eine niedrige Varianz aufwiese – wenn also seine Schwankung gering wäre. Unter Umständen mag man sogar

Abb. 5.1 Dichte zweier
Schätzer – erwartungstreu
(blau) vs. verzerrt (rot) – bei
festem Parameter ϑ. Der
erwartungstreue Schätzer weist
eine vergleichsweise große
Varianz auf

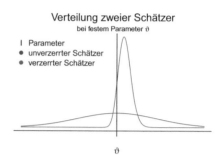

weiter gehen und eine Verzerrung in Kauf nehmen, d. h. die Erwartungstreue systematisch
aufgeben, um die Variabilität des Schätzers zu reduzieren. Denn bei riesiger Varianz ist
Erwartungstreue vergleichsweise wenig wert (vgl. Abb. 5.1). Ein Maß, das simultan sowohl
die Verzerrung als auch die Schwankung eines Schätzers bewertet, ist der *mittlere quadratische Fehler.*

Definition 5.5 (Mittlerer quadratischer Fehler)

*Es sei ein statistisches Modell gegeben durch einen Zufallsvektor $\mathfrak{X} = (X_1, \dots, X_n)^t$
und eine Verteilungsfamilie $(\nu_\vartheta)_{\vartheta \in \Theta}$. Weiter sei S ein unter allen ν_ϑ quadratintegrierbarer Schätzer für die abgeleitete Kenngröße $\tau(\vartheta)$. Für alle $\vartheta \in \Theta$ ist der
mittlere quadratische Fehler (engl. mean squared error, kurz MSE), von S bezüglich
$\tau(\vartheta)$ definiert durch*

$$\mathbb{MSE}_\vartheta(S(\mathfrak{X}), \tau(\vartheta)) := \mathbb{E}_\vartheta\left[(S(\mathfrak{X}) - \tau(\vartheta))^2\right].$$

Interpretation: Der MSE beschreibt die erwartete quadratische Abweichung des Schätzers
$S(\mathfrak{X})$ zum abgeleiteten Parameter $\tau(\vartheta)$ unter der Annahme, dass ν_ϑ die wahre zugrunde
liegende Verteilung ist. Schätzer mit kleinerem MSE zeigen in Erwartung eine kleinere
quadratische Abweichung von dem zu schätzenden Wert und sind daher im Sinne des MSE
zu bevorzugen.

Aus der Definition folgt direkt: Ist ein Schätzer S erwartungstreu für $\tau(\vartheta)$ (d. h.
$\mathbb{E}_\vartheta[S(\mathfrak{X})] = \tau(\vartheta)$ für alle $\vartheta \in \Theta$), so entspricht der MSE gerade der Varianz des Schätzers,
$\mathbb{MSE}_\vartheta(S(\mathfrak{X}), \tau(\vartheta)) = \mathbb{Var}_\vartheta(S(\mathfrak{X}))$, für alle $\vartheta \in \Theta$. Ist der Schätzer nicht erwartungstreu,
so lässt sich der MSE zerlegen in die Varianz des Schätzers plus ein sogenanntes *Verzer-
rungsquadrat* (siehe Lemma 5.7). Wir benötigen

Definition 5.6 (Bias)

Es sei ein statistisches Modell gegeben durch einen Zufallsvektor $\mathfrak{X} = (X_1, \ldots, X_n)^t$ und eine Verteilungsfamilie $(v_\vartheta)_{\vartheta \in \Theta}$. Sei S ein unter allen v_ϑ integrierbarer Schätzer für eine abgeleitete Kenngröße der Verteilung $\tau(\vartheta)$. Für alle $\vartheta \in \Theta$ ist die Verzerrung (engl. bias, schreibe $\mathbb{B}ias$), von S bezüglich $\tau(\vartheta)$ definiert durch

$$\mathbb{B}ias_\vartheta(S(\mathfrak{X}), \tau(\vartheta)) := \mathbb{E}_\vartheta[S(\mathfrak{X})] - \tau(\vartheta).$$

Ist S erwartungstreu für $\tau(\vartheta)$, so ist $\mathbb{B}ias_\vartheta(S(\mathfrak{X}), \tau(\vartheta)) = 0$, für alle $\vartheta \in \Theta$.

Lemma 5.7 (Zerlegung des mittleren quadratischen Fehlers)

Es sei ein statistisches Modell gegeben durch einen Zufallsvektor $\mathfrak{X} = (X_1, \ldots, X_n)^t$ und eine Verteilungsfamilie $(v_\vartheta)_{\vartheta \in \Theta}$. Für den MSE eines Schätzers S bezüglich einer abgeleiteten Kenngröße $\tau(\vartheta)$ gilt für alle $\vartheta \in \Theta$

$$\mathrm{MSE}_\vartheta(S(\mathfrak{X}), \tau(\vartheta)) = \mathbb{V}ar_\vartheta(S(\mathfrak{X})) + \mathbb{B}ias_\vartheta^2(S(\mathfrak{X}), \tau(\vartheta)).$$

Interpretation: Der mittlere quadratische Fehler beurteilt die Varianz und den Bias eines Schätzers simultan. Der Fehler ist klein, wenn der Schätzer wenig schwankt und im Mittel nahe beim wahren abgeleiteten Parameter liegt.

Beweis Wir berechnen für alle $\vartheta \in \Theta$

$$
\begin{aligned}
\mathrm{MSE}_\vartheta(S(\mathfrak{X}), \tau(\vartheta)) &= \mathbb{E}_\vartheta\left[(S(\mathfrak{X}) - \tau(\vartheta))^2\right] \\
&\overset{(*)}{=} \mathbb{E}_\vartheta\left[([S(\mathfrak{X}) - \mathbb{E}_\vartheta[S(\mathfrak{X})]] + [\mathbb{E}_\vartheta[S(\mathfrak{X})] - \tau(\vartheta)])^2\right] \\
&\overset{(**)}{=} \mathbb{E}_\vartheta[(S(\mathfrak{X}) - \mathbb{E}_\vartheta[S(\mathfrak{X})])^2] + 2(\mathbb{E}_\vartheta[S(\mathfrak{X})] \\
&\quad - \tau(\vartheta))\mathbb{E}_\vartheta[(S(\mathfrak{X}) - \mathbb{E}_\vartheta[S(\mathfrak{X})])] + (\mathbb{E}_\vartheta[S(\mathfrak{X})] - \tau(\vartheta))^2 \\
&= \mathbb{V}ar_\vartheta(S(\mathfrak{X})) + \mathbb{B}ias_\vartheta^2(S(\mathfrak{X}), \tau(\vartheta)).
\end{aligned}
$$

In $(*)$ haben wir lediglich ‚die Null addiert', und in Zeile $(**)$ verschwindet der mittlere Summand, da $\mathbb{E}_\vartheta[(S(\mathfrak{X}) - \mathbb{E}_\vartheta[S(\mathfrak{X})])] = 0$.

Beispiel 5.8 (Mittlerer quadratischer Fehler)

Seien $X_1, \ldots, X_n$ unabhängige und identisch verteilte Zufallsvariable mit $X_1 \sim v_\vartheta$, und v_ϑ sei Mitglied der Familie $(v_\vartheta)_{\vartheta \in \Theta}$ aller quadratintegrierbaren Verteilungen. Wir interpretieren den Mittelwert $\bar{X}_n$ als einen Schätzer für den Erwartungswert von X_1. Dann ist der MSE von $\bar{X}_n$ bzgl. $\mu_\vartheta := \mathbb{E}_\vartheta[X_1]$

$$\mathrm{MSE}_\vartheta(\bar{X}_n, \mu_\vartheta) = \mathbb{E}_\vartheta[(\bar{X}_n - \mu_\vartheta)^2] \overset{(*)}{=} \mathrm{Var}_\vartheta(\bar{X}_n) = \frac{1}{n}\mathrm{Var}_\vartheta(X_1),$$

wobei $(*)$ aufgrund der Erwartungstreue von $\bar{X}_n$ bezüglich μ_ϑ gilt.

Beispiel 5.9 (MSE bei der uniformen Verteilung)

Seien $X_1, \ldots, X_n$ unabhängige und identisch verteilte Zufallsvariable und $X_1 \sim U(0, b]$ mit $b \in \Theta = (0, \infty)$. Wir betrachten zwei Schätzer $\hat{b}_1$ und $\hat{b}_2$ für b.

i. *Es sei $\hat{b}_1(\mathfrak{X}) := 2\bar{X}_n$. Dieser Schätzer ist erwartungstreu, denn*

$$\mathbb{E}_b\left[\hat{b}_1(\mathfrak{X})\right] = 2\mathbb{E}_b[X_1] = 2 \cdot \frac{b}{2} = b.$$

Daher erhalten wir für den MSE von $\hat{b}_1$ bzgl. b (vgl. Beispiel 2.6iv)

$$\mathrm{MSE}_b\left(\hat{b}_1(\mathfrak{X}), b\right) = \mathbb{E}_\ell\left[\left(\hat{b}_1(\mathfrak{X}) - b\right)^2\right]$$

$$= \mathrm{Var}_b(2\bar{X}_n) = \frac{4}{n}\mathrm{Var}_b(X_1) = \frac{4}{n}\frac{b^2}{12} = \frac{1}{3n}b^2.$$

ii. *Der zweite Schätzer $\hat{b}_2$ sei gegeben durch*

$$\hat{b}_2(\mathfrak{X}) := \frac{n+1}{n}\max\{X_1, \ldots, X_n\}.$$

Er ist ebenfalls erwartungstreu für b: Die Verteilungsfunktion von $X_{(n)} = \max\{X_1, \ldots, X_n\}$ ist gegeben durch

$$F_b(x) = \mathbb{P}_b(X_{(n)} \leq x) = \prod_{i=1}^{n}\mathbb{P}_b(X_i \leq x) = \left(\frac{x}{b}\right)^n,$$

für $x \in (0, b)$; sowie $F_b(x) = 1$ für $x \geq b$. Auf $(0, b)$ ist F_b differenzierbar, und es gilt $F_b'(x) = (n/b^n)x^{n-1}$. Daher ist die Dichte von $X_{(n)}$ gegeben durch $f_b(x) = (n/b^n)x^{n-1}\mathbb{1}_{(0,b]}(x)$. Daraus folgt

$$\mathbb{E}_b[X_{(n)}] = \frac{n}{b^n}\int_0^b x^n dx = \frac{n}{n+1}b,$$

und damit $\mathbb{E}_b[\hat{b}_2(\mathfrak{X})] = b$. *Intuition: Man betrachte den maximalen Wert der X_i. Das wahre b wird immer etwas größer sein. In Erwartung wird das Intervall von den n Beobachtungen in $(n + 1)$ gleich große Intervalle geteilt, damit liegt der größte von n Werten in Erwartung bei $(n/(n + 1)) \cdot b$.*
Für den MSE berechnen wir zunächst

$$\mathbb{E}_b\left[X_{(n)}^2\right] = \int_0^b x^2 \frac{n}{b^n} x^{n-1} dx = \frac{n}{n+2} b^2.$$

Aufgrund der Erwartungstreue von $\hat{b}_2$ für b ergibt sich schließlich

$$\begin{aligned}
\mathrm{MSE}_b\left(\hat{b}_2(\mathfrak{X}), b\right) = \mathbb{V}ar_b\left(\frac{n+1}{n}X_{(n)}\right) &= \frac{(n+1)^2}{n^2}\mathbb{E}_b[X_{(n)}^2] - \frac{(n+1)^2}{n^2}\mathbb{E}_b[X_{(n)}]^2 \\
&= \frac{(n+1)^2}{n^2}\frac{n}{n+2}b^2 - b^2 \\
&= \frac{1}{n(n+2)}b^2.
\end{aligned}$$

Wir bemerken, dass $\mathrm{MSE}_b(\hat{b}_2(\mathfrak{X}), b) \leq \mathrm{MSE}_b(\hat{b}_1(\mathfrak{X}), b)$ *für alle n, mit Gleichheit nur bei $n = 1$. Weiter gilt sogar, dass* $\mathrm{MSE}_b(\hat{b}_1(\mathfrak{X}), b) = O(1/n)$ *und* $\mathrm{MSE}_b(\hat{b}_2(\mathfrak{X}), b) = O(1/n^2)$, *für $n \to \infty$. Bedeutung: Der* $\mathrm{MSE}_b(\hat{b}_2(\mathfrak{X}), b)$ *fällt bei wachsendem Stichprobenumfang schneller als der* $\mathrm{MSE}_b(\hat{b}_1(\mathfrak{X}), b)$. *Im Sinne des MSE ist der Schätzer $\hat{b}_2$ dem Schätzer $\hat{b}_1$ – insbesondere für ,große' n – vorzuziehen.*

Das nächste Lemma besagt, dass ein Schätzer S sogar konsistent für $\tau(\vartheta)$ ist, wenn sein MSE bezüglich $\tau(\vartheta)$ bei wachsender Stichprobengröße verschwindet.

Lemma 5.10 (Verschwinden des MSE impliziert Konsistenz)
Es sei ein statistisches Modell gegeben durch einen Zufallsvektor $\mathfrak{X}_\infty = (X_1, X_2, \ldots)^t$ und eine Verteilungsfamilie $(v_\vartheta)_{\vartheta \in \Theta}$. Für $n = 1, 2 \ldots$ sei im Modell der Restriktion auf die ersten n Komponenten $(\mathfrak{X}_n = (X_1, \ldots, X_n)^t)$ ein Schätzer S_n gegeben. Es bezeichne $\tau(\vartheta)$ eine abgeleitete Kenngröße der Verteilung. Gilt für alle $\vartheta \in \Theta$, dass

$$\mathrm{MSE}_\vartheta(S_n(\mathfrak{X}_n), \tau(\vartheta)) \longrightarrow 0$$

für $n \to \infty$, so ist die Folge $(S_n)_{n=1,2,\ldots}$ konsistent für $\tau(\vartheta)$.

Beweis Die Aussage folgt aus Lemma 2.14, da $\mathscr{L}^2$-Konvergenz die stochastische Konvergenz impliziert.

5.3   Suffizienz und Verkleinerung des MSE

Ziel dieses Kapitels ist es, in einer Situation, in der ein Schätzer bereits vorliegt, diesen gewissermaßen zu verbessern, genauer würden wir gerne den MSE verkleinern. Eine Möglichkeit läuft über die Betrachtung sogenannter suffizienter Statistiken. Dazu benötigen wir den Begriff der *Suffizienz,* eingeführt von Fisher (1922), und die bedingte Verteilung sowie den bedingten Erwartungswert.

Wir beschränken uns in diesem Abschnitt auf diskrete Modelle, d. h., dass der Bildraum des Zufallsvektors diskret ist. Eine Kandidatenverteilung v_ϑ kann dann durch ihre Gewichte g_ϑ beschrieben werden. Die Resultate lassen sich aber verallgemeinern.

5.3.1   Suffizienz

Wir motivieren zunächst den Begriff der Suffizienz an einem Beispiel. Es sei das Bernoulli-Modell aus Beispiel 4.1 gegeben durch $X_1, \ldots, X_n$ unabhängige und identisch verteilte Zufallsvariable mit $X_1 \sim ber(p)$ und $p \in \Theta := [0, 1]$. Dann enthalten die Beobachtungen $\mathbf{x} = (x_1, \ldots, x_n)^t \in \{0, 1\}^n$ als Realisierung von $\mathfrak{X}$ gewisse Information über den unbekannten Parameter. Wir können etwa aus $\mathbf{x} = (0, 1, 0, \ldots)^t$ schließen, dass $p \notin \{0, 1\}$. Andererseits ist eine Statistik T eine Funktion der Beobachtungen $\mathbf{x}$ und damit i. Allg. eine Reduktion der Information von $\mathbf{x}$ über p. Betrachte man etwa die Statistik $T(\mathbf{x}) := x_1$, so könnten wir anhand der Auswertung $T(\mathbf{x}) = 0$ nur schließen, dass $p \neq 1$. Wir haben also weniger Information über p als anhand der Beobachtungen $\mathbf{x}$ selbst, denn wir werfen schließlich alle Beobachtungen $x_2, \ldots, x_n$ einfach weg. Interessant sind für uns nun jene Statistiken S, für welche die Auswertung $S(\mathbf{x})$ in gewisser Hinsicht nicht weniger Information über den zu schätzenden Parameter enthält als die gesamten Beobachtungen $\mathbf{x}$.

Dies führt zum Begriff der Suffizienz, und dafür benötigen wir die Definition der bedingten Verteilung. Zur Erinnerung: Für eine diskrete, integrierbare Zufallsvariable X und ein Ereignis A mit $\mathbb{P}(A) > 0$ ist die *bedingte Verteilung v_A von X gegeben A* definiert durch

$$v_A(\cdot) := \mathbb{P}(X \in \cdot \mid A) := \frac{\mathbb{P}(\{X \in \cdot\} \cap A)}{\mathbb{P}(A)},$$

welche eine Verteilung auf dem Bildraum Γ von X beschreibt.

Definition 5.11   (Suffiziente Statistik)

Es sei ein diskretes Modell gegeben durch einen Zufallsvektor $\mathfrak{X} = (X_1, \ldots, X_n)^t$ mit Bildraum $\mathcal{X}$ und eine Familie von Gewichten $(g_\vartheta)_{\vartheta \in \Theta}$.
Eine Statistik S heißt suffizient für ϑ, falls für alle $\vartheta \in \Theta$ die bedingte Verteilung von $\mathfrak{X}$ gegeben $\{S(\mathfrak{X}) = S(\mathbf{x})\}$ wohldefiniert ist und nicht von ϑ abhängt, für alle $\mathbf{x} \in \mathcal{X}$.

Interpretation: Sämtliche Information von $\mathfrak{X}$ über ϑ steckt auch in $S(\mathfrak{X})$. Insbesondere sehen wir sofort, dass die Beobachtungen $\mathfrak{X}$ selbst suffizient für ϑ sind. Denn offenbar gilt $\mathbb{P}_{\vartheta}(\mathfrak{X} = \mathbf{x} | \mathfrak{X} = \mathbf{y}) = \mathbb{1}_{\{\mathbf{x}\}}(\mathbf{y})$.

Wir bemerken, dass die Wohldefiniertheit in der Definition bedeutet, dass sämtliche bedingten Verteilungen überhaupt erst existieren müssen, damit der Begriff der Suffizienz gegeben ist.

Beispiel 5.12 (Suffiziente Statistik im Bernoulli-Modell)
Wir betrachten das Bernoulli-Modell aus Beispiel 4.1, schränken aber den Parameterraum Θ aus Gründen der Wohldefiniertheit auf das offene Intervall $(0, 1)$ ein, siehe auch den Kommentar am Ende dieses Beispiels. Dann ist $S(\mathbf{x}) := \sum_{i=1}^{n} x_i$ suffizient für p, denn für $\mathbf{y} = (y_1, \dots, y_n)^t \in \{0, 1\}^n$ ist das Gewicht

$$
\begin{aligned}
\mathbb{P}_p(\mathfrak{X} = \mathbf{y} | S(\mathfrak{X}) = S(\mathbf{x})) &= \frac{\mathbb{P}_p(\{\mathfrak{X} = \mathbf{y}\} \cap \{S(\mathfrak{X}) = S(\mathbf{x})\})}{\mathbb{P}_p(S(\mathfrak{X}) = S(\mathbf{x}))} \\
&\overset{(*)}{=} \frac{\mathbb{P}_p((X_1, \dots, X_n)^t = (y_1, \dots, y_n)^t)}{\mathbb{P}_p(S(\mathfrak{X}) = S(\mathbf{x}))} \cdot \mathbb{1}_{\{S(\mathbf{y})\}}(S(\mathbf{x})) \\
&= \frac{p^{S(\mathbf{x})}(1-p)^{n-S(\mathbf{x})}}{\binom{n}{S(\mathbf{x})} p^{S(\mathbf{x})}(1-p)^{n-S(\mathbf{x})}} \cdot \mathbb{1}_{\{S(\mathbf{y})\}}(S(\mathbf{x})) \\
&= \binom{n}{S(\mathbf{x})}^{-1} \cdot \mathbb{1}_{\{S(\mathbf{y})\}}(S(\mathbf{x})),
\end{aligned}
$$

nicht mehr abhängig von p. Intuitiv mag das klar sein: Allein die Anzahl der Erfolge $S(\mathbf{x})$ bei n Münzwürfen enthält Information über die Erfolgswahrscheinlichkeit p. Die Zeitpunkte, an denen die Erfolge auftreten, spielen keine Rolle. Insbesondere haben wir in $(*)$ ausgenutzt, dass $\{\mathfrak{X} = \mathbf{y}\} \subseteq \{S(\mathfrak{X}) = S(\mathbf{x})\}$, wenn $S(\mathbf{x}) = S(\mathbf{y})$, sowie $\{\mathfrak{X} = \mathbf{y}\} \cap \{S(\mathfrak{X}) = S(\mathbf{x})\} = \emptyset$, falls $S(\mathbf{x}) \neq S(\mathbf{y})$. Analog zeigt man, dass auch der Mittelwert $\bar{x}_n$ suffizient für p ist.

Die Ränder $p \in \{0, 1\}$ wurden ausgeschlossen, damit alle betrachteten bedingten Verteilungen wohldefiniert sind. Beispielsweise hätte für $p = 1$ die Beobachtung $\mathbf{x} = (0, \dots, 0)^t$ Gewicht null, sodass auch $\mathbb{P}_1(S(\mathfrak{X}) = 0) = 0$. Davon abgesehen gilt bei Hinzunahme der Werte $p \in \{0, 1\}$ analog, dass $\mathbb{P}_p(\mathfrak{X} = \mathbf{y} | S(\mathfrak{X}) = S(\mathbf{x}))$ unter allen p, unter denen es wohldefiniert ist, nicht von p abhängt.

In Beispiel 5.12 sind suffiziente Statistiken ‚vom Himmel gefallen‘, und wir haben dann ihre Suffizienz für einen bestimmen Parameter nachgewiesen. Suffiziente Statistiken lassen sich anhand des Satzes von Neyman und Fisher erschließen.

Satz 5.13 (Satz von Neyman und Fisher)
Es sei ein diskretes Modell gegeben durch einen Zufallsvektor $\mathfrak{X} = (X_1, \ldots, X_n)^t$ mit Bildraum $\mathcal{X}$ und einer Familie von Gewichten $(g_\vartheta)_{\vartheta \in \Theta}$. Dann sind folgende Aussagen äquivalent

1. *S ist eine suffiziente Statistik für ϑ.*
2. *Unter allen $\vartheta \in \Theta$ faktorisieren die Gewichte*

$$g_\vartheta(\mathbf{x}) = r(S(\mathbf{x}), \vartheta) \cdot h(\mathbf{x})$$

für alle $\mathbf{x} \in \mathcal{X}$, wobei der erste Faktor r eine Funktion der suffizienten Statistik $S(\mathbf{x})$ und von ϑ ist, und der zweite Faktor h nicht von ϑ abhängt.

Beweis Seien $\mathbf{x}$ und $\mathbf{y}$ aus $\mathcal{X}$.
1. $\Rightarrow$ 2.:

$$g_\vartheta(\mathbf{y}) = \mathbb{P}_\vartheta(\{\mathfrak{X} = \mathbf{y}\} \cap \overbrace{\{S(\mathfrak{X}) = S(\mathbf{y})\}}^{\supset \{\mathfrak{X} = \mathbf{y}\}}) = \underbrace{\mathbb{P}_\vartheta(S(\mathfrak{X}) = S(\mathbf{y}))}_{=: r_\vartheta(S(\mathbf{y}))} \cdot \underbrace{P_\vartheta(\mathfrak{X} = \mathbf{y} | S(\mathfrak{X}) = S(\mathbf{y}))}_{=: h(\mathbf{y})},$$

wobei h aufgrund der Suffizienz von S nicht von ϑ abhängt.
2. $\Rightarrow$ 1.: Es ist zu zeigen, dass

$$\mathbb{P}_\vartheta(\mathfrak{X} = \mathbf{y} \mid S(\mathfrak{X}) = S(\mathbf{x})) = \frac{\mathbb{P}_\vartheta(\mathfrak{X} = \mathbf{y})}{\mathbb{P}_\vartheta(S(\mathfrak{X}) = S(\mathbf{x}))} \mathbb{1}_{\{S(\mathbf{y})\}}(S(\mathbf{x})) \tag{5.1}$$

nicht von ϑ abhängt. Für den Zähler folgt nach Voraussetzung

$$\mathbb{P}_\vartheta(\mathfrak{X} = \mathbf{y}) = g_\vartheta(\mathbf{y}) = r_\vartheta(S(\mathbf{y})) \cdot h(\mathbf{y}).$$

Für den Nenner finden wir durch Übergang zum Urbildraum $\mathcal{X}$

$$\mathbb{P}_\vartheta(S(\mathfrak{X}) = S(\mathbf{x})) = \sum_{\{\mathbf{z} \in \mathcal{X} | S(\mathbf{x}) = S(\mathbf{z})\}} \overbrace{\mathbb{P}_\vartheta(\mathfrak{X} = \mathbf{z})}^{r_\vartheta(S(\mathbf{z})) \cdot h(\mathbf{z})} \overset{(*)}{=} r_\vartheta(S(\mathbf{x})) \sum_{\{\mathbf{z} \in \mathcal{X} | S(\mathbf{x}) = S(\mathbf{z})\}} h(\mathbf{z}),$$

wobei wir in $(*)$ ausgenutzt haben, dass wir uns auf die Menge $\{\mathbf{z} \in \mathcal{X} | S(\mathbf{x}) = S(\mathbf{z})\}$ einschränken, sodass der Faktor $r_\vartheta(S(\mathbf{z})) = r_\vartheta(S(\mathbf{x}))$ aus der Summe gezogen werden darf. Da nun aber in (5.1) noch der Indikator $\mathbb{1}_{\{S(\mathbf{y})\}}(S(\mathbf{x}))$ auftaucht, fällt dort auch r_ϑ weg, genauer

$$\mathbb{P}_{\vartheta}(\mathfrak{X} = \mathbf{y} \mid S(\mathfrak{X}) = S(\mathbf{x})) = \frac{h(\mathbf{y})}{\sum_{\{\mathbf{z} \in \mathcal{X} \mid S(\mathbf{y}) = S(\mathbf{z})\}} h(\mathbf{z})} \mathbb{1}_{\{S(\mathbf{y})\}}(S(\mathbf{x})),$$

was nicht von ϑ abhängt.

Beispiel 5.14 (Anwendung des Lemmas von Neyman und Fisher)

Es sei das vorherige Bernoullimodell aus Beispiel 5.12 gegeben. Wir wissen schon, dass $S(\mathbf{x}) = \sum_{i=1}^{n} x_i$ eine suffiziente Statistik für p ist. Dies folgt auch leicht aus dem Lemma von Neyman und Fisher: Sei $\mathbf{x} = (x_1, \ldots, x_n)^t \in \{0, 1\}^n$, dann ist

$$g_{\vartheta}(\mathbf{x}) = \prod_{i=1}^{n} p^{x_i} (1-p)^{1-x_i} = p^{S(\mathbf{x})}(1-p)^{n-S(\mathbf{x})} =: r_p(S(\mathbf{x}))$$

und $h(\mathbf{x}) := 1$. Wir sehen auch direkt, dass der Mittelwert $\bar{x}_n$ suffizient für p ist, wenn wir im Exponenten mit n erweitern.

Suffiziente Statistiken können zur Konstruktion von Schätzern mit kleinerem MSE dienen, wie wir in Abschn. 5.3.2 sehen.

5.3.2 Der bedingte Erwartungswert und der Satz von Rao-Blackwell

Wir erinnern zunächst an den Begriff des bedingten Erwartungswerts. Sei X diskrete, integrierbare Zufallsvariable mit Bildraum Γ und A ein Ereignis mit $\mathbb{P}(A) > 0$. Der *bedingte Erwartungswert von X gegeben A* ist definiert als

$$\mathbb{E}[X|A] := \frac{\mathbb{E}[\mathbb{1}_A X]}{\mathbb{P}(A)} = \frac{\sum_{x \in \Gamma} x \mathbb{P}(\{X = x\} \cap A)}{\mathbb{P}(A)} = \sum_{x \in \Gamma} x \mathbb{P}(X = x|A).$$

Dies ist eine deterministische Größe. Interpretation: $\mathbb{E}[X|A]$ beschreibt unsere Erwartung von X, wenn wir wissen, dass A eingetreten ist. Analog schreibt sich für eine diskrete Zufallsvariable Z mit positiven Gewichten und eine Funktion $h : \Gamma \to \mathbb{R}$ mit $h(X)$ integrierbar

$$\mathbb{E}[h(X)|Z = z] = \frac{\mathbb{E}[\mathbb{1}_{\{z\}}(Z)h(X)]}{\mathbb{P}(Z = z)} = \sum_{x \in \Gamma} h(x)\mathbb{P}(X = x|Z = z). \tag{5.2}$$

Andererseits ist der *bedingte Erwartungswert von $h(X)$ gegeben Z* eine Zufallsvariable. Es bezeichne Δ den Bildraum der Zufallsvariablen Z. Dann definieren wir

$$\mathbb{E}[h(X)|Z] := \sum_{z \in \Delta} \mathbb{1}_{\{z\}}(Z)\mathbb{E}[h(X)|Z = z].$$

Häufig denken wir an $h = id$, d. h. an den bedingten Erwartungswert von X gegeben Z.

Beispiel 5.15 (Bedingter Erwartungswert)
*Seien $Z \sim unif\{1, \ldots, 10\}$ und $X \sim b(Z, 1/2)$. Es beschreibt also X die Anzahl der Erfolge
bei einer Münzwurffolge mit zufälliger Länge Z. Dann berechnet sich $\mathbb{E}[X|Z = z] = z/2$,
und für den bedingten Erwartungswert von X gegeben Z folgt $\mathbb{E}[X|Z] = Z/2$.*

Wir führen drei einfache Eigenschaften des bedingten Erwartungswertes an, die wir später
nutzen werden.

Lemma 5.16 (Eigenschaften des bedingten Erwartungswertes)
*Seien $a, b \in \mathbb{R}$ und X, Y, Z diskrete Zufallsvariable, mit X, Y integrierbar und Z
habe positive Gewichte. Dann gilt:*

1. *Linearität: $\mathbb{E}[aX + bY|Z] = a\mathbb{E}[X|Z] + b\mathbb{E}[Y|Z]$.*
2. *Totaler Erwartungswert: $\mathbb{E}[\mathbb{E}[X|Z]] = \mathbb{E}[X]$.*
3. *Verschiebungssatz der bedingten Varianz: Ist $\mathbb{E}[|X|^2] < \infty$, so gilt*

$$\text{Var}(X|Z) := \mathbb{E}[(X - \mathbb{E}[X|Z])^2|Z] = \mathbb{E}[X^2|Z] - (\mathbb{E}[X|Z])^2 \geq 0.$$

Beweis Die Aussagen können durch Rückführung auf die Definition gefolgert werden.
Bezeichnet Δ den Bildraum von Z, so folgt beispielsweise 2. via

$$\mathbb{E}[\mathbb{E}[X|Z]] = \mathbb{E}\left[\sum_{z\in\Delta} \mathbb{1}_{\{Z=z\}}\mathbb{E}[X|Z = z]\right] \overset{(*)}{=} \sum_{z\in\Delta} \mathbb{P}(Z = z)\mathbb{E}[X|Z = z]$$
$$\overset{(5.2)}{=} \sum_{z\in\Delta} \mathbb{E}[\mathbb{1}_{\{z\}}(Z)X] \overset{(**)}{=} \mathbb{E}[X].$$

In $(*)$ haben wir die Summe sowie auch $\mathbb{E}[X|Z = z]$ (konstant) vor den Erwartungswert
gezogen, und in $(**)$ wurde die Summe in den Erwartungswert gezogen.

Hilfslemma 5.17 (Bedingter Erwartungswert gegeben eine suffiziente Statistik)
*Es sei ein diskretes Modell gegeben durch einen Zufallsvektor $\mathfrak{X} = (X_1, \ldots, X_n)^t$ mit
Bildraum $\mathcal{X}$ und Gewichten $(g_\vartheta)_{\vartheta \in \Theta}$. Sei weiter S eine suffiziente Statistik für ϑ und T
eine unter allen Gewichten g_ϑ integrierbare Statistik. Dann hängt $\mathbb{E}_\vartheta[T(\mathfrak{X}) \mid S(\mathfrak{X}) =
s(\mathbf{x})]$ für sämtliche $\mathbf{x} \in \mathcal{X}$ und damit auch $\mathbb{E}_\vartheta[T(\mathfrak{X})|S(\mathfrak{X})]$ nicht von ϑ ab.*

Beweis Nach Definition des bedingten Erwartungswertes ist

$$\mathbb{E}_\vartheta[T(\mathfrak{X})|S(\mathfrak{X}) = s(\mathbf{x})] = \sum_{\mathbf{y} \in \mathcal{X}} T(\mathbf{y})\mathbb{P}_\vartheta(\mathfrak{X} = \mathbf{y} \mid S(\mathfrak{X}) = S(\mathbf{x})),$$

was aufgrund der Suffizienz von S nicht von ϑ abhängt. Dies pflanzt sich offenbar auch auf $\mathbb{E}_\vartheta[T(\mathfrak{X})|S(\mathfrak{X})] = \sum_{\mathbf{x} \in \mathcal{X}} \mathbb{1}_{\{S(\mathbf{x})\}}(S(\mathfrak{X}))\mathbb{E}_\vartheta[T(\mathfrak{X})|S(\mathfrak{X}) = S(\mathbf{x})]$ fort.

Die Bedeutung der Unabhängigkeit von dem Parameter ϑ liegt darin, dass die Abbildung $T^* : \mathcal{X} \to \mathbb{R}$ vermöge

$$T^*(\mathbf{x}) := \mathbb{E}_\vartheta[T(\mathfrak{X}) \mid S(\mathfrak{X}) = S(\mathbf{x})]$$

eine Statistik beschreibt, d. h. eine Abbildung, welche nur von den Beobachtungen und nicht vom unbekannten Parameter ϑ abhängt. In diesem Fall unterdrücken wir den Parameter ϑ und schreiben etwa $T^*(\mathbf{x}) = \mathbb{E}[T(\mathfrak{X}) \mid S(\mathfrak{X}) = S(\mathbf{x})]$.

Mithilfe des Begriffs der suffizienten Statistik formulieren wir nun den

---

Satz 5.18 (Satz von Rao und Blackwell)
Es sei ein diskretes Modell gegeben durch einen Zufallsvektor $\mathfrak{X} = (X_1, \dots, X_n)^t$ und eine Familie von Gewichten $(g_\vartheta)_{\vartheta \in \Theta}$.
Sei zudem $\hat{\vartheta}$ ein unter allen Gewichten g_ϑ quadratintegrierbarer Schätzer für einen abgeleiteten Parameter $\tau(\vartheta)$, und es sei S eine suffiziente Statistik für ϑ. Dann heißt ein Schätzer $\hat{\vartheta}^*$ gegeben durch

$$\hat{\vartheta}^*(\mathbf{x}) := \mathbb{E}\left[\hat{\vartheta}(\mathfrak{X}) \mid S(\mathfrak{X}) = S(\mathbf{x})\right]$$

die Rao-Blackwellisierung von $\hat{\vartheta}$ gegeben S, und es gilt für alle $\vartheta \in \Theta$, dass

1. $\mathbb{E}_\vartheta[\hat{\vartheta}^*(\mathfrak{X})] = \mathbb{E}_\vartheta[\hat{\vartheta}(\mathfrak{X})]$,
2. $\mathrm{MSE}_\vartheta(\hat{\vartheta}^*(\mathfrak{X}), \tau(\vartheta)) \leq \mathrm{MSE}_\vartheta(\hat{\vartheta}(\mathfrak{X}), \tau(\vartheta))$.

Beweis Die Aussagen folgen direkt aus den Eigenschaften des bedingten Erwartungswertes. Der totale Erwartungswert liefert

$$\mathbb{E}_\vartheta\left[\hat{\vartheta}^*(\mathfrak{X})\right] = \mathbb{E}_\vartheta\left[\mathbb{E}_\vartheta[\hat{\vartheta}(\mathfrak{X})|S(\mathfrak{X})]\right] = \mathbb{E}_\vartheta\left[\hat{\vartheta}(\mathfrak{X})\right],$$

und die zweite Aussage folgt via

$$\mathbb{E}_\vartheta\left[(\hat{\vartheta}^*(\mathfrak{X}) - \tau(\vartheta))^2\right] = \mathbb{E}_\vartheta\left[(\mathbb{E}_\vartheta[\hat{\vartheta}(\mathfrak{X}) - \tau(\vartheta)|S(\mathfrak{X})])^2\right]$$
$$\leq \mathbb{E}_\vartheta\left[\mathbb{E}_\vartheta[(\hat{\vartheta}(\mathfrak{X}) - \tau(\vartheta))^2|S(\mathfrak{X})]\right]$$
$$= \mathbb{E}_\vartheta\left[(\hat{\vartheta}(\mathfrak{X}) - \tau(\vartheta))^2\right],$$

wobei in der Ungleichung der Verschiebungssatz der bedingten Varianz angewendet wurde. In der letzten Gleichung wurde dann nochmal die Turmeigenschaft genutzt.

Die Bedeutung der Rao-Blackwellisierung liegt darin, dass sie den gleichen $\mathbb{B}ias$ wie der Ausgangsschätzer $\hat{\vartheta}$ besitzt und zusätzlich einen MSE, der höchstens so groß ist wie der von $\hat{\vartheta}$. Eine Aussage über Optimalität, d.h. Minimierung des MSE, macht der Satz von Rao-Blackwell aber leider nicht. Der interessierte Leser möge dafür etwa den Satz von Lehmann-Scheffé studieren, siehe zum Beispiel Lehmann und Casella (2006). Zum Satz von Rao und Blackwell seien hier auch Blackwell (1947) und Rao (1992) erwähnt.

Beispiel 5.19 (Rao-Blackwellisierung)

Im Bernoullimodell betrachten wir den Schätzer $\hat{\vartheta}(\mathbf{x}) := x_1 \cdot x_2$ für $\tau(p) = p^2$. Nach Beispiel 5.12 ist $S(\mathbf{x}) = \sum_{i=1}^n x_i$ eine suffiziente Statistik für p. Die Rao-Blackwellisierung von $\hat{\vartheta}(\mathbf{x})$ bezüglich S ergibt sich als

$$\hat{\vartheta}^*(\mathbf{x}) = \mathbb{E}_p[X_1 X_2 \mid S(\mathfrak{X}) = S(\mathbf{x})] = \mathbb{P}_p(\{X_1 = 1\} \cap \{X_2 = 1\} \mid S(\mathfrak{X}) = S(\mathbf{x}))$$
$$= \frac{S(\mathbf{x})(S(\mathbf{x}) - 1)}{n(n-1)} \mathbb{1}_{\{2,3,\dots,n\}}(S(\mathbf{x})).$$

Bedeutung der letzten Gleichung: Von $S(\mathbf{x})$ Erfolgen ist bei n Münzwürfen der erste Münzwurf ein Erfolg mit Wahrscheinlichkeit $S(\mathbf{x})/n$ und der zweite ein Erfolg mit Wahrscheinlichkeit $(S(\mathbf{x}) - 1)/(n-1)$. Genauer berechnen wir für $s := S(\mathbf{x}) \in \{2, 3 \dots, n\}$

$$\mathbb{P}_p(\{X_1 = 1\} \cap \{X_2 = 1\} \mid S(\mathfrak{X}) = s)$$
$$= \frac{\mathbb{P}_p(S(\mathfrak{X}) = s \mid \{X_1 = 1\} \cap \{X_2 = 1\})}{\mathbb{P}_p(S(\mathfrak{X}) = s)} \cdot \mathbb{P}_p(X_1 = 1)\mathbb{P}_p(X_2 = 1)$$
$$\stackrel{(*)}{=} \frac{\binom{n-2}{s-2}p^{s-2}(1-p)^{n-s}}{\binom{n}{s}p^s(1-p)^{n-s}} \cdot p^2$$
$$= \frac{\binom{n-2}{s-2}}{\binom{n}{s}} = \frac{(n-2)!}{(s-2)!(n-s)!} \cdot \frac{s!(n-s)!}{n!} = \frac{s(s-1)}{n(n-1)},$$

wobei wir in $(*)$ noch $s - 2$ der übrigen Erfolge auf $n - 2$ Plätze verteilen.

Intervallschätzer und Konfidenzbänder

6

Im Rahmen der Konzepte rund um das Schätzen haben wir bislang sogenannte *Punktschätzer* betrachtet, d. h., ein Schätzer S ,trifft *ein* Element' aus seinem Bildraum, vgl. Kap. 4. Alternativ dazu befassen wir uns in diesem Kapitel mit sogenannten *Intervallschätzern*. Die Grundidee ist, dass wir ganze Intervalle schätzen, die den wahren unbekannten Parameter mit großer Wahrscheinlichkeit überdecken. Dies wird uns erste Einblicke in die Ideen der Hypothesentests liefern, auch wenn wir die klassischen Begrifflichkeiten des Testens noch nicht einführen.

6.1 Definition und einfache Eigenschaften

Es sei $\mathbf{x} = (x_1, \ldots, x_n)^t \in \mathbb{R}^n$ ein Beobachtungsvektor. Wir betrachten ein Modell bestehend aus einem Zufallsvektor $\mathfrak{X} = (X_1, \ldots, X_n)^t$ und einer Verteilungsfamilie $(\nu_\vartheta)_{\vartheta \in \Theta}$, und interessieren uns für eine reellwertige abgeleitete Kenngröße der Verteilung. Beispielsweise könnte man sich im Falle des Modells gegeben durch unabhängige und identisch verteilte Zufallsvariable $X_1, \ldots, X_n$ mit $X_1 \sim \nu_\vartheta$, wobei ν_ϑ Mitglied der Familie $(\nu_\vartheta)_{\vartheta \in \Theta}$ aller integrierbaren Verteilungen sei, für den Erwartungswert $\mu_\vartheta := \mathbb{E}_\vartheta[X_1]$ interessieren.

Die in diesem Abschnitt betrachteten Statistiken sind sogenannte *Konfidenzintervalle*, bezeichnet durch I, bestehend aus einer unteren Intervallgrenze $T^{(u)}(\mathbf{x})$ und einer oberen Intervallgrenze $T^{(o)}(\mathbf{x})$, genauer

$$I(\mathbf{x}) := [T^{(u)}(\mathbf{x}), T^{(o)}(\mathbf{x})] \subseteq \mathbb{R},$$

mit $T^{(u)}(\mathbf{x}) \leq T^{(o)}(\mathbf{x})$, welche wir als reellwertige Statistiken verstehen, siehe auch Abb. 6.1. Wie immer unterscheiden wir zwischen dem beobachteten, festen Intervall $I(\mathbf{x})$ und dem zufälligen Intervall $I(\mathfrak{X})$.

© Springer-Verlag GmbH Deutschland, ein Teil von Springer Nature 2019
M. Messer und G. Schneider, *Statistik*, https://doi.org/10.1007/978-3-662-59339-4_6

Abb. 6.1 Konfidenzintervall
als Statistik $I(x)$

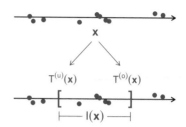

Definition 6.1 (Konfidenzintervall)

Es sei ein statistisches Modell gegeben durch einen Zufallsvektor $\mathfrak{X} = (X_1, \ldots, X_n)^t$ und eine Verteilungsfamilie $(\nu_\vartheta)_{\vartheta \in \Theta}$. Zudem sei $\tau(\vartheta)$ ein reellwertiger abgeleiteter Parameter und $\alpha \in (0, 1)$. Seien weiter $T^{(u)}(\mathbf{x})$ und $T^{(o)}(\mathbf{x})$ zwei reellwertige Statistiken mit $T^{(u)} \leq T^{(o)}$. Dann heißt ein Intervall I gegeben durch

$$I(\mathbf{x}) := \left[T^{(u)}(\mathbf{x}), T^{(o)}(\mathbf{x}) \right]$$

ein $(1 - \alpha)$-Konfidenzintervall für $\tau(\vartheta)$, falls für alle $\vartheta \in \Theta$ gilt

$$\mathbb{P}_\vartheta \left(I(\mathfrak{X}) \ni \tau(\vartheta) \right) \geq 1 - \alpha. \tag{6.1}$$

Ein $(1 - \alpha)$-Konfidenzintervall nennen wir auch ein Konfidenzintervall *zum Niveau* $1 - \alpha$.

Bedeutung des Konfidenzintervalls: Wenn ν_ϑ die wahre zugrunde liegende Verteilung ist, dann überdeckt das zufällige Intervall $I(\mathfrak{X})$ die abgeleitete Kenngröße $\tau(\vartheta)$ mit großer Wahrscheinlichkeit, genauer mit Wahrscheinlichkeit mindestens $1 - \alpha$. Die Idee ist, dass α ‚klein' gewählt wird, denn wir wollen den wahren Parameter mit großer Wahrscheinlichkeit überdecken. In der Praxis wählt man α oft als 5 %, 1 % oder 0.1 %. Zu gegebenem α möchten wir außerdem das Intervall möglichst klein konstruieren, da ein großes Intervall weniger Informationen zur Schätzung von $\tau(\vartheta)$ liefert.

Wichtig ist hier: Der Zufall steckt nach Konstruktion im Intervall $I(\mathfrak{X})$. Der abgeleitete Parameter $\tau(\vartheta)$ ist wie auch der Parameter ϑ selbst eine feste Größe, d. h. nicht als zufällig modelliert. Daher sagen wir auch, dass das zufällige Intervall $I(\mathfrak{X})$ den Parameter $\tau(\vartheta)$ überdeckt, kurz $\{I(\mathfrak{X}) \ni \tau(\vartheta)\}$, und vermeiden die missverständliche Formulierung, dass der Parameter $\tau(\vartheta)$ in das Intervall $I(\mathfrak{X})$ fällt ($\{\tau(\vartheta) \in I(\mathfrak{X})\}$). Mathematisch sind diese beiden Ereignisse $\{I(\mathfrak{X}) \ni \tau(\vartheta)\}$ und $\{\tau(\vartheta) \in I(\mathfrak{X})\}$ gleich, aber letztere Schreibweise könnte fälschlicherweise vermuten lassen, dass der Zufall in $\tau(\vartheta)$ steckt.

Wir können auch von *asymptotischen* Konfidenzintervallen sprechen. Es sei dazu ein Modell mit Vektor $\mathfrak{X}_\infty = (X_1, X_2, \ldots)^t$ und Verteilungsfamilie $(\nu_\vartheta)_{\vartheta \in \Theta}$ gegeben. Wir betrachten dann für $n = 1, 2, \ldots$ das Modell, welches durch die Restriktion auf die ersten n Komponenten ($\mathfrak{X}_n = (X_1, \ldots, X_n)^t$) hervorgeht, sowie jeweils Statistiken $T_n^{(u)}$ und $T_n^{(o)}$, sodass wir eine Folge von Konfidenzintervallen $(I_n)_{n=1,2,\ldots}$ erhalten. Wir fordern dann, dass die Überdeckungswahrscheinlichkeit (6.1) asymptotisch für $n \to \infty$ gilt, d. h.

$$\lim_{n\to\infty} \mathbb{P}_\vartheta \left(I_n(\mathfrak{X}_n) \ni \tau(\vartheta) \right) \geq 1 - \alpha.$$

Wir sprechen dann auch kurz von dem asymptotischen Konfidenzintervall I_n.

6.2 Interpretation und Formulierung

Für ein Konfidenzintervall konstruiert man also Intervallgrenzen so, dass die Forderung an die Überdeckungswahrscheinlichkeit (6.1) eingehalten wird. Wir betrachten zunächst ein prominentes Beispiel eines Konfidenzintervalls für den Erwartungswert normalverteilter Beobachtungen. Im Anschluss diskutieren wir dessen Bedeutung – das wird ein wichtiger Schritt des Erlernens statistischer Denkweisen sein.

Beispiel 6.2 (Konfidenzintervall für μ bei Normalverteilung und bekanntem σ^2)
Es seien $X_1, \ldots, X_n$ unabhängige und identisch verteilte Zufallsvariable mit $X_1 \sim N(\mu, \sigma^2)$ mit $\mu \in \Theta := \mathbb{R}$. Es sei $\sigma^2 \in \mathbb{R}^+$ bekannt. Weiter sei q das 97.5 %-Quantil der Standardnormalverteilung (d. h. $q \approx 1.96$). Dann ist

$$I(\mathbf{x}) := \left[\bar{x}_n - q \cdot \frac{\sigma}{\sqrt{n}}, \bar{x}_n + q \cdot \frac{\sigma}{\sqrt{n}} \right] \tag{6.2}$$

ein 95 %-Konfidenzintervall für μ. Um die Überdeckungswahrscheinlichkeit (6.1) einzusehen, erinnern wir uns daran, dass die Summe unabhängiger normalverteilter Zufallsvariablen wieder normalverteilt ist, und da sich bei Unabhängigkeit auch die Erwartungswerte und Varianzen addieren, ist $\sum X_i \sim N(n\mu, n\sigma^2)$ und nach Standardisieren $(\bar{X}_n - \mu)/(\sigma/\sqrt{n}) \sim N(0, 1)$. Damit gilt

$$0.95 = \mathbb{P}_\mu \left(\frac{\bar{X}_n - \mu}{\sigma/\sqrt{n}} \in [-q, q] \right)$$

$$= \mathbb{P}_\mu \left(\mu - q\frac{\sigma}{\sqrt{n}} \leq \bar{X}_n \leq \mu + q\frac{\sigma}{\sqrt{n}} \right)$$

$$= \mathbb{P}_\mu \left(\bar{X}_n + q\frac{\sigma}{\sqrt{n}} \geq \mu \geq \bar{X}_n - q\frac{\sigma}{\sqrt{n}} \right)$$

$$= \mathbb{P}_\mu (I(\mathfrak{X}) \ni \mu).$$

Wir bemerken, dass für die Überdeckungswahrscheinlichkeit (6.1) hier sogar Gleichheit gilt. Für ein allgemeines $(1 - \alpha)$-Konfidenzintervall brauchen wir nur das 97.5 %-Quantil durch das $(1 - \alpha/2)$-Quantil der $N(0, 1)$-Verteilung zu ersetzen.

Anhand von Abb. 6.2 diskutieren wir nun die Bedeutung des zufälligen Intervalls $I(\mathfrak{X})$. Dann diskutieren wir die Unterschiede zu dem auf den Beobachtungen $\mathbf{x}$ basierenden Konfidenzintervall $I(\mathbf{x})$. Wie auch vorher interpretieren wir $I(\mathbf{x})$ als Realisierung von $I(\mathfrak{X})$.

1. Bedeutung von $I(\mathfrak{X})$: Abb. 6.2 zeigt die Normalverteilungsdichte (rot) mit $\mu = 80$ und Standardabweichung $\sigma = 15$. Realisieren wir Stichproben der Größe $n = 50$ aus dieser Verteilung und bilden für jede Realisierung ein entsprechendes 95 %-Konfidenzintervall, so könnten wir zum Beispiel die in Schwarz bzw. Rosa dargestellten Intervalle erhalten. Nach Konstruktion erwarten wir bei 100 Stichproben, dass im Mittel fünf dieser Intervalle das wahre μ nicht überdecken. In Abb. 6.2 waren es durch Zufall vier Intervalle (rosa). Anhand dieser Realisierungen bekommen wir ein gutes Gefühl dafür, wie das zufällige Konfidenzintervall verteilt ist, wenn $\mu = 80$. Wir wiederholen die Aussage der Überdeckungswahrscheinlichkeit: Wenn die Beobachtungen aus der $N(80, 15^2)$-Verteilung stammen, überdeckt das *zufällige* Konfidenzintervall $I(\mathfrak{X})$ den wahren Parameter $\mu = 80$ mit Wahrscheinlichkeit 95 %.

2. Bedeutung von $I(\mathbf{x})$: Nun betrachten wir 50 Beobachtungen $\mathbf{x} = (x_1, \ldots, x_{50})^t$ (blaue Punkte) und ihr analog konstruiertes 95 %-KI $I(\mathbf{x})$ (blau) um den empirischen Mittelwert (grün). Wir stellen fest: Es überdeckt den theoretischen Wert $\mu = 80$ nicht! Es wäre damit in Punkt 1. rosa markiert, genau wie die Intervalle, die durch Zufall nur mit Wahrscheinlichkeit 5 % auftreten. Wenn also $\mu = 80$ wahr wäre, d. h., wenn die blauen Beobachtungen aus der roten Verteilung stammten, dann wäre etwas Unwahrscheinliches eingetreten. In diesem Sinne sind die Beobachtungen nicht mit der roten Verteilung, d. h. mit der Annahme $\mu = 80$, verträglich.

Besonders interessant ist am Konfidenzintervall, dass offenbar dieselbe Interpretation für jeden Wert von μ außerhalb von $I(\mathbf{x})$ gilt. Wir können mithilfe des Konfidenzintervalls also mit einfachen Mitteln schnell einen Überblick bekommen, mit welchen Annahmen die Beobachtungen mehr und mit welchen sie weniger gut verträglich sind.

Abb. 6.2 Interpretation des Konfidenzintervalls

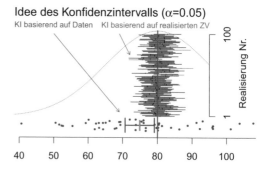

Idee des Konfidenzintervalls (α=0.05)

Zusätzlich gibt uns auch die Entfernung von μ eine Intuition für den Grad der Verträglichkeit: Betrachten wir ein $\tilde{\mu}$ weit außerhalb des 95 %-Konfidenzintervalls (zum Beispiel $\tilde{\mu} = 100$), so bekommen wir sofort einen Eindruck, dass dieses $\tilde{\mu}$ auch für kleinere α (vielleicht sogar $\alpha = 0.01$ oder 0.001) außerhalb des entsprechenden $(1-\alpha)$-Konfidenzintervalls liegen würde. Denn ein größeres Konfidenzintervall entspricht einem größeren Quantil q und entsprechend kleinerem α. Mit einem Wert weit außerhalb des 95 %-Konfidenzintervalls sind die Beobachtungen also sehr schlecht verträglich.

3. Fehlinterpretation von $I(\mathbf{x})$: Aus den Punkten 1. und 2. würden wir für die Praxis, in der wir ja ein konkretes Intervall $I(\mathbf{x})$ (zum Beispiel in Abb. 6.2 ca. [71, 79]) gegeben haben, nur zu gern eine Wahrscheinlichkeitsaussage herleiten. Zum Beispiel würden wir sehr gerne sagen: ,μ liegt mit Wahrscheinlichkeit 95 % in [71, 79]'. Oder vielleicht besser: ,[71, 79] überdeckt μ mit Wahrscheinlichkeit 95 %' ? Diese Aussagen klingen kaum anders als die in 2., sind aber leider in dieser Form nicht möglich. Denn das auf den Beobachtungen basierende Konfidenzintervall $I(\mathbf{x})$ ist interpretiert als (feste) Realisierung; der Zufall ist bereits eingetreten, daher kann man dafür keine Wahrscheinlichkeitsaussage mehr machen. Das Intervall ist fest, und μ ist fest. Entweder das Intervall überdeckt den Parameter, oder es überdeckt ihn nicht. Wir wissen es leider nicht. Wem das spanisch vorkommt, der bedenke: Bei einem fairen Münzwurf, bei dem der Ausgang Kopf eingetreten ist, folgern wir auch nicht, dass der Ausgang des Experiments mit Wahrscheinlichkeit 1/2 Kopf und mit Wahrscheinlichkeit 1/2 Zahl ist. Denn der Ausgang ist Kopf mit Wahrscheinlichkeit 1 – oder besser: ,Die Münze zeigt Kopf'.

Um Missverständnissen vorzubeugen, kann man sagen: ,Ein auf den Beobachtungen x basierendes 95 %-Konfidenzintervall für μ ist [71, 78].'

6.3   Ein asymptotisches Konfidenzintervall für den Erwartungswert

Wir wenden uns wieder der Theorie zu und betrachten nun *asymptotische* Konfidenzintervalle am Beispiel des Erwartungswerts. Ziel dieses Abschnittes ist es, Beispiel 6.2 mit elementaren stochastischen Mitteln zu verallgemeinern. Erstens möchten wir von der Normalverteilungsannahme weggehen und auch in nichtparametrischen Modellen ein Konfidenzintervall für den Erwartungswert angeben. Zweitens soll der Parameter σ, die Variabilität der Beobachtungen, die in der Praxis nicht als bekannt angenommen werden kann, durch einen geeigneten Schätzer approximiert werden.

Das Tolle ist, dass das entsprechende Konfidenzintervall die gleiche Struktur haben wird wie das Konfidenzintervall in (6.2). Wir werden sehen, dass im Rahmen nichtparametrischer Modelle unter gewissen Bedingungen

$$I_n(\mathbf{x}_n) := \left[\bar{x}_n - q \cdot \frac{s_n(\mathbf{x}_n)}{\sqrt{n}}, \bar{x}_n + q \cdot \frac{s_n(\mathbf{x}_n)}{\sqrt{n}} \right] \tag{6.3}$$

ein asymptotisches $(1 - \alpha)$-Konfidenzintervall für den Erwartungswert der Individualbeobachtung ist, wobei q das $(1 - \alpha/2)$-Quantil der Standardnormalverteilung bezeichnet. Im Vergleich zum Konfidenzintervall aus Beispiel 6.2 wurde hier die Standardabweichung σ durch den Schätzer $s_n(\mathbf{x}_n)$ ersetzt (vgl. (3.3)). Der wesentliche Grund für die Allgemeingültigkeit des Konfidenzintervalls (6.3) ist der Zentrale Grenzwertsatz: Der Mittelwert ist asymptotisch normalverteilt!

Konfidenzintervall für den Erwartungswert bei bekannter Varianz Wir betrachten zur Verallgemeinerung im Folgenden den Fall, dass $X_1, X_2, \ldots$ unabhängige und identisch verteilte Zufallsvariable beschreiben mit $X_1 \sim \nu_\vartheta$, und ν_ϑ ist Mitglied der Familie $(\nu_\vartheta)_{\vartheta \in \Theta}$ der quadratintegrierbaren Verteilungen mit positiver Varianz. In diesem nichtparametrischen Modell sind wir an einem Konfidenzintervall für $\mu_\vartheta := \mathbb{E}_\vartheta[X_1]$ interessiert.

Die Grundidee ist die Folgende: In Beispiel 6.2 haben wir ausgenutzt, dass der Mittelwert unabhängiger und normalverteilter Zufallsvariablen auch normalverteilt ist. Das gilt für allgemeine Verteilungen nicht. Allerdings ist der Mittelwert nach dem Zentralen Grenzwertsatz (Satz 2.11) *asymptotisch* normalverteilt. Das ist der Schlüssel und erklärt, warum das Konfidenzintervall im nichtparametrischen Fall die gleiche Struktur hat wie im Rahmen der Normalverteilungsannahme.

Beispiel 6.3 (Asymptotisches Konfidenzintervall für den Erwartungswert bei bekannter Varianz) *Seien $X_1, X_2 \ldots$ unabhängige und identisch verteilte Zufallsvariable mit $X_1 \sim \nu_\vartheta$, und ν_ϑ ist Mitglied der Familie $(\nu_\vartheta)_{\vartheta \in \Theta}$ der quadratintegrierbaren Verteilungen mit fester, bekannter (!) Varianz $\mathbb{V}ar_\vartheta(X_1) = \sigma^2 > 0$.*

Weiter sei q das $(1 - \alpha/2)$-Quantil der Standardnormalverteilung. Dann ist

$$I_n(\mathbf{x}_n) := \left[\bar{x}_n - q \cdot \frac{\sigma}{\sqrt{n}}, \bar{x}_n + q \cdot \frac{\sigma}{\sqrt{n}} \right] \tag{6.4}$$

ein asymptotisches $(1 - \alpha)$-Konfidenzintervall für $\mu_\vartheta := \mathbb{E}_\vartheta[X_1]$, genauer gilt $\mathbb{P}_\vartheta(I_n(\mathfrak{X}_n) \ni \mu_\vartheta) \to 1 - \alpha$, für $n \to \infty$. Denn aufgrund des Zentralen Grenzwertsatzes gilt $(\bar{X}_n - \mu_\vartheta)/(\sigma/\sqrt{n}) \xrightarrow{d_\vartheta} N(0, 1)$ für $n \to \infty$. Dabei bedeutet die Indizierung mit ϑ in der Schreibweise ‚$\xrightarrow{d_\vartheta}$' die Konvergenz in Verteilung unter der Annahme, dass ν_ϑ die wahre zugrunde liegende Verteilung der Zufallsvariablen ist. Damit haben wir den Mittelwert $\bar{X}_n$ durch μ_ϑ korrekt zentriert. Es folgt für $n \to \infty$

$$\mathbb{P}_\vartheta(I_n(\mathfrak{X}_n) \ni \mu_\vartheta) \overset{(*)}{=} \cdots = \mathbb{P}_\vartheta \left(\frac{\bar{X}_n - \mu_\vartheta}{\sigma/\sqrt{n}} \in [-q, q] \right) \longrightarrow 1 - \alpha,$$

wobei in $(*)$ die gleichen Umformungen wie in Beispiel 6.2 durchgeführt wurden.

Schätzung der Standardabweichung und der Begriff des Standardfehlers Dank des Zentralen Grenzwertsatzes sind wir zur Konstruktion eines Konfidenzintervalls für den Erwartungswert nun nicht mehr auf die Normalverteilungsannahme angewiesen – zumindest wenn die Anzahl der Beobachtungen n ‚hinreichend groß‘ ist. Allerdings ist in der Praxis die Varianz der Beobachtungen praktisch immer unbekannt. Ziel ist daher, auch bei unbekannter Varianz ein approximatives Konfidenzintervall zu konstruieren, vgl. (6.3). Die Grundidee ist, die Größe σ durch einen konsistenten Schätzer zu ersetzen. Dass wir das dürfen, ist eine Konsequenz des Satzes von Slutsky (Satz 2.12).

Beispiel 6.4 (Asymptotisches Konfidenzintervall für den Erwartungswert)
Seien $X_1, X_2 \ldots$ unabhängige und identisch verteilte Zufallsvariable mit $X_1 \sim \nu_\vartheta$, und ν_ϑ ist Mitglied der Familie $(\nu_\vartheta)_{\vartheta \in \Theta}$ der quadratintegrierbaren Verteilungen mit positiver Varianz. Zudem sei $(S_n)_{n=1,2,\ldots}$ eine konsistente Folge von Schätzern für $\sigma_\vartheta := (\mathbb{V}\mathrm{ar}_\vartheta(X_1))^{1/2}$ und q das $(1 - \alpha/2)$-Quantil der Standardnormalverteilung. Dann ist

$$I_n(\mathbf{x}_n) := \left[\bar{x}_n - q \cdot \frac{S_n(\mathbf{x}_n)}{\sqrt{n}}, \bar{x}_n + q \cdot \frac{S_n(\mathbf{x}_n)}{\sqrt{n}} \right] \tag{6.5}$$

ein asymptotisches $(1 - \alpha)$-Konfidenzintervall für $\mu_\vartheta := \mathbb{E}_\vartheta[X_1]$, genauer ist $\mathbb{P}_\vartheta(I_n(\mathfrak{X}_n) \ni \mu_\vartheta) \to 1 - \alpha$, für $n \to \infty$.

Denn aufgrund des Satzes von Slutsky bleibt die Konvergenzaussage im Zentralen Grenzwertsatz erhalten, wenn man die Standardabweichung durch eine Folge von Zufallsvariablen ersetzt, die in Wahrscheinlichkeit gegen ebendiese strebt, genauer gilt für alle $\vartheta \in \Theta$

$$\frac{\bar{X}_n - \mu_\vartheta}{S_n(\mathfrak{X}_n)/\sqrt{n}} = \frac{\sigma_\vartheta}{S_n(\mathfrak{X}_n)} \frac{\bar{X}_n - \mu_\vartheta}{\sigma_\vartheta/\sqrt{n}} \xrightarrow{d_\vartheta} N(0, 1), \tag{6.6}$$

für $n \to \infty$, denn $\sigma_\vartheta / S_n(\mathfrak{X}_n) \xrightarrow{\mathbb{P}_\vartheta} 1$. Wieder finden wir für $n \to \infty$

$$\mathbb{P}_\vartheta(I_n(\mathfrak{X}_n) \ni \mu_\vartheta) \overset{(*)}{=} \cdots = \mathbb{P}_\vartheta\left(\frac{\bar{X}_n - \mu_\vartheta}{S_n(\mathfrak{X}_n)/\sqrt{n}} \in [-q, q] \right) \longrightarrow 1 - \alpha,$$

wobei in (∗) wieder die Umformungen aus Beispiel 6.2 durchzuführen sind.

Die Größe $S_n(\mathbf{x}_n)/\sqrt{n}$ ist ein Schätzer für die Schwankung des Mittelwertes. Man nennt ihn auch einen *Standardfehler des Mittelwertes*. In vorheriger Formulierung des Konfidenzintervalles kann ein beliebiger konsistenter Schätzer S_n für die Standardabweichung σ_ϑ eingesetzt werden. Wir erinnern an die prominente empirische Standardabweichung s_n, vgl. (3.3), sowie Beispiel 5.4i. Die Größe

$$sem_n(\mathbf{x}_n) := \frac{s_n(\mathbf{x}_n)}{\sqrt{n}}$$

wird häufig sogar als *der* Standardfehler des Mittelwertes bezeichnet. Wir betonen, dass wir den *sem*$_n$ als Schätzer für die Standardabweichung $\sigma_\vartheta/\sqrt{n}$ des Mittelwertes verstehen und dass der Mittelwert eine Statistik ist – es geht hier *nicht* um die Schwankung σ_ϑ der Individualbeobachtungen. In folgender Definition verallgemeinern wir den Begriff des Standardfehlers des Mittelwertes auf beliebige quadratintegrierbare Statistiken.

Definition 6.5 (Standardfehler)

Es sei ein statistisches Modell gegeben durch einen Zufallsvektor $\mathfrak{X}_\infty = (X_1, X_2, \ldots)^t$ und eine Verteilungsfamilie $(v_\vartheta)_{\vartheta \in \Theta}$. Für $n = 1, 2 \ldots$ sei im Modell der Restriktion auf die ersten n Komponenten $(\mathfrak{X}_n = (X_1, \ldots, X_n)^t)$

1. *T_n eine Statistik mit existierender positiver Varianz $\mathbb{V}ar_\vartheta(T_n(\mathfrak{X}_n)) > 0$,*
2. *se_n ein Schätzer der Standardabweichung $(\mathbb{V}ar_\vartheta(T_n(\mathfrak{X}_n)))^{1/2}$ der Statistik T_n.*

Dann heißt $(se_n)_{n=1,2\ldots}$ ein Standardfehler von $(T_n)_{n=1,2,\ldots}$ (engl. standard error), falls für alle $\vartheta \in \Theta$ gilt

$$\frac{se_n(\mathfrak{X}_n)}{(\mathbb{V}ar_\vartheta(T_n(\mathfrak{X}_n)))^{1/2}} \xrightarrow{\mathbb{P}_\vartheta} 1 \quad \text{für} \quad n \to \infty. \tag{6.7}$$

Wir sagen auch kurz, dass se_n ein Standardfehler von T_n ist. Wir erinnern, dass ein Schätzer im Grunde eine beliebige Abbildung ist. Die Eigenheit des Standardfehlers $se_n(\mathfrak{X}_n)$ ist es nun, die zu schätzende Kenngröße – also die Standardabweichung des Schätzers $T_n(\mathfrak{X}_n)$ – für wachsende Anzahl n von Beobachtungen im Sinne von (6.7) gutartig zu schätzen. Dass diese definierende Eigenschaft Sinn ergibt, haben wir schon oben in (6.6) bei der Konstruktion des asymptotischen Konfidenzintervalls gesehen, denn sie erlaubt das Ersetzen der unbekannten Standardabweichung $\sigma_\vartheta/\sqrt{n}$ des Mittelwerts mit einem Standardfehler, etwa $sem_n(\mathfrak{X}_n)$.

Schließlich merken wir an, dass der Standardfehler des Mittelwertes sem_n oder auch allgemeiner ein beliebiger Standardfehler des Mittelwertes $S_n/\sqrt{n}$ die definierende Eigenschaft eines Standardfehlers (6.7) erfüllt. Denn aufgrund der Konsistenz von S_n für σ_ϑ folgt für $n \to \infty$

$$\frac{S_n(\mathfrak{X}_n)/\sqrt{n}}{(\mathbb{V}ar_\vartheta(\bar{X}_n))^{1/2}} = \frac{S_n(\mathfrak{X}_n)}{\sigma_\vartheta} \xrightarrow{\mathbb{P}_\vartheta} 1.$$

Wir formulieren die Hauptaussage dieses Abschnittes erneut: Es gilt im Rahmen des Modells aus Beispiel 6.4, dass

$$I_n(\mathbf{x}_n) := [\bar{x}_n - q \cdot sem(\mathbf{x}_n), \bar{x}_n + q \cdot sem(\mathbf{x}_n)]$$

ein asymptotisches $(1 - \alpha)$-Konfidenzintervall für den Erwartungswert der Individualbeobachtung ist, wobei q das $(1 - \alpha/2)$-Quantil der Standardnormalverteilung bezeichnet.

6.4 Dialog: Das Konfidenzintervall

Ein guter Freund besucht Sie und möchte Ihren Rat als Statistiker. Er ist Biologe und war mit seiner Arbeitsgruppe in den Semesterferien zur Feldforschung in Chile. Dort hat er im Rahmen seiner Abschlussarbeit Insekten einer bestimmten Spezies untersucht. Er hat – in der Zeit, in der er nicht gerade im Meer schwimmen oder in den Anden wandern war – tatsächlich $n = 100$ Insekten beobachtet und u. a. deren Gewicht $\mathbf{x} = (3.65, 5.14, 4.11, 4.42, \ldots, 5.23)^t$ in Gramm bestimmt. Das sind die Beobachtungen aus Abb. 3.1. Während Sie zusammen eine Tasse des exzellenten, von Ihrem Kollegen importierten Kaffees trinken, spielt sich zwischen Ihnen (**S**tatistiker) und Ihrem Freund (**B**iologe) folgender Dialog ab:

B: ‚Jetzt habe ich all diese Beobachtungen gemacht, aber ich weiß nicht wirklich, was ich mit ihnen anfangen soll. Echt keine Ahnung…! Ich würde eigentlich gern die ‚beobachteten Gewichte der Insekten' statistisch auswerten. Dazu hab ich auch schon ein bisschen was mit Excel gerechnet… So richtig weiß ich aber eigentlich nicht, was ich da tue, wenn ich ehrlich bin. Kannst du dir meine Berechnungen mal anschauen?'

Da Sie zunächst erst einmal sehen wollen, womit Sie es zu tun haben, schmeißen Sie Ihren Rechner an und erstellen Abb. 3.1a oder b. Sie machen Ihren Freund auf diesen grundlegenden Aspekt der Datenanalyse aufmerksam:

S: Bevor wir anfangen zu rechnen, sollten wir die Beobachtungen erstmal grafisch darstellen!

Ihr Freund ist von den Abbildungen zwar durchaus angetan, weiß aber nicht recht, wie er sie interpretieren soll.

B: Okay, alles klar, das sind ja schöne Punkte… Aber was sagt mir das?

Sie erklären, dass die Beobachtungen sich näherungsweise glockenförmig verteilen, und erzählen Ihrem Kumpan die Story rund um die Waage und die 2/3-Regel. Dann schließen Sie:

S: … daher können wir sogar direkt den Mittelwert als etwa 4.5 und die Standardabweichung als etwa 1 ablesen.

B: Wow, und das ganz ohne zu rechnen…

Ihr Freund denkt eine Weile nach und meldet dann Bedenken an.

B: Mein Arbeitsgruppenleiter forscht schon etwas länger zu diesen Insekten. Er behauptet, das mittlere Gewicht in der Population sei 5.5 g.

Sie erinnern sich an das Konfidenzintervall für den Erwartungswert (6.3). Bei $n = 100$ Beobachtungen und einer geschätzen Standardabweichung von 1 ist der Standardfehler 1/10 und das auf den Beobachtungen basierende 95 %-Konfidenzintervall etwa $I(\mathbf{x}) \approx$ [4.3, 4.7]. Auf Basis dieses Wissens erläutern Sie:

S: Das berechnete 95 %-Konfidenzintervall überdeckt den behaupteten Wert 5.5 *nicht*.

Ihr Freund schließt daraufhin etwas übereilig:

B: Ach stimmt, ich erinnere mich an diese Intervalle. Das Ergebnis bedeutet also, dass mein Chef recht hat!

Sie korrigieren ihn.

S: Nein!

B: Oh, dann heißt es, dass mein Chef unrecht hat.

S: Auch das können wir nicht sagen! Leider können wir in der Statistik viel weniger gewichtige Aussagen machen, als die meisten Leute denken.

B: Stimmt ja, ihr rechnet ja immer mit Wahrscheinlichkeiten. Dass das Intervall den behaupteten Parameter nicht überdeckt, bedeutet dann also, dass der wahre Populationsmittelwert wahrscheinlich – ähhh, mit einer Wahrscheinlichkeit von 95 % – in dem Intervall liegt, oder?

Wieder müssen Sie ihn korrigieren.

S: Ich muss dich leider enttäuschen. Wir modellieren Größen wie das Populationmittel nicht als zufällig. Und daher können wir solchen Parametern keine Wahrscheinlichkeit zuordnen.

(Sie haben vielleicht schon mal von Bayes'scher Statistik gehört. Dort werden auch die Parameter als zufällig modelliert. Aber das ist eine ganz andere Welt, und damit wollen Sie Ihren Freund jetzt nicht verwirren.)

Ihr Freund runzelt die Stirn. Nun möchte er es genau wissen.

B: Aber was bedeutet es denn nun, dass das Intervall den behaupteten Wert nicht überdeckt?

S: Das bedeutet lediglich, dass etwas Unwahrscheinliches beobachtet wurde, falls dein Chef recht hat. Genauer: Unter der Annahme, dass er recht hat, ist etwas eingetreten, das nur in 5 % der Fälle eintritt. Das empfinden wir als unwahrscheinlich. Es sagt aber nichts darüber aus, ob er tatsächlich oder auch nur wahrscheinlich recht hat oder nicht.

B: Kannst du das noch etwas erläutern? Für einen Laien wie mich?

S: Ich kann's versuchen… Also, wir machen eigentlich Modellannahmen, bei denen wir davon ausgehen, dass deine Beobachtungen Produkte des Zufalls sind. Ein zufälliges Konfidenzintervall ist nun aus eben jenem Zufall konstruiert. Es ist gerade so gebaut, dass es das wahre Populationsmittel – das nennen wir im Rahmen des Modells auch Erwartungswert – mit 95 %-iger Wahrscheinlichkeit überdeckt. Also, wenn dein Chef recht hat und 5.5 der wahre Populationsmittelwert ist, dann wird die 5.5 auch mit einer Wahrscheinlichkeit von 95 % überdeckt. Wir interpretieren nun deine Beobachtungen als Realisierungen des Zufalls, d. h., der Zufall ist schon eingetreten, und folglich sind die Beobachtungen und damit auch das Intervall [4.3, 4.7] feste Größen. Da das Intervall den

Wert 5.5 nicht überdeckt, sind deine Beobachtungen als ein unwahrscheinliches Ergebnis des Zufalls zu werten – eines der „extremen" Ereignisse, welche nur in 5 % der Fälle auftreten.

B: Und was bedeutet das?

S: Leider nicht viel. Es bedeutet eben nur, dass die Beobachtungen nicht mit der Behauptung Deines Chefs verträglich sind.

B: Und zu diesem Schluss kommen wir aufgrund der diskutierten Unwahrscheinlichkeit des beobachteten Intervalls unter der Annahme, dass mein Chef recht hat?

S: Ja, genau!

B: Cool! Und umgekehrt, wenn jetzt jemand ankäme und behauptete, das wahre Populationsmittel läge bei 4.6, bedeutete das dann im Gegenzug ebenfalls nicht, dass er recht hat, sondern nur, dass etwas Wahrscheinliches eingetreten ist?

S: Genau! Allerdings rede ich lieber davon, dass, wenn die Behauptung stimmt, nichts Unwahrscheinliches beobachtet wurde, wir also aufgrund der Beobachtungen keinen Anlass haben, an der Behauptung zu zweifeln. In diesem Sinne sind die Beobachtungen mit dem behaupteten Mittel von 4.6 verträglich. Wir nutzen diese Formulierung der UNwahrscheinlichkeit, weil wir davon ausgehen, dass diese Behauptungen sowieso immer falsch sind. Du glaubst wohl selber nicht daran, dass das wahre Populationsmittel exakt 4.6 ist. So gesehen ist eigentlich immer nur die Frage, ob uns die Beobachtungen *genug* Anlass geben, an der Behauptung zu zweifeln, oder ob sie es nicht tun.

Ihr Freund wirkt alles in allem sehr zufrieden. Aber etwas wundert ihn.

B: Eine Frage noch. Was soll die ganze Sache mit Wörtern wie „etwa" oder „ungefähr" und all diese dubiosen Schätzungen aus Bildern? Du bist doch eigentlich auch MathematikerIn. Wollt ihr es nicht immer ganz genau wissen?

S: Wir müssen entscheiden, an welcher Stelle es sinnvoll ist, mathematische Genauigkeit an den Tag zu legen. Die statistische Theorie sollten wir unbedingt mathematisch exakt formulieren können. In der Anwendung ist das anders.

Um das Ganze ein bisschen anschaulicher zu machen, bringen Sie noch ein Beispiel.

S: Denke etwa mal darüber nach, inwieweit sich obiges Resultat änderte, wenn wir nicht 4.5 als Mittelwert aus der Grafik erhielten, sondern einen viel genaueren Wert, nämlich 4.506372, aus den Beobachtungen errechneten. Und wenn wir nicht die Standardabweichung aus der Grafik als 1 schätzten, sondern als 0.9738418 berechneten.

Ihr Freund versteht sofort, was Sie meinen.

B: Das würde am Konfidenzintervall ja nur minimal etwas ändern, und das Intervall wäre immer noch weit vom behaupteten Wert 5.5 entfernt.

S: Richtig. Das Intervall wäre immer noch etwa acht Standardfehler von 5.5 entfernt. Das ist weit, wenn man bedenkt, dass die typische Abweichung des Mittelwerts etwa ein Standardfehler ist. Schließlich bliebe die Interpretation die gleiche: Falls die Behauptung stimmt, dann ist etwas Unwahrscheinliches eingetreten.

Sie fügen hinzu:

S: Denk' in diesem Zusammenhang auch darüber nach, dass es an uns liegt zu entscheiden, was „unwahrscheinlich" bedeutet. Wir könnten auch ein 99 %-Konfidenzintervall basteln. Das ist dann größer und so konstruiert, dass es den wahren Parameter mit 99 %-iger Wahrscheinlichkeit überdeckt.

Ihr Freund ist von so viel Gedankenakrobatik sichtlich erschöpft. Trotzdem scheint er froh, ein bisschen was verstanden zu haben. Er seufzt.

B: Puhh, gar nicht so einfach. Aber ich glaube, ich hab' es jetzt einigermaßen kapiert: Im Grunde möchte ich die Unwahrscheinlichkeit meiner Beobachtungen beurteilen. Jetzt habe ich aber genug davon. Noch ein Käffchen?

Das ist ganz in Ihrem Sinne. Erfreut stimmen Sie zu.

6.5   Ein Konfidenzintervall für den Median

Während Sie beide Ihren Kaffee trinken, fällt Ihrem Freund noch etwas auf.

B: Super, dass ich das jetzt verstanden habe, dann kann ich so ein 95 %-Konfidenzintervall ja auch für alle anderen Variablen berechnen, oder? Mein Chef interessiert sich nämlich auch für die Entfernung der Tiere zu ihrem Bau. Die habe ich auch gemessen.

Leider müssen Sie seine Euphorie an dieser Stelle ein wenig ausbremsen.

S: Im Prinzip ist das eine gute Idee, aber man muss leider aufpassen und jedes Mal alle Schritte der Reihe nach machen. Beim Gewicht haben wir ja auch die Beobachtungen zuerst dargestellt. . . Das ist ein wichtiger Schritt.

B: Und warum? Die Rechnung kann ich doch eigentlich immer machen, und ich habe mal gelesen, dass der Mittelwert immer normalverteilt ist, was kann denn dann noch schiefgehen?

Um Ihrem Freund das Ganze zu veranschaulichen, erstellen Sie schnell eine weitere Grafik. Sie klappen Ihren Rechner auf, suchen die Variable Entfernung und erstellen aus ihr zum Beispiel Abb. 3.2.

S: Schau mal, diese Beobachtungen sind zum Beispiel nicht symmetrisch verteilt: Die meisten Tiere haben sich nah am Bau aufgehalten, nur wenige in größerem Abstand. Die Verteilung ist also ziemlich asymmetrisch, der Mittelwert ist viel größer als die meisten Beobachtungen. Er liefert daher keine gute Beschreibung für die Lage deiner Beobachtungen. Aber wir könnten stattdessen den Median betrachten.

Wir verlassen hier das Gespräch, um ein Konfidenzintervall für den Median theoretisch herzuleiten. Wir betrachten wieder ein exaktes und ein asymptotisches Konfidenzintervall. Letzteres beruht auf der asymptotischen Verteilung des Medians. Bei dem exakten Konfidenzintervall ist besonders interessant, dass man es im Gegensatz zum Mittelwert für

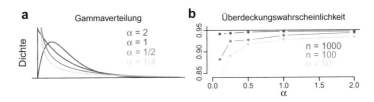

Abb. 6.3 **a** Dichten der Gammaverteilung mit Erwartungswert 1 und verschiedenen Formparametern α. **b** Überdeckungswahrscheinlichkeit des asymptotischen 95 %-Konfidenzintervalls für den Erwartungswert im Falle unabhängiger und identisch Gamma-verteilter Zufallsvariablen $X_1, \ldots, X_n$ mit $X_1 \sim \gamma(\alpha, \lambda)$ bei Erwartungswert 1 und Formparameter α. Für festes n fällt die Überdeckungswahrscheinlichkeit mit fallendem α

beliebige Verteilungen ohne Kenntnis weiterer Parameter erstellen kann. Man kann also für den Median ein Konfidenzintervall konstruieren, das die Überdeckungswahrscheinlichkeit mindestens $1 - \alpha$ für festes n einhält. Beim Erwartungswert sind wir dagegen auf das asymptotische Konfidenzintervall angewiesen, dessen Überdeckungswahrscheinlichkeit von n abhängt, und für festes n von der Form der Verteilung (siehe Abb. 6.3).

Konstruktion: Ein Konfidenzintervall für den Median Es seien $X_1, \ldots, X_n$ unabhängige und identisch verteilte Zufallsvariable mit $X_1 \sim \nu_\vartheta$, und ν_ϑ ist Mitglied der Familie $(\nu_\vartheta)_{\vartheta \in \Theta}$ der Verteilungen mit stetiger Verteilungsfunktion. Weiter sei m_ϑ ein Median der Verteilung ν_ϑ und $\alpha \in (0, 1)$. Wir suchen ein möglichst kleines Intervall $I(\mathbf{x})$, sodass für alle $\vartheta \in \Theta$ gilt

$$\mathbb{P}_\vartheta \left(I(\mathfrak{X}) \ni m_\vartheta \right) \overset{(*)}{\geq} 1 - \alpha.$$

Wir betrachten dazu Intervalle, die aus den Ordnungsstatistiken gebildet werden. Sei $\mathbf{x} = (x_1, \ldots, x_n)^t \in \mathbb{R}^n$ und $(x_{(1)}, \ldots, x_{(n)})^t$ die Ordnungsstatistik von $\mathbf{x}$. Dann setzen wir

$$I^{(k)}(\mathbf{x}) := \left[x_{(k)}, x_{(n-k+1)} \right]$$

für $k = 1, \ldots, \lfloor n/2 \rfloor$, d. h., wir betrachten das Intervall von der k-kleinsten bis zur $(n-k+1)$-größten Beobachtung.

Ziel ist es, ein möglichst kleines Intervall $I^{(k)}$ zu konstruieren, sodass die Überdeckungseigenschaft $(*)$ gerade noch gilt. Der Trick ist, dass wir über die definierende Eigenschaft des Medians die Binomialverteilung ins Spiel bringen: Jede Beobachtung X_i liegt mit Wahrscheinlichkeit 1/2 links und mit Wahrscheinlichkeit 1/2 rechts des Medians. Hier nutzen wir die Stetigkeit der Verteilungsfunktion, bei der es keine Punktmassen gibt, insbesondere am Median nicht. Es sei $Y \sim b(n, 1/2)$ und unabhängig von $\mathfrak{X}$. Für $k = 1$ gilt dann

$$\mathbb{P}_\nu \left(I^{(1)}(\mathfrak{X}) \not\ni m_\nu \right) = \mathbb{P}_\nu(X_{(1)} > m_\nu) + \mathbb{P}_\nu(X_{(n)} < m_\nu) = 2 \left(\frac{1}{2} \right)^n = 2\mathbb{P}(Y \leq 0),$$

denn $I^{(1)}$ überdeckt den Median m_ϑ nicht, wenn entweder alle Beobachtungen größer als m_ϑ oder alle Beobachtungen kleiner als m_ϑ sind. Diese Ereignisse sind disjunkt – offenbar kann nicht beides gleichzeitig eintreten –, und jedes tritt mit Wahrscheinlichkeit $(1/2)^n$ ein. Für $k = 2$ argumentieren wir

$$
\mathbb{P}_\vartheta \left(I^{(2)}(\mathfrak{X}) \not\ni m_\vartheta \right) = \mathbb{P}_\vartheta (\{\text{höchstens ein } X_i \text{ ist kleiner als } m_\vartheta\})
$$
$$
+ \mathbb{P}_\vartheta (\{\text{höchstens ein } X_i \text{ ist größer als } m_\vartheta\})
$$
$$
= 2 \cdot \left[\binom{n}{0} \left(\frac{1}{2}\right)^n + \binom{n}{1} \left(\frac{1}{2}\right)^n \right]
$$
$$
= 2 \cdot \mathbb{P}(Y \leq 1).
$$

Wir erkennen die ‚Binomialstruktur'. Für allgemeines k gilt

$$
\mathbb{P}_\vartheta \left(I^{(k)}(\mathfrak{X}) \not\ni m_\nu \right) = 2 \cdot \mathbb{P}(Y \leq k - 1). \tag{6.8}
$$

Jetzt suchen wir ein möglichst kleines Intervall $I^{(k)}$ ($\leftrightarrow$ möglichst großes k), sodass der Ausdruck (6.8) gerade noch kleiner α bleibt. Wir suchen also $k^* = max\{k | \mathbb{P}(Y \leq k - 1) < \alpha/2\}$ und setzen $I := I^{(k^*)}$.

Wir bemerken nochmal, dass wir kaum Annahmen an die Verteilung gemacht haben. Eigentlich haben wir die Stetigkeit der Verteilungsfunktion nur genutzt, um Punktmassen am Median auszuschließen. Wir könnten also auch diese schwächere Bedingung fordern. Zudem kann man über analoge Argumente ein Konfidenzintervall für ein p-Quantil konstruieren.

Asymptotische Normalität des Medians In Abschn. 6.3 haben wir ein asymptotisches Konfidenzintervall für den Erwartungswert konstruiert. Dieses basierte auf der asymptotischen Normalität des Mittelwertes. Der entsprechende Baustein zur Konstruktion eines asymptotischen Konfidenzintervalls für den Median der Verteilung ist die asymptotische Normalität des Stichprobenmedians.

Satz 6.6 (Asymptotische Normalität des Medians)
Seien $X_1, X_2, \ldots$ unabhängige und identisch verteilte Zufallsvariable mit Verteilungsfunktion F, und sei m ein Median der assoziierten Verteilung. Für $n = 1, 2, \ldots$ sei $\mathfrak{X}_n = (X_1, \ldots, X_n)^t$ und $M_n(\mathfrak{X}_n)$ der Stichprobenmedian der ersten n Zufallsvariablen. Ist F am Median m differenzierbar und gilt $F'(m) > 0$, dann gilt für $n \to \infty$

$$
\sqrt{n}(M_n(\mathfrak{X}_n) - m) \xrightarrow{d} N\left(0, \frac{1}{(2F'(m))^2}\right).
$$

Wir bemerken, dass die Bedingung $F'(m) > 0$ die Eindeutigkeit des Medians impliziert.

Beweisidee Wir stellen $M_n(\mathfrak{X}_n)$ als Summe unabhängiger und identisch verteilter Zufallsvariablen dar und wenden auf diese den Zentralen Grenzwertsatz an. Etwas genauer: Sei $Z \sim N(0, 1)$. Nach Definition der Verteilungskonvergenz ist zu zeigen, dass $\mathbb{P}(\sqrt{n}(M_n(\mathfrak{X}_n) - m) \leq z) \to \mathbb{P}(Z \leq 2zF'(m))$ für alle $z \in \mathbb{R}$. Für n ungerade gilt

$$
\begin{aligned}
\{\sqrt{n}(M_n(\mathfrak{X}_n) - m) \leq z\} &= \left\{ X_{((n+1)/2)} \leq m + \frac{z}{\sqrt{n}} \right\} \\
&= \left\{ \text{mindestens } \frac{n+1}{2} \text{ der } X_i \text{ sind } \leq m + \frac{z}{\sqrt{n}} \right\} \\
&= \left\{ \sum_{i=1}^{n} \mathbb{1}_{\{X_i \leq m+z/\sqrt{n}\}} \geq \frac{n+1}{2} \right\} \\
&= \left\{ \frac{\sum_{i=1}^{n} \mathbb{1}_{\{X_i \leq m+z/\sqrt{n}\}} - np_n}{\sqrt{np_n(1-p_n)}} \geq \frac{(n+1)/2 - np_n}{\sqrt{np_n(1-p_n)}} \right\}, \quad (6.9)
\end{aligned}
$$

wobei wir $p_n := F(m + z/\sqrt{n})$ gesetzt haben. Die Indikatorvariablen sind für festes n unabhängig und $ber(p_n)$-verteilt, sodass wir wieder ein Binomialargument nutzen. So kommt der Zentrale Grenzwertsatz ins Spiel. Für $n \to \infty$ gilt

$$
Z_n := \frac{\sum_{i=1}^{n} \mathbb{1}_{\{X_i \leq m+z/\sqrt{n}\}} - np_n}{\sqrt{np_n(1-p_n)}} \xrightarrow{d} N(0, 1).
$$

Da die Summanden unter verschiedenen n zwar unabhängig, aber nicht identisch verteilt sind, braucht man hier eine Verallgemeinerung des Zentralen Grenzwertsatzes von Lindeberg, siehe zum Beispiel Feller (1971). Für die asymptotische Varianz errechnen wir für $n \to \infty$

$$
\begin{aligned}
c_n &:= \frac{(n+1)/2 - np_n}{\sqrt{np_n(1-p_n)}} = \frac{1}{\sqrt{p_n(1-p_n)}} \frac{-(p_n - 1/2)}{1/\sqrt{n}} + \frac{1/2}{\sqrt{np_n(1-p_n)}} \\
&= \frac{1}{\sqrt{p_n(1-p_n)}} \frac{-(F(m+z/\sqrt{n}) - F(m))}{1/\sqrt{n}} + \frac{1/2}{\sqrt{np_n(1-p_n)}} \\
&= \underbrace{\frac{-z}{\sqrt{p_n(1-p_n)}}}_{\to -2z} \underbrace{\frac{F(m+z/\sqrt{n}) - F(m)}{z/\sqrt{n}}}_{\to F'(m)} + \underbrace{\frac{1/2}{\sqrt{np_n(1-p_n)}}}_{\to 0} \\
&\longrightarrow -2zF'(m).
\end{aligned}
$$

Hier haben wir insbesondere ausgenutzt, dass $F(m) = 1/2$ gilt und F am Median differenzierbar ist. Mit dem Satz von Slutsky 2.12 folgt für $n \to \infty$, dass $Z_n^* := Z_n - c_n - 2zF'(m) \xrightarrow{d} Z$ und damit

$$\mathbb{P}(\sqrt{n}(M_n(\mathfrak{X}_n) - m) \leq z) \overset{(6.9)}{=} \mathbb{P}(Z_n \geq c_n) = \mathbb{P}(Z_n^* \geq -2zF'(m)) \overset{d}{\longrightarrow} \mathbb{P}(Z \geq -2zF'(m)),$$

wobei der Grenzwert aus Symmetriegründen $\mathbb{P}(Z \leq 2zF'(m))$ entspricht. Für gerades n gilt $X_{(n/2+1)} \geq M_n(\mathfrak{X}_n) \geq X_{(n/2)}$, sodass

$$\mathbb{P}(\sqrt{n}(X_{(n/2+1)} - m) \leq z) \leq \mathbb{P}(\sqrt{n}(M(\mathfrak{X}) - m) \leq z) \leq \mathbb{P}(\sqrt{n}(X_{(n/2)} - m) \leq z).$$

Nun lässt sich aber analog zum Fall der ungeraden n die Konvergenz der linken und rechten Seite gegen $\mathbb{P}(Z \leq 2zF'(m))$ zeigen.

Aus Satz 6.6 lassen sich noch einige schöne Eigenschaften des Medians ableiten.

Die Varianz von M_n Laut Satz 6.6 ist die asymptotische Varianz von $M_n(\mathfrak{X}_n)$ gegeben durch $1/(4nF'(m)^2)$, bzw. $1/(4nf(m)^2)$, falls X_1 Dichte f besitzt. Interessanterweise wird also die Variabilität des Stichprobenmedians von einer völlig anderen Eigenschaft der Verteilung – nämlich von der Dichte am Median – bestimmt als die Variabilität des Mittelwerts, die stattdessen von σ abhängt. Abb. 6.4 illustriert dies an verschiedenen Verteilungsbeispielen. So kann in manchen Fällen (Abb. 6.4a) der Stichprobenmedian stark schwanken, während der Mittelwert eine geringe Variabilität zeigt. In anderen Fällen (Abb. 6.4d) kann es umgekehrt sein. Im Fall der Normalverteilung steigt die Variabilität beider Größen mit σ (Abb. 6.4b und c).

Konsistenz von M_n Wir bemerken abschliessend, dass wir unter den Bedingungen des Satzes 6.6 auch sofort die Konsistenz von M_n für m folgern können. Denn mit dem Satz von Slutsky (Satz 2.12) gilt für $n \to \infty$

$$M_n(\mathfrak{X}_n) - m = \frac{1}{\sqrt{n}}\sqrt{n}(M_n(\mathfrak{X}_n) - m) \overset{d}{\longrightarrow} 0.$$

Da aber die Konvergenz in Verteilung gegen eine Konstante auch die Konvergenz in Wahrscheinlichkeit impliziert (siehe Lemma 2.14), folgt die Konsistenz von $M_n(\mathfrak{X}_n)$ für m.

In der Tat gilt allgemeiner für den Stichprobenmedian $M_n(\mathfrak{X}_n)$ von unabhängigen und identisch verteilten Zufallsvariablen mit Verteilungsfunktion F sogar, dass

Abb. 6.4 Variabilität von Mittelwert und Median. Die asymptotische Varianz des Mittelwerts ist klein bei kleiner Standardabweichung (**a, c**), während die asymptotische Varianz des Medians klein ist, wenn die Dichte am Median groß ist (**c, d**)

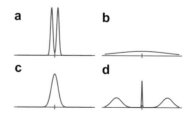

$$\liminf_{n \to \infty} M_n(\mathfrak{X}_n) \geq q_{1/2}^- \quad \text{sowie} \quad \limsup_{n \to \infty} M_n(\mathfrak{X}_n) \leq q_{1/2}^+$$

mit Wahrscheinlichkeit 1. Dabei bezeichnet $Q_{1/2} = [q_{1/2}^-, q_{1/2}^+]$ das Intervall der Mediane der mit F assoziierten Verteilung. Das impliziert die starke Konsistenz von $M_n(\mathfrak{X}_n)$ für m, sofern m der eindeutige Median der Verteilung ist. Die Notwendigkeit der Eindeutigkeit erscheint plausibel, denn andernfalls wäre m Element des Intervalls $Q_{1/2}$, in welchem gar keine Ereignisse eintreten. Der Stichprobenmedian $M_n(\mathfrak{X}_n)$ hätte gar nicht die Möglichkeit sich m anzunähern, denn zumindest für ungerades n läge $M_n(\mathfrak{X}_n)$ immer außerhalb dieses Intervalls.

6.6   Ein Konfidenzband für die Verteilungsfunktion

Zusätzlich zum exakten oder approximativen Konfidenzintervall für einen Parameter kann man auch für eine ganze Funktion einen Konfidenzbereich definieren. Im Folgenden seien $X_1, \ldots, X_n$ unabhängige und identisch verteilte Zufallsvariable mit $X_1 \sim \nu_\vartheta$, und ν_ϑ ist Mitglied der Familie $(\nu_\vartheta)_{\vartheta \in \Theta}$ aller reellwertigen Verteilungen. Bezüglich einer Verteilung ν_ϑ betrachten wir nun die assoziierte Verteilungsfunktion F_ϑ als die unbekannte abgeleitete Kenngröße, $F_\vartheta(z) = \mathbb{P}_\vartheta(X_1 \leq z)$ für alle $z \in \mathbb{R}$. Bislang haben wir einen reellwertigen Parameter wie etwa den Erwartungswert oder den Median betrachtet und dafür ein Konfidenz*intervall* konstruiert. Hier sind wir an einer ganzen Funktion F_ϑ interessiert und suchen anschaulich ein aus den Beobachtungen konstruiertes *Band*, das F_ϑ mit großer Wahrscheinlichkeit überdeckt, siehe Abb. 6.5. Es mag nicht überraschen, dass in die Konstruktion dieses Objekts die empirische Verteilungsfunktion $\hat{F}$ eingeht. Erinnerung (vgl. Definition 3.1): Für $\mathbf{x} = (x_1, \ldots, x_n)^t \in \mathbb{R}^n$ ist für alle $z \in \mathbb{R}$

$$\hat{F}(z) = \hat{F}^{(x)}(z) = \frac{1}{n} \sum_{i=1}^n \mathbb{1}_{(-\infty, z]}(x_i).$$

Die Konstruktion des Konfidenzbandes beruht auf folgender Ungleichung:

Satz 6.7 (Dvoretzky-Kiefer-Wolfowitz-Ungleichung)
Seien $X_1, \ldots, X_n$ unabhängige und identisch verteilte Zufallsvariable mit Verteilungsfunktion F. Dann gilt für die assoziierte empirische Verteilungsfunktion $\hat{F}$ für alle $n = 1, 2, \ldots$ und alle $\varepsilon > 0$

$$\mathbb{P}\left(\sup_{z \in \mathbb{R}} \left| \hat{F}^{(\mathfrak{X})}(z) - F(z) \right| > \varepsilon \right) \leq 2e^{-2n\varepsilon^2}.$$

Für den Beweis siehe zum Beispiel van der Vaart (1998). Wir betonen, dass hier keinerlei Annahmen an die Verteilungsfunktion F gemacht werden und dass die Abschätzung für alle $n = 1, 2, \ldots$ gilt. Dies erlaubt sofort, ein Konfidenzband wie folgt zu konstruieren:

Korollar 6.8 (Konfidenzband)

Es seien $X_1, \ldots, X_n$ unabhängige und identisch verteilte Zufallsvariable mit $X_1 \sim v_\vartheta$, und v_ϑ ist Mitglied der Familie $(v_\vartheta)_{\vartheta \in \Theta}$ aller reellen Verteilungen. Für $\alpha \in (0, 1)$ setze $\varepsilon_\alpha := (-\log(\alpha/2)/(2n))^{1/2}$. Dann bildet die folgende Statistik B, gegeben durch eine Menge von Intervallen

$$B(\mathbf{x}) = \left\{ \left[\hat{F}^{(\mathbf{x})}(z) - \varepsilon_\alpha, \, \hat{F}^{(\mathbf{x})}(z) + \varepsilon_\alpha \right] \middle| z \in \mathbb{R} \right\},$$

ein sogenanntes $(1 - \alpha)$-Konfidenzband für die empirische Verteilungsfunktion F_ϑ von v_ϑ, denn es gilt für alle $n = 1, 2, \ldots$

$$\mathbb{P}_\vartheta \left(\bigcap_{z \in \mathbb{R}} \left\{ \left[\hat{F}^{(\mathfrak{X})}(z) - \varepsilon_\alpha, \, \hat{F}^{(\mathfrak{X})}(z) + \varepsilon_\alpha \right] \ni F_\vartheta(z) \right\} \right) > 1 - \alpha.$$

Bedeutung: Wenn v_ϑ die wahre zugrunde liegende Verteilung ist, dann überdeckt das Intervall $[\hat{F}^{(\mathfrak{X})}(z) - \varepsilon_\alpha, \hat{F}^{(\mathfrak{X})}(z) + \varepsilon_\alpha]$ die assoziierte Verteilungsfunktion $F_\vartheta(z)$ – gleichmäßig an allen Stellen $z \in \mathbb{R}$ – mit großer Wahrscheinlichkeit.

Beweis Aus Satz 6.7 folgt aufgrund der Wahl von $\alpha = 2e^{-2n\varepsilon_\alpha^2}$

$$\mathbb{P}_\vartheta \left(\sup_{z \in \mathbb{R}} |\hat{F}(z) - F_\vartheta(z)| > \varepsilon_\alpha \right) \leq \alpha.$$

Abb. 6.5 zeigt ein Beispiel eines 95 %-Konfidenzbandes, konstruiert aus unabhängigen Realisierungen $x_1, \ldots, x_{20}$ aus der $N(0, 1)$-Verteilung. Das Konfidenzband (rot umrandeter Bereich) um die empirische Verteilungsfunktion $\hat{F}$ (schwarz) überdeckt die blaue Verteilungsfunktion F von $N(0, 1)$ vollständig. Der Zufall hat uns beim Ziehen der Beobachtungen also ein ‚moderates' Ereignis beschert; eines der Ereignisse, die im Sinne des Konfidenzbandes mit einer Wahrscheinlichkeit von mindestens 95 % auftreten. Wüssten wir nicht, dass die Beobachtungen aus der $N(0, 1)$-Verteilung stammen, so lieferten sie uns auch keinen Anlass, daran zu zweifeln. Eine mögliche Anwendung dieses Bandes wäre entsprechend, eine empirische Verteilung auf ihre Verträglichkeit mit einer angenommenen Verteilung zu untersuchen.

Abb. 6.5 Visualisierung des
Konfidenzbandes

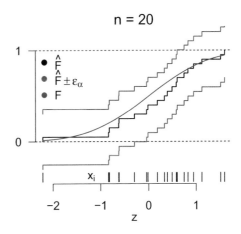

6.7 Der Satz von Glivenko und Cantelli

Im Kontext der Eigenschaften der empirischen Verteilungsfunktion wollen wir neben der Dvoretzky-Kiefer-Wolfowitz-Ungleichung aus Satz 6.7 noch ein anderes prominentes Resultat diskutieren, den Satz von Glivenko und Cantelli. Lassen wir im Kontext der Ungleichung $n \to \infty$ gehen, so folgern wir direkt, dass sich die empirische Verteilungsfunktion der wahren Verteilungsfunktion gleichmäßig annähert – und zwar mit großer Wahrscheinlichkeit. Der Satz von Glivenko und Cantelli besagt nun, dass diese gleichmäßige Annäherung sogar mit Wahrscheinlichkeit 1 gilt.

In der Praxis steht man häufig vor dem Problem, die Verteilung einer Statistik oder eines Schätzers ermitteln zu müssen. In Situationen, in denen man dazu analytisch nicht ohne Weiteres in der Lage ist, bieten Simulationen einen Ausweg: Durch mehrfache unabhängige Realisierung des Schätzers versucht man, seine wahre Verteilung zu approximieren. Dass das gut geht, besagt der Satz von Glivenko und Cantelli, welcher auch als Fundamentalsatz der Statistik bezeichnet wird. Als Hilfsresultat formulieren wir zunächst das folgende Lemma.

Lemma 6.9 (Punktweise Konvergenz der empirischen Verteilungsfunktion)
Es seien $X_1, X_2, \ldots$ unabhängige und identisch verteilte Zufallsvariable mit Verteilungsfunktion F. Für $n = 1, 2, \ldots$ sei $\mathfrak{X}_n = (X_1, \ldots, X_n)^t$. Dann gilt für alle $z \in \mathbb{R}$, dass für $n \to \infty$

$$\hat{F}^{(\mathfrak{X}_n)}(z) \to F(z) \quad \text{mit Wahrscheinlichkeit } 1.$$

Beweis Die Aussage folgt direkt aus dem Starken Gesetz der großen Zahlen. Für alle $z \in \mathbb{R}$ gilt für $n \to \infty$

$$\hat{F}^{(\mathfrak{X}_n)}(z) = \frac{1}{n} \sum_{i=1}^{n} \mathbb{1}_{\{X_i \le z\}} \longrightarrow \mathbb{E}\left[\mathbb{1}_{\{X_1 \le z\}}\right] = \mathbb{P}(X_1 \le z) = F(z) \qquad (6.10)$$

mit Wahrscheinlichkeit 1.

Dieses Resultat ist völlig allgemein gehalten. Wir stellen keine Annahmen an die Verteilungsfunktion F. Insbesondere sind die Voraussetzungen des Starken Gesetzes der Großen Zahlen erfüllt, denn die Indikatorvariablen sind nach Voraussetzung unabhängig und identisch $ber(F(z))$-verteilt.

Satz 6.10 (Satz von Glivenko und Cantelli)

Es seien $X_1, X_2, \ldots$ unabhängige und identisch verteilte Zufallsvariable mit Verteilungsfunktion F. Für $n = 1, 2, \ldots$ sei $\mathfrak{X}_n = (X_1, \ldots, X_n)^t$. Dann gilt für die assoziierte empirische Verteilungsfunktion $\hat{F}$ für $n \to \infty$

$$\sup_{z \in \mathbb{R}} \left| \hat{F}^{(\mathfrak{X}_n)}(z) - F(z) \right| \longrightarrow 0 \qquad \text{mit Wahrscheinlichkeit 1.}$$

Bedeutung: Wenn wir nur genügend X_i beobachten, approximieren wir die wahre Verteilung auch beliebig genau – und zwar gleichmäßig. Wieder stellen wir keinerlei Annahmen an die Verteilungsfunktion F.

Abb. 6.6 Visualisierung des Satzes von Glivenko-Cantelli für $n \in \{2, 5, 10, 50\}$ (in **a, b, c, d**)

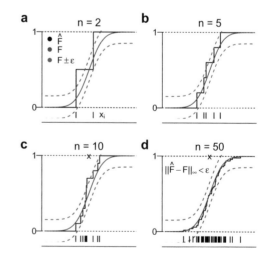

Abb. 6.6 visualisiert dieses Resultat am Beispiel der Verteilungsfunktion der $N(0, 1)$-Verteilung (blau) und eines ‚ε-Schlauchs' [$F - \varepsilon, F + \varepsilon$] (rot, $\varepsilon = 0.15$). Die empirische Verteilungsfunktion $\hat{F}$ nähert sich mit wachsendem n der wahren Verteilungsfunktion F an. Bei $n = 50$ liegt $\hat{F}$ vollständig im ε-Schlauch.

Beweis von Satz 6.10 Wir wissen schon, dass für beliebiges, festes z gilt, dass $|\hat{F}(z) - F(z)| \to 0$ mit Wahrscheinlichkeit 1, vgl. Lemma 6.9, und damit konvergiert auch das Maximum über endlich viele z_i. Die Strategie ist daher, dass wir uns auf endlich viele Gitterpunkte $z_1, \ldots, z_k$ zurückziehen. Diese Gitterpunkte wählen wir so, dass auch die Abweichung $|F(z_i) - F(z_{i-1})|$ zwischen den Gitterpunkten klein bleibt.

Wir betrachten zunächst den Fall, dass F stetig ist. Für $\varepsilon > 0$ wählen wir $k = k(\varepsilon)$ Gitterpunkte $z_1, \ldots, z_k$ mit $-\infty = z_1 < z_2 < \ldots < z_k = \infty$, sodass

$$F(z_i) - F(z_{i-1}) \leq \frac{\varepsilon}{2} \tag{6.11}$$

für alle $i = 2, 3, \ldots, k$. Diese Zerlegung existiert, da F stetig und beschränkt ist. Jedes $z \in \mathbb{R}$ liegt nun in genau einem Intervall $[z_{i-1}, z_i)$, und es gilt

$$\hat{F}(z) - F(z) \overset{(*)}{\leq} \hat{F}(z_i) - F(z_{i-1}) = [\hat{F}(z_i) - F(z_i)] + [F(z_i) - F(z_{i-1})]$$

$$\overset{(6.11)}{\leq} \max_{i=1,\ldots,k} |\hat{F}(z_i) - F(z_i)| + \frac{\varepsilon}{2}. \tag{6.12}$$

Anschaulich haben wir uns anhand der Monotonie von $\hat{F}$ und F in $(*)$ auf zwei der endlich vielen Gitterpunkte zurückgezogen und dann ausgenutzt, dass der Zuwachs von F zwischen den Gitterpunkten per Konstruktion durch $\varepsilon/2$ beschränkt ist. Mit analogen Argumenten folgt

$$\hat{F}(z) - F(z) \overset{(*)}{\geq} \hat{F}(z_{i-1}) - F(z_i) = [\hat{F}(z_{i-1}) - F(z_{i-1})] + [F(z_{i-1}) - F(z_i)]$$

$$\overset{(6.11)}{\geq} - \max_{i=1,\ldots,k} |\hat{F}(z_i) - F(z_i)| - \frac{\varepsilon}{2}. \tag{6.13}$$

Da in (6.12) und (6.13) $z \in \mathbb{R}$ beliebig gewählt wurde und die ‚rechten Seiten' nicht mehr von z abhängen, können wir das betragsmäßige Supremum über *alle* z abschätzen via

$$\sup_{z \in \mathbb{R}} |\hat{F}(z) - F(z)| \leq \max_{i=1,\ldots,k} |\hat{F}(z_i) - F(z_i)| + \frac{\varepsilon}{2}.$$

Für $n \to \infty$ verschwindet nun das Maximum mit Wahrscheinlichkeit 1. Insbesondere finden wir das Maximum kleiner gleich $\varepsilon/2$ für n hinreichend groß mit Wahrscheinlichkeit 1, sodass das Supremum mit Wahrscheinlichkeit 1 kleiner ε wird. Da wir ε beliebig klein wählen können, folgt die Behauptung für stetiges F.

Der Fall von nichtstetigem F läuft über die gleichen Argumente: Ab einschließlich Ungleichung (6.11) ersetzen wir sämtliche Werte $F(z_i)$ und $\hat{F}(z_i)$ durch ihre ‚linken Limiten' $F(z_i^-) := \lim_{z \nearrow z_i} F(z)$ bzw. $\hat{F}(z_i^-) := \lim_{z \nearrow z_i} \hat{F}(z)$. Das hat zur Folge, dass wir trotz der Unstetigkeitsstellen wieder eine Zerlegung annehmen können, sodass (6.11) gilt. Insbesondere werden dabei Gitterpunkte in den Unstetigkeitsstellen von F liegen, wenn ε klein ist. Dann gehen wir analog vor, betrachten wieder ein Intervall $[z_{i-1}, z_i)$ und erhalten die Abschätzungen (6.12) und (6.13) wie oben und damit auch die Behauptung.

Bedeutung für die Statistik Wie angesprochen liegt die Bedeutung dieses Abschnittes darin, dass sich die Verteilung einer Statistik durch Simulation approximieren lässt. Wir machen den Wert dieser Aussage anhand eines Beispiels klar. In Abschn. 6.3 haben wir ein asymptotisches Konfidenzintervall I_n konstruiert, welches den unbekannten Erwartungswert mit gegebener Wahrscheinlichkeit zum Beispiel 5 % überdeckt. Aufgrund der Asymptotik ist dieses aber nur für große Stichprobengrößen n brauchbar. Was bedeutet groß?

Wir nehmen die praktisch untypische Sichtweise ein, die zugrunde liegende Verteilung zu kennen, und approximieren die Überdeckungswahrscheinlichkeit des Konfidenzintervalls für festes n durch Simulationen: Angenommen, unsere Beobachtungen seien durch unabhängige und $\gamma(\alpha, \lambda)$-verteilte Zufallsvariablen modelliert, mit $\alpha, \lambda > 0$, und zusammengefasst im Vektor $\mathfrak{X} = (X_1, \dots, X_n)^t$. Der Erwartungswert von X_1 ist $\mathbb{E}_{(\alpha,\lambda)}[X_1] = \alpha/\lambda$, und der Indikator $\mathbb{1}_{\{I(\mathfrak{X}) \ni \alpha/\lambda\}}$ gibt an, ob das Konfidenzintervall den Erwartungswert überdeckt. Wir argumentieren wie in Lemma 6.9 mit dem Starken Gesetz der großen Zahlen dafür, dass die relative Häufigkeit der Überdeckungen gegen die wahre Überdeckungswahrscheinlichkeit strebt

$$\frac{1}{k}\sum_{i=1}^{k} \mathbb{1}_{\{I(\mathfrak{X}^{(k)}) \ni \alpha/\lambda\}} \longrightarrow \mathbb{E}_{(\alpha,\lambda)}[\mathbb{1}_{\{I(\mathfrak{X}) \ni \alpha,\lambda\}}] = \mathbb{P}_{(\alpha,\lambda)}(I(\mathfrak{X}) \ni \alpha/\lambda)$$

mit Wahrscheinlichkeit 1, für $k \to \infty$, wenn $\mathfrak{X}^{(1)}, \mathfrak{X}^{(2)}, \dots$ unabhängige Kopien des Vektors $\mathfrak{X}$ beschreiben.

Für gegebene Parameter α und λ lässt sich eine Realisierung von $\mathfrak{X}^{(i)}$ nun schnell mit dem Rechner generieren, und für $k = 1000$ oder 10.000 wird die relative Häufigkeit der realisierten Überdeckungen eine vernünftige Approximation der Überdeckungswahrscheinlichkeit liefern. Dies kann man nun für verschiedene Stichprobengrößen n und abhängig von den Parametern α und λ untersuchen, wie in Abb. 6.3 dargestellt.

Die Frage der Überdeckungswahrscheinlichkeit spiegelt sich in $\{0, 1\}$-wertigen Indikatorvariablen wider, und wir kommen daher mit der punktweisen Argumentation aus Lemma 6.9 aus. Interessieren wir uns allgemeiner für die Verteilung einer reellwertigen Statistik, so ist die allgemeinere Aussage von Glivenko und Cantelli hilfreich. Beispielsweise besagt der Zentrale Grenzwertsatz, dass der Mittelwert unabhängiger Beobachtungen nach Reskalierung gegen die Normalverteilung strebt, wenn die Anzahl n der Beobachtungen zunimmt. Aber wie verteilt sich der Mittelwert bei fester Anzahl n? Vielleicht wissen wir, dass der

Mittelwert im Falle der Normalverteilung auch normalverteilt ist. Aber wie sieht es etwa bei der Gammaverteilung aus? Dazu können wir den Mittelwert einfach wieder zum Beispiel $k = 10.000$-mal realisieren und die empirische Verteilungsfunktion anschauen, welche dann gleichmäßig an der wahren Verteilungsfunktion des Mittelwertes liegen wird.

Die Maximum-Likelihood-Methode

In Kap. 5 haben wir Schätzer bezüglich gewisser Gütekriterien untersucht. Beispielsweise haben wir gesehen, dass im Kontext des Bernoullimodells die relative Häufigkeit $\hat{p}$ ein sinnvoller Schätzer für die Erfolgswahrscheinlichkeit p ist, denn $\hat{p}$ ist konsistent, erwartungstreu und asymptotisch normalverteilt, vgl. Beispiel 4.4. Das Vorgehen war, zunächst intuitiv einen Schätzer als sinnvoll zu behaupten, um dann seine Güte zu prüfen. Nun betrachten wir ein allgemeines Schätzverfahren – die Maximum-Likelihood-Methode –, welches uns selbst Schätzer vorschlägt. Die funktionale Struktur des gewonnenen Schätzers hängt dann zwar vom Modell ab, aber trotzdem werden wir die Gutartigkeit des Verfahrens in einem recht allgemeingültigen Rahmen behaupten können.

7.1 Definition, Beispiele und Eigenschaften

Wir betrachten hier durchweg parametrische Modelle. Ein Modell ist also gegeben durch einen Zufallsvektor $\mathfrak{X} = (X_1, \ldots, X_n)^t$ mit Bildraum $\mathcal{X}$ und eine konkrete Familie $(\nu_\vartheta)_{\vartheta \in \Theta}$ von Verteilungen auf $\mathcal{X}$. Unter jeder Verteilung ν_ϑ besitzt $\mathfrak{X}$ entweder eine Dichte f_ϑ oder Gewichte g_ϑ, anhand derer wir die Verteilung ν_ϑ im Folgenden beschreiben. Um nicht immer zwischen dem Fall von Dichten oder Gewichten unterscheiden zu müssen, bezeichnen wir hier auch Gewichte mit f_ϑ.

© Springer-Verlag GmbH Deutschland, ein Teil von Springer Nature 2019
M. Messer und G. Schneider, *Statistik*, https://doi.org/10.1007/978-3-662-59339-4_7

Definition 7.1 (Likelihood-Funktion)

Es sei ein parametrisches Modell gegeben durch einen Zufallsvektor $\mathfrak{X} = (X_1, \ldots, X_n)^t$ mit Bildraum $\mathcal{X}$ und eine Familie gemeinsamer Dichten bzw. Gewichte $(f_\vartheta)_{\vartheta \in \Theta}$. Dann ist die Likelihood-Funktion eine Abbildung $L : \mathcal{X} \times \Theta \to [0, \infty)$ gegeben durch

$$L(\mathbf{x}, \vartheta) := f_\vartheta(\mathbf{x}). \tag{7.1}$$

Weiter ist die Log-Likelihood-Funktion eine Abbildung $\ell : \mathcal{X} \times \Theta \to [-\infty, \infty)$ via

$$\ell(\mathbf{x}, \vartheta) := \log(L(\mathbf{x}, \vartheta)), \tag{7.2}$$

mit der Konvention $\log(0) := -\infty$.

Sind die Komponenten von $\mathfrak{X}$ unter sämtlichen Verteilungen ν_ϑ unabhängig, dann faktorisieren die Dichten bzw. Gewichte in (7.1): Für $\mathbf{x} = (x_1, \ldots, x_n)^t \in \mathcal{X}$ gilt für alle $\vartheta \in \Theta$, dass

$$L(\mathbf{x}, \vartheta) = \prod_{i=1}^{n} f_\vartheta^{(i)}(x_i),$$

wobei $f_\vartheta^{(i)}$ die entsprechende Randdichte der i-ten Komponente X_i von $\mathfrak{X}$ bezeichne, mit $i = 1, \ldots, n$. Sind die X_i unter allen $\vartheta \in \Theta$ zusätzlich identisch verteilt, dann ist

$$L(\mathbf{x}, \vartheta) = \prod_{i=1}^{n} f_\vartheta^{(1)}(x_i). \tag{7.3}$$

Im Falle der Unabhängigkeit liegt die Bedeutung des Übergangs zur Log-Likelihood-Funktion (7.2) darin, dass sie das Produkt über die Funktionalgleichung des Logarithmus in eine Summe überführt:

$$\ell(\mathbf{x}, \vartheta) = \log\left[\prod_{i=1}^{n} f_\vartheta^{(i)}(x_i)\right] = \sum_{i=1}^{n} \log f_\vartheta^{(i)}(x_i).$$

Konvention und Bedeutung der Likelihood-Funktion: Wir indizieren den wahren unbekannten Parameter in diesem Kapitel fortan mit 0, d.h., wir schreiben ϑ_0 anstatt ϑ. Denn wir müssen nun eine Unterscheidung vornehmen: Zum einen gibt es die wahre unbekannte Verteilung ν_{ϑ_0} von $\mathfrak{X}$ bzw. die wahre Dichte oder die wahren Gewichte f_{ϑ_0}. Zum anderen setzen wir bei Betrachtung der Likelihood-Funktion L den Vektor $\mathfrak{X}$, bzw. $\mathbf{x}$, einfach in sämtliche Dichten bzw. Gewichte f_ϑ ein.

Abb. 7.1 Idee der Maximum-Likelihood-Methode

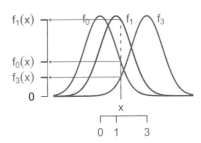

Grund dafür ist die Idee der Maximum-Likelihood-Methode: Für festgehaltenes $\mathbf{x} \in \mathcal{X}$ suche man aus allen Parametern $\vartheta \in \Theta$ nach demjenigen Kandidaten $\hat{\vartheta}(\mathbf{x})$, für den die Likelihood-Funktion $L(\mathbf{x}, \hat{\vartheta}(\mathbf{x}))$ maximal wird. Beispielsweise sehen wir in Abb. 7.1 eine Familie bestehend aus drei Verteilungen $N(\vartheta, 1)$ mit $\vartheta \in \Theta = \{0, 1, 3\}$ und ein einzelnes Datum $\mathbf{x} \in \mathcal{X} = \mathbb{R}$. Für dieses $\mathbf{x}$ ist die Dichte $f_{\vartheta}(\mathbf{x})$ für $\vartheta = 1$ größer als die beiden anderen. Der Wert von $\hat{\vartheta}(\mathbf{x}) = 1$ liefert also unter allen $\vartheta \in \Theta = \{0, 1, 3\}$ den maximalen Wert $L(\mathbf{x}, \hat{\vartheta}(\mathbf{x})) = \max_{\vartheta \in \Theta} L(\mathbf{x}, \vartheta)$ der Likelihood Funktionen. Formal schreiben wir

Definition 7.2 (Maximum-Likelihood-Schätzer)
Es sei ein parametrisches Modell gegeben durch einen Zufallsvektor $\mathfrak{X} = (X_1, \ldots, X_n)^t$ und eine Familie gemeinsamer Dichten bzw. Gewichte $(f_{\vartheta})_{\vartheta \in \Theta}$. Ein Schätzer $\hat{\vartheta}$ für ϑ heißt ein Maximum-Likelihood-Schätzer (engl. maximum likelihood estimator, kurz MLE), wenn gilt

$$L(\mathbf{x}, \hat{\vartheta}(\mathbf{x})) = \max_{\vartheta \in \Theta} L(\mathbf{x}, \vartheta),$$

für alle $\mathbf{x}$ aus dem Bildraum von $\mathfrak{X}$.

Bedeutung: Ein MLE sucht denjenigen Parameter $\vartheta \in \Theta$, für den die Beobachtung $\mathbf{x} = (x_1, \ldots, x_n)^t$ die größte gemeinsame Dichte bzw. das größte Gewicht besitzt.

In der Praxis verwendet man zur Bestimmung eines MLE häufig die Log-Likelihood-Funktion, denn da der Logarithmus streng monoton wächst, gilt für alle $\mathbf{x}$ aus dem Bildraum von $\mathfrak{X}$

$$\arg\max_{\vartheta \in \Theta} L(\mathbf{x}, \vartheta) = \arg\max_{\vartheta \in \Theta} \ell(\mathbf{x}, \vartheta), \tag{7.4}$$

d. h., es ist gleichbedeutend, die Maximierer der Likelihood- oder der Log-Likelihood-Funktion zu bestimmen. Ist der MLE eindeutig, so besteht (7.4) für jedes $\mathbf{x}$ aus genau einem Element – nämlich $\hat{\vartheta}(\mathbf{x})$ –, also dem MLE $\hat{\vartheta}$ ausgewertet bei $\mathbf{x}$.

Wir betrachten nun die Maximum-Likelihood-Methode in drei Beispielen. In allen Beispielen wird ein Modell mit unabhängigen und identisch verteilten Komponenten $X_1, \ldots, X_n$ formuliert. Insbesondere faktorisiert die Likelihood-Funktion nach (7.3). Unsere Aufgabe: Suche zu gegebenem $\mathbf{x} = (x_1, \ldots, x_n)^t$ nach denjenigen Parametern $\vartheta \in \Theta$, die die (Log-) Likelihood-Funktion maximieren.

Beispiel 7.3 (MLE bei der Bernoulli-Verteilung)

Es seien $X_1, \ldots, X_n$ unabhängige und identisch verteilte Zufallsvariable mit $X_1 \sim ber(p_0)$ und $p_0 \in \Theta = [0,1]$. Sei $\mathbf{x} = (x_1, \ldots, x_n)^t \in \{0,1\}^n$. Dann finden wir die Likelihood-Funktion als

$$L(\mathbf{x}, p) = \prod_{i=1}^{n} p^{x_i} (1 - p)^{1 - x_i}.$$

Hier nach p zu differenzieren, wäre unangenehm. Daher berechnen wir die Log-Likelihood-Funktion

$$\ell(\mathbf{x}, p) = \sum_{i=1}^{n} (x_i \log(p) + (1 - x_i) \log(1 - p))$$

$$= \log(p) n \bar{x}_n + \log(1 - p)(n - n\bar{x}_n).$$

Für $p \in (0,1)$ suchen wir die Nullstellen der ersten Ableitung von ℓ

$$\frac{\partial}{\partial p} \ell(\mathbf{x}, p) = \frac{1}{p} n \bar{x}_n - \frac{1}{1 - p}(n - n\bar{x}_n) \overset{!}{=} 0.$$

Das ist äquivalent zu $0 = (1 - p)\bar{x}_n - p(1 - \bar{x}_n) = \bar{x}_n - p$, d. h., der MLE für p_0 ergibt sich als die relative Häufigkeit $\hat{p}(\mathbf{x}) = \bar{x}_n$. Denn offenbar ist $\hat{p}(\mathbf{x})$ das eindeutige Maximum von $L(\mathbf{x}, p)$, da $L(\mathbf{x}, p)$ als Funktion von p stetig und nichtnegativ ist mit $L(\mathbf{x}, 0) = L(\mathbf{x}, 1) = 0$. Letzteres gilt zumindest, wenn $\mathbf{x}$ ungleich $(0, \ldots, 0)^t$ bzw. $(1, \ldots, 1)^t$ ist. Für diese beiden langweiligen Fälle gilt aber $\hat{p}(\mathbf{x}) = 0$ bzw. 1 und $L(\mathbf{x}, p) = (1 - p)^n$ bzw. p^n, d. h., $L(\mathbf{x}, p)$ fällt bzw. steigt streng monoton, also gilt auch hier, dass $\hat{p}(\mathbf{x})$ Maximierer ist.

Beispiel 7.4 (MLE bei der Exponentialverteilung)

Es seien $X_1, \ldots, X_n$ unabhängige und identisch verteilte Zufallsvariable mit $X_1 \sim exp(\lambda_0)$ und $\lambda_0 \in \Theta := (0, \infty)$. Sei $\mathbf{x} = (x_1, \ldots, x_n)^t \in (\mathbb{R}^+)^n$. Die Likelihood-Funktion ergibt sich als

$$L(\mathbf{x}, \lambda) = \prod_{i=1}^{n} \lambda e^{-\lambda x_i} = \lambda^n \exp\left(-\lambda \sum_{i=1}^{n} x_i\right)$$

und weiter die Log-Likelihood-Funktion als

$$\ell(\mathbf{x}, \lambda) = n \log \lambda - \lambda \sum_{i=1}^{n} x_i.$$

Wir suchen wieder Nullstellen der ersten Ableitung

$$\frac{\partial}{\partial \lambda} \ell(\mathbf{x}, \lambda) = \frac{n}{\lambda} - \sum_{i=1}^{n} x_i \overset{!}{=} 0, \tag{7.5}$$

d. h., der MLE für λ_0 ergibt sich als $\hat{\lambda}(\mathbf{x}) = 1/\bar{x}_n$, denn $\ell''(\mathbf{x}, \lambda) = -n/\lambda^2 < 0$ für alle $\lambda > 0$.

Im nächsten Beispiel ist die Likelihood-Funktion nicht differenzierbar.

Beispiel 7.5 (MLE bei der uniformen Verteilung)

Es seien $X_1, \ldots, X_n$ unabhängige und identisch verteilte Zufallsvariable mit $X_1 \sim unif(0, b_0]$ und $b_0 \in \Theta = (0, \infty)$. Sei $\mathbf{x} = (x_1, \ldots, x_n)^t \in (\mathbb{R}^+)^n$. Mit $x_{(n)} = \max\{x_1, \ldots, x_n\}$ ergibt sich die Likelihood-Funktion als

$$L(\mathbf{x}, b) = \prod_{i=1}^{n} f_b(x_i) = \prod_{i=1}^{n} \frac{1}{b} \mathbb{1}_{(0,b]}(x_i) = \frac{1}{b^n} \mathbb{1}_{[x_{(n)}, \infty)}(b).$$

Dabei haben wir in der letzten Gleichung ausgenutzt, dass alle Indikatorfunktionen den Wert 1 annehmen genau dann, wenn alle x_i kleiner b sind (linke Seite), was aber äquivalent dazu ist, dass b größer ist als jedes x_i (rechte Seite). Damit ergibt sich der MLE für b_0 als die maximale Beobachtung $\hat{b}(\mathbf{x}) = x_{(n)}$. Denn die Likelihood-Funktion L ist überhaupt erst echt größer null, wenn b mindestens $x_{(n)}$ ist, aber in diesem Fall fällt es mit wachsendem b, vgl. Abb. 7.2.

Wir diskutieren nun Eigenschaften von MLEs im Zusammenhang der Beispiele.

Abb. 7.2 Likelihood-Funktion
bei der uniformen Verteilung

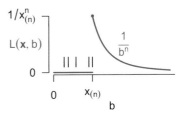

1. Ein MLE muss nicht eindeutig sein. Sei zum Beispiel $n = 1$ und eine Familie bestehend aus zwei uniformen Verteilungen $unif[\vartheta, \vartheta + 1]$ mit $\vartheta \in \{0, 0.5\}$ gegeben. Dann nehmen beide assoziierten Dichten bei zum Beispiel $x = 0.9$ den gleichen Wert 1 an und maximieren damit die Likelihood. In den diskutierten Beispielen 7.3–7.5 dagegen waren die MLEs eindeutig.

2. Ein MLE ist i. Allg. nicht erwartungstreu. Zum Beispiel 7.5 wissen wir, dass $[(n + 1)/n]x_{(n)}$ erwartungstreu für b_0 ist, vgl. Beispiel 5.9. Bezüglich Beispiel 7.4 bemerken wir, dass die Funktion $h : \mathbb{R}^+ \to \mathbb{R}^+$ via $h(x) = 1/x$ konvex ist, sodass nach der Jensen-Ungleichung (Lemma 2.8) folgt, dass

$$\mathbb{E}_{\lambda_0}\left[\hat{\lambda}(\mathfrak{X})\right] = \mathbb{E}_{\lambda_0}\left[\frac{1}{\bar{X}}\right] > \frac{1}{\mathbb{E}_{\lambda_0}[\bar{X}]} = \frac{1}{\mathbb{E}_{\lambda_0}[X_1]} = \frac{1}{1/\lambda_0} = \lambda_0,$$

mit echter Ungleichheit, da $1/\bar{X}$ unter keiner $exp(\lambda)$-Verteilung mit Wahrscheinlichkeit 1 konstant ist.

3. Einen MLE kann man darstellen als Funktion einer suffizienten Statistik S. Dies sehen wir anhand des Satzes von Neyman und Fisher (Satz 5.13) für den Fall eines Modells mit Gewichten sofort: Wegen der Faktorisierung der Likelihood-Funktion der Gestalt

$$L(\mathbf{x}, \vartheta) = f_\vartheta(\mathbf{x}) = r(S(\mathbf{x}), \vartheta) \cdot h(\mathbf{x})$$

genügt es zur Maximierung der Likelihood-Funktion, den Term $r(S(\mathbf{x}), \vartheta)$ zu maximieren, der nur von der suffizienten Statistik $S(\mathbf{x})$ abhängt. Dies gilt im Modell mit Dichten ganz analog (vgl. zum Beispiel Pruscha 2000).

4. Eine weitere schöne Eigenschaft von MLEs ist ihre Invarianz gegen Umparametrisierung. Es sei ein statistisches Modell gegeben durch einen Zufallsvektor $\mathfrak{X}$ mit Bildraum $\mathcal{X}$ und eine Familie gemeinsamer Dichten/Gewichte $(f_\vartheta)_{\vartheta \in \Theta}$, mit $\Theta \subseteq \mathbb{R}^d$. Sei $\Delta \subseteq \mathbb{R}^k$. Unter einer Umparametrisierung des Modells verstehen wir eine bijektive Abbildung $h : \Theta \to \Delta$. Wir setzen $\varphi := h(\vartheta)$ und finden die umparametrisierte Familie $(\tilde{f}_\varphi)_{\varphi \in \Delta}$ gegeben durch

$$\tilde{f}_\varphi := f_{h^{-1}(\varphi)} = f_\vartheta. \tag{7.6}$$

Beide betrachteten Familien sind gleich, aber durch verschiedene Parameter beschrieben. Bezüglich der Familie $(f_\vartheta)_{\vartheta \in \Theta}$ sei nun $\hat{\vartheta}$ ein MLE für ϑ. Dann findet sich hinsichtlich der umparametrisierten Familie $(\tilde{f}_\varphi)_{\varphi \in \Delta}$ ein MLE für φ durch die Komposition

$$\hat{\varphi} := h \circ \hat{\vartheta}, \tag{7.7}$$

d. h. für alle $\mathbf{x} \in \mathcal{X}$ gilt $\hat{\varphi}(\mathbf{x}) = h(\hat{\vartheta}(\mathbf{x}))$. Denn für die Likelihood-Funktion $\tilde{L}$ bezüglich der neuen Parametrisierung gilt für alle $\mathbf{x} \in \mathcal{X}$ nach (7.6) und (7.7), dass $\tilde{L}(\mathbf{x}, \hat{\varphi}(\mathbf{x})) = L(\mathbf{x}, \hat{\vartheta}(\mathbf{x})) \geq L(\mathbf{x}, \vartheta) = \tilde{L}(\mathbf{x}, \varphi)$, und dies ist gerade die definierende Eigenschaft eines MLE für φ.

Wir betrachten Beispiel 7.4, mit $X_1, \ldots, X_n$ unabhängigen und identisch verteilten Zufallsvariablen, mit $X_1 \sim exp(\lambda)$ und $\lambda \in \Theta = (0, \infty)$. Es sei $\mathbf{x} = (x_1, \ldots, x_n)^t \in (\mathbb{R}^+)^n$. Wir hatten die Familie der gemeinsamen Dichten beschrieben durch

$$\left(\prod_{i=1}^{n} \lambda e^{(-\lambda x_i)} \right)_{\lambda \in (0, \infty)}$$

und in dieser Parametrisierung den MLE als $\hat{\lambda}(\mathbf{x}) = 1/\bar{x}_n$ gefunden. Sei nun $h : (0, \infty) \to (0, \infty)$ via $h(\lambda) = 1/\lambda =: \varphi$. Also ist $\lambda = 1/\varphi$, und die umparametrisierte Familie von Dichten ergibt sich als

$$\left(\prod_{i=1}^{n} \frac{1}{\varphi} \exp\left(\frac{1}{\varphi} x_i \right) \right)_{\varphi \in (0, \infty)}.$$

Hier finden wir den MLE von φ als $\hat{\varphi}(\mathbf{x}) = h(\hat{\lambda}(\mathbf{x})) = \bar{x}_n$. Wir erkennen den Charme dieser Parametrisierung: Der MLE ist der Mittelwert und damit erwartungstreu, stark konsistent und asymptotisch normal!

5. In allen Beispielen war der MLE stark konsistent. Für asymptotische Aussagen denken wir dabei wieder an eine Folge $X_1, X_2, \ldots$ von Zufallvariablen, und für $n = 1, 2, \ldots$ betrachten wir das Modell, welches aus der Einschränkung auf die ersten n Zufallsvariablen hervorgeht. Für die Beispiele 7.3 und 7.4 ist die Konsistenz eine direkte Folgerung aus dem Starken Gesetz der großen Zahlen. Für Beispiel 7.5 wenden wir das Borel-Cantelli-Lemma an (siehe Feller 1968): Es sei $\varepsilon \in (0, b_0)$, dann gilt

$$\sum_{i=1}^{\infty} \mathbb{P}_{b_0}(X_i \in [b_0 - \varepsilon, b_0]) = \sum_{i=1}^{\infty} \frac{\varepsilon}{b_0} = \infty,$$

und, da die $(X_i)_i$ unabhängig sind, folgt nach Borel-Cantelli

$$\mathbb{P}_{b_0} \left(\lim_{n \to \infty} X_{(n)} \in [b_0 - \varepsilon, b_0] \right) \geq \mathbb{P}_{b_0} \left(\{ X_i \in [b_0 - \varepsilon, b_0] \} \text{ für unendlich viele i} \right) = 1.$$

Das ist die definierende Eigenschaft der starken Konsistenz, weil ε beliebig klein gewählt werden kann. Wir werden in Abschn. 7.2 allgemeine Bedingungen kennenlernen, die gewisse Konsistenzaussagen im Zusammenhang mit MLEs ermöglichen, siehe auch Satz 7.9.

6. Zudem werden sich unter gewissen Voraussetzungen auch Aussagen über asymptotische Normalität machen lassen, siehe ebenfalls Satz 7.9. In Beispiel 7.3 erkennen wir asymptotische Normalität des MLE schon direkt, denn nach dem Zentralen Grenzwertsatz gilt für $n \to \infty$

$$\sqrt{n}(\hat{p}_n(\mathfrak{X}_n) - p_0) \xrightarrow{d_{p_0}} N(0, p_0(1 - p_0)),$$

wobei wir für die Fälle $p_0 \in \{0, 1\}$ eine $N(0, 0)$-verteilte Zufallsvariable als eine Konstante mit Wert 0 verstehen. In Beispiel 7.4 dagegen konvergiert das Maximum $X_{(n)} = \max(X_1, \ldots, X_n)$ unabhängiger und identisch uniformverteilter Zufallsvariablen unter geeigneter Reskalierung gegen eine Verteilung, die nicht die Normalverteilung ist, siehe Ferguson (1996). Dass dort oben genannter Satz 7.9 nicht greift, liegt im Wesentlichen daran, dass die Likelihood-Funktion am wahren Parameter nicht differenzierbar ist, siehe Abb. 7.2.

7.2   Konsistenz und asymptotische Normalität

Wie wir in den Beispielen 7.3–7.5 gesehen haben, kann ein MLE unter gewissen Bedingungen konsistent und asymptotisch normalverteilt sein. Asymptotische Normalität schreibt sich als

$$\sqrt{n}(\hat{\vartheta}_n(\mathfrak{X}_n) - \vartheta_0) \xrightarrow{d_{\vartheta_0}} N(0, \sigma_{ML}^2),$$

wobei die Anzahl n an Beobachtungen gegen unendlich streben soll. Das Beispiel der uniformen Verteilung aber zeigte, dass die asymptotische Normalverteilung nicht immer zutrifft. Der wesentliche Grund dafür ist, dass die Likelihood-Funktion dort nicht hinreichend glatt ist, vgl. Abb. 7.2. Daher benötigt man sogenannte *Regularitätsbedingungen* an die zugrunde liegende Familie von Dichten bzw. Gewichten, um asymptotische Aussagen machen zu können. Teile dieser Regularitätsbedingungen werden bereits benötigt, um die asymptotische Varianz σ_{ML}^2 des MLE zu formulieren. Diese wird über den Begriff der sogenannten *Fisher-Information* formuliert, in welche Information über die zugrunde liegende Familie von Dichten bzw. Gewichten eingeht.

Um die folgenden recht technischen Begrifflichkeiten nicht zu überladen, betrachten wir den Fall des eindimensionalen Parameterraums $\Theta \subseteq \mathbb{R}^1$.

7.2.1   Die Fisher-Information

Definition 7.6   (Reguläres Modell und Fisher-Information)
Es sei ein parametrisches Modell gegeben durch einen Zufallsvektor $\mathfrak{X}_n = (X_1, \ldots, X_n)^t$ mit Bildraum $\mathcal{X} \subseteq \mathbb{R}^n$ und eine Familie gemeinsamer Dichten bzw. Gewichte $(f_\vartheta)_{\vartheta \in \Theta}$, und $\Theta \subseteq \mathbb{R}$ sei offen. Das Modell heißt regulär, wenn folgende Bedingungen erfüllt sind:

1. *Glattheit: Für alle* $\mathbf{x} \in \mathcal{X}$ *ist die Abbildung* $\vartheta \mapsto \ell(\mathbf{x}, \vartheta)$ *zweimal stetig differenzierbar.*
2. *Vertauschbarkeit: Für alle* $\vartheta \in \Theta$ *gilt für* $j = 1, 2$

$$\int_{\mathcal{X}} \frac{\partial^j}{\partial \vartheta^j} L(\mathbf{x}, \vartheta) \mathrm{d}\mathbf{x} = \frac{\partial^j}{\partial \vartheta^j} \int_{\mathcal{X}} L(\mathbf{x}, \vartheta) \mathrm{d}\mathbf{x} \quad \left(= \frac{\partial^j}{\partial \vartheta^j} \cdot 1 = 0 \right). \tag{7.8}$$

3. *Für alle* $\vartheta_0 \in \Theta$ *ist*

$$I_n(\vartheta_0) := \mathbb{V}ar_{\vartheta_0} \left(\frac{\partial}{\partial \vartheta} \ell(\mathfrak{X}_n, \vartheta_0) \right) \in (0, \infty).$$

Insbesondere heißt die Funktion $I_n : \Theta \to (0, \infty)$ *die Fisher-Informationsfunktion bezüglich* $(f_\vartheta)_{\vartheta \in \Theta}$, *die Auswertung* $I_n(\vartheta_0)$ *bezeichnen wir als Fisher-Information.*

Die Terme $(\partial/\partial \vartheta)\ell(\mathbf{x}, \vartheta)$ und $(\partial^j/\partial \vartheta^j)L(\mathbf{x}, \vartheta)$ sind so zu lesen, dass wir die (Log-) Likelihood-Funktion erst nach ϑ ableiten (evtl. ($j = 2$)-mal) und dann an der Stelle ϑ auswerten. Insbesondere schreibt sich der Ausdruck in 3. als

$$I_n(\vartheta_0) = \mathbb{V}ar_{\vartheta_0} \left(\frac{\partial}{\partial \vartheta} \ell(\mathfrak{X}_n, \vartheta) \Big|_{\vartheta = \vartheta_0} \right),$$

d. h. die abgeleitete Log-Likelihood-Funktion wird am wahren zugrunde liegenden Parameter ϑ_0 betrachtet und durch Einsetzen von $\mathfrak{X}_n$ eine Zufallsvariable, deren Varianz dann unter dem Parameter ϑ_0 bestimmt wird. Zudem verschwindet der Term in Bedingung 2, da wir über den kompletten Bildraum $\mathcal{X}$ integrieren und $L(\mathbf{x}, \vartheta) = f_\vartheta(x)$ für jedes $\vartheta \in \Theta$ eine Dichte ist, deren Integral konstant 1 ist. Im Falle von Gewichten ist hier und im Folgenden die Integration durch Summation zu ersetzen.

Wir werden sehen, dass die asymptotische Varianz σ_{ML}^2 der inversen Fisher-Information $I_n^{-1}(\vartheta_0)$ entspricht (Satz 7.9). Bevor wir die Bedeutung der Fisher-Information genauer diskutieren, stellen wir sie anders dar. In einem regulären Modell heißen

$$S(\mathbf{x}, \vartheta) := \frac{\partial}{\partial \vartheta} \ell(\mathbf{x}, \vartheta) \qquad \text{die Scorefunktion und} \tag{7.9}$$

$$J(\mathbf{x}, \vartheta) := -\frac{\partial}{\partial \vartheta} S(\mathbf{x}, \vartheta) = -\frac{\partial^2}{\partial \vartheta^2} \ell(\mathbf{x}, \vartheta) \quad \text{die Informationsfunktion.} \tag{7.10}$$

Wir bemerken, dass die Fisher-Information die Varianz der Scorefunktion bei ϑ_0 ist, denn per definitionem gilt $I_n(\vartheta_0) = \mathbb{V}ar_{\vartheta_0}(S(\mathfrak{X}_n, \vartheta_0))$.

Zudem löst ein MLE $\hat{\vartheta}_n$ notwendigerweise die *Scoregleichung,* d. h., es gilt für alle $\mathbf{x}$ aus dem Bildraum von $\mathfrak{X}_n$, dass

$$S(\mathbf{x}, \hat{\vartheta}_n(\mathbf{x})) = 0,$$

denn $\hat{\vartheta}_n(\mathbf{x})$ ist ja eine Maximalstelle der Log-Likelihood-Funktion, also eine Nullstelle ihrer Ableitung.

Weiter besagt das nächste Lemma, dass die Fisher-Information dem Erwartungswert der Informationsfunktion entspricht.

Lemma 7.7 (Darstellung der Fisher-Information)
*Es sei ein reguläres Modell gegeben durch einen Zufallsvektor $\mathfrak{X}_n = (X_1, \ldots, X_n)^t$
mit Bildraum $\mathcal{X} \subseteq \mathbb{R}^n$ und eine Familie gemeinsamer Dichten bzw. Gewichte $(f_\vartheta)_{\vartheta \in \Theta}$.
Dann gilt für alle $\vartheta_0 \in \Theta$*

$$i): \quad \mathbb{E}_{\vartheta_0}[S(\mathfrak{X}_n, \vartheta_0)] = 0, \tag{7.11}$$

$$ii): \quad \mathbb{E}_{\vartheta_0}[J(\mathfrak{X}_n, \vartheta_0)] = I_n(\vartheta_0). \tag{7.12}$$

Beweis

i) Es bezeichne die Hochstellung $'$ die partielle Ableitung nach ϑ, d. h. den Operator $\partial/\partial\vartheta$.
   Dann gilt

$$\begin{aligned}
\mathbb{E}_{\vartheta_0}[S(\mathfrak{X}_n, \vartheta_0)] &= \int_{\mathcal{X}} \frac{\partial}{\partial\vartheta} \ell(\mathbf{x}, \vartheta_0) L(\mathbf{x}, \vartheta_0) \mathrm{d}\mathbf{x} \\
&\overset{(*)}{=} \int_{\mathcal{X}} \frac{L'(\mathbf{x}, \vartheta_0)}{L(\mathbf{x}, \vartheta_0)} L(\mathbf{x}, \vartheta_0) \mathrm{d}\mathbf{x} \\
&= \int_{\mathcal{X}} \frac{\partial}{\partial\vartheta} L(\mathbf{x}, \vartheta_0) \mathrm{d}\mathbf{x} \\
&\overset{(7.8)}{=} \frac{\partial}{\partial\vartheta} \int_{\mathcal{X}} L(\mathbf{x}, \vartheta_0) \mathrm{d}\mathbf{x} = 0.
\end{aligned}$$

Dabei haben wir in der vorletzten Gleichung lediglich die Vertauschbarkeitseigenschaft ausgenutzt. Und in $(*)$ wurde die Kettenregel auf den Logarithmus angewendet.
Wir bemerken, dass i. Allg. $\mathbb{E}_{\vartheta_0}[S(\mathfrak{X}_n, \vartheta)] \neq 0$ ist – hier setzen wir die Beobachtungen, deren Verteilung die Dichte f_{ϑ_0} besitzt, explizit in eine falsche Dichte f_ϑ ein –, da sich dann die Likelihood-Funktion auf der rechten Seite von $(*)$ nicht wegkürzt, denn dort tauchen $L(\mathbf{x}, \vartheta)$ und $L(\mathbf{x}, \vartheta_0)$ auf, welche i. Allg. ungleich sind. Dass die Auswertung am wahren Parameter $\mathbb{E}_{\vartheta_0}[S(\mathfrak{X}_n, \vartheta_0)] = 0$ liefert, kann man so interpretieren, dass

die wahre Dichte f_{ϑ_0} die Beobachtung $\mathfrak{X}_n$ erwartungsgemäß am besten beschreibt, im Sinne der Maximierung der Log-Likelihood-Funktion.

ii) Zunächst gilt aufgrund der Vertauschbarkeitseigenschaft

$$\mathbb{E}_{\vartheta_0}\left[\frac{L''(\mathfrak{X}_n, \vartheta_0)}{L(\mathfrak{X}_n, \vartheta_0)}\right] = \int_{\mathcal{X}} \frac{L''(\mathbf{x}, \vartheta_0)}{L(\mathbf{x}, \vartheta_0)} L(\mathbf{x}, \vartheta_0)\mathrm{d}\mathbf{x} = \int_{\mathcal{X}} \frac{\partial^2}{\partial \vartheta^2} L(\mathbf{x}, \vartheta_0)\mathrm{d}\mathbf{x} \stackrel{(7.8)}{=} 0.$$

(7.13)

Damit folgt unter Ausnutzung der Kettenregel $(**)$ und der Quotientenregel $(***)$, dass

$$\mathbb{E}_{\vartheta_0}[J(\mathfrak{X}_n, \vartheta_0)] = -\mathbb{E}_{\vartheta_0}\left[\ell''(\mathfrak{X}_n, \vartheta_0)\right]$$

$$\stackrel{(**)}{=} -\mathbb{E}_{\vartheta_0}\left[\left(\frac{L'(\mathfrak{X}_n, \vartheta_0)}{L(\mathfrak{X}_n, \vartheta_0)}\right)'\right]$$

$$\stackrel{(***)}{=} -\mathbb{E}_{\vartheta_0}\left[\frac{L(\mathfrak{X}_n, \vartheta_0)L''(\mathfrak{X}_n, \vartheta_0) - L'(\mathfrak{X}_n, \vartheta_0)^2}{L(\mathfrak{X}_n, \vartheta_0)^2}\right]$$

$$\stackrel{(7.13)}{=} \mathbb{E}_{\vartheta_0}\left[\left(\frac{L'(\mathfrak{X}_n, \vartheta_0)}{L(\mathfrak{X}_n, \vartheta_0)}\right)^2\right]$$

$$\stackrel{(**)}{=} \mathbb{E}_{\vartheta_0}\left[S(\mathfrak{X}_n, \vartheta_0)^2\right] \stackrel{(7.11)}{=} \mathbb{Var}_{\vartheta_0}(S(\mathfrak{X}_n, \vartheta_0)) = I_n(\vartheta_0).$$

Zur Interpretation der Fisher-Information stellen wir fest, dass diese die erwartete (negative) Krümmung der Log-Likelihood-Funktion am wahren Parameter ist. Ist die Krümmung stark negativ, hat die Likelihood-Funktion im Mittel einen prominenten Gipfel am wahren Parameter. Daher schwankt die Maximalstelle über verschiedene Realisierungen von $\mathfrak{X}_n$ wenig, sodass der Maximierer eine kleine Varianz hat.

In Abb. 7.3 ist die erwartete Log-Likelihood-Funktion $\mathbb{E}_{\vartheta_0}[\ell(\mathfrak{X}_n, \vartheta)]$ durch die mittlere Log-Likelihood-Funktion (rot) approximiert, wobei der punktweise Mittelwert aus den 20 schwarzen Realisierungen von Log-Likelihood-Funktionen $\ell(\mathbf{x}, \vartheta)$ gebildet wurde. Die Funktionen sind gegen den Parameter ϑ aufgetragen. Die betrachteten Realisierungen $\mathbf{x} \in \mathbb{R}^n$ beziehen sich jeweils auf $n = 20$ Ziehungen aus der Exponentialverteilung zum wahren Parameter $\lambda_0 = 2$ (A) und $\lambda_0 = 4$ (B) und sind nicht dargestellt. Wir erkennen, dass die Log-Likelihood-Funktionen am wahren Parameter in Abb. 7.3a viel stärker gekrümmt sind als in Abb. 7.3b. Das Maximum ist in Abb. 7.3a prominenter und weniger variabel, und folglich schwanken die aus den schwarzen Log-Likelihood-Funktionen resultierenden MLEs (vertikalen Striche) viel weniger als in Abb. 7.3b. In der Tat werden wir die inverse Fisher-Information bei der Exponentialverteilung als $I_1(\lambda_0)^{-1} = \lambda_0^2$ errechnen, siehe Beispiel 7.10. Auch das besagt also, dass die asymptotische Varianz des MLE in Abb. 7.3a kleiner ist als in Abb. 7.3b.

Das folgende Lemma besagt, dass die Fisher-Information die schöne Eigenschaft der Additivität besitzt, falls die Beobachtungen als unabhängig und identisch verteilt angenommen werden. Es sei $I_1(\vartheta_0) = \mathbb{Var}_{\vartheta_0}(\ell'(X_1, \vartheta_0))$ die Fisher-Information der

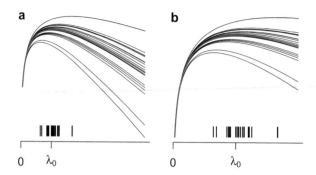

Abb. 7.3 Zur Interpretation der Fisher-Information. Realisierungen der Log-Likelihood-Funktion für jeweils 20 Ziehungen aus der Exponentialverteilung mit Parameter $\lambda_0 = 2$ (**a**) und $\lambda_0 = 4$ (**b**). Rot: Mittlere Log-Likelihood-Funktion. Die MLEs (vertikale Striche) schwanken in **a** weniger als in **b**

Individualbeobachtung. Wir betrachten hier also genau genommen das Modell, das durch Restriktion von $\mathfrak{X}_n = (X_1, \dots, X_n)^t$ auf die erste Komponente X_1 hervorgeht und bilden diesbezüglich die Likelihood-Funktion.

Lemma 7.8 (Additivität der Fisher-Information)
Es sei ein reguläres Modell gegeben durch einen Zufallsvektor $\mathfrak{X}_n = (X_1, \dots, X_n)^t$ und eine Familie gemeinsamer Dichten bzw. Gewichte $(f_\vartheta)_{\vartheta \in \Theta}$. Unter allen Dichten bzw. Gewichten seien die Komponenten von $\mathfrak{X}_n$ unabhängig und identisch verteilt. Dann gilt für alle $\vartheta_0 \in \Theta$

$$I_n(\vartheta_0) = n I_1(\vartheta_0).$$

Beweis Der Grund ist die Funktionalgleichung des Logarithmus. Für $\mathbf{x}_n = (x_1, \dots, x_n)^t$ aus dem Bildraum $\mathcal{X}$ von $\mathfrak{X}_n$ faktorisieren die Dichten wegen der Unabhängigkeit. Es gilt für alle $\vartheta_0 \in \Theta$

$$S(\mathbf{x}_n, \vartheta_0) \overset{(7.3)}{=} \frac{\partial}{\partial \vartheta} \log \left(\prod_{i=1}^{n} f_\vartheta^{(1)}(x_i) \right) \bigg|_{\vartheta = \vartheta_0} = \frac{\partial}{\partial \vartheta} \sum_{i=1}^{n} \log \left(f_\vartheta^{(1)}(x_i) \right) \bigg|_{\vartheta = \vartheta_0}$$

$$=: \sum_{i=1}^{n} S_1(x_i, \vartheta_0).$$

Damit folgt

$$I_n(\vartheta_0) = \mathbb{V}ar_{\vartheta_0}\left(S(\mathfrak{X}_n, \vartheta_0)\right) = \sum_{i=1}^n \mathbb{V}ar_{\vartheta_0}\left(S_1(X_i, \vartheta_0)\right) = n I_1(\vartheta_0).$$

7.2.2 Konsistenz und asymptotische Normalität

Im Hinblick auf asymptotische Aussagen ziehen wir uns im Folgenden auf den Fall eines regulären Modells zurück, in dem die Zufallsvariablen insbesondere unabhängig und identisch verteilt sind. Wir formulieren Bedingungen, die sowohl die Konsistenz als auch die asymptotische Normalität eines Schätzers sichern, welcher die ML-Gleichung löst, d. h. Nullstelle der Scorefunktion ist. Wir fordern die Bedingungen aus Definition 7.6 des regulären Modells und noch etwas mehr.

Satz 7.9 (Asymptotisches Verhalten einer Lösung der ML-Gleichung)
Es sei ein reguläres Modell beschrieben durch die Zufallsvariable X_1 mit Dichte $f_\vartheta^{(1)}$, und $f_\vartheta^{(1)}$ sei Mitglied einer Familie $(f_\vartheta^{(1)})_{\vartheta \in \Theta}$. Dabei sei $\Theta \subseteq \mathbb{R}$ ein offenes Intervall. Für die Familie gelten zusätzlich folgende Aussagen:

i. *Gleichmäßige Beschränktheit: Es existiert eine reellwertige Funktion $M(x_1)$ und eine Konstante K, sodass für alle $\vartheta_0 \in \Theta$ und für alle x_1 aus dem Bildraum von X_1 gilt*

$$\left| \frac{\partial^2}{\partial \vartheta^2} \log L_1(x_1, \vartheta_0) \right| < M(x_1) \quad und \quad \mathbb{E}_{\vartheta_0}[M(X_1)] < K.$$

Dabei ist $L_1(x_1, \vartheta_0) = f_{\vartheta_0}^{(1)}(x_1)$ die Likelihood der Individualbeobachtung x_1.

ii. *Identifizierbarkeit: Falls für $\vartheta, \tilde{\vartheta} \in \Theta$ gilt, dass $f_\vartheta^{(1)} = f_{\tilde{\vartheta}}^{(1)}$, dann ist $\vartheta = \tilde{\vartheta}$.*

Seien $X_1, X_2, \ldots$ unabhängig und identisch verteilt wie oben, und für $n = 1, 2, \ldots$ betrachte man das Modell beschrieben durch die ersten n Zufallsvariablen $\mathfrak{X}_n = (X_1, \ldots, X_n)^t$. Dann existiert eine Folge von Schätzern $(\hat{\vartheta}_n)_{n=1,2,\ldots}$ mit folgenden Eigenschaften:

1. *Nullstelle der Scorefunktion: Unter allen $\vartheta_0 \in \Theta$ gilt für $n = 1, 2, \ldots$*

$$\sum_{i=1}^n \frac{\partial}{\partial \vartheta} \log L_1(X_i, \hat{\vartheta}_n(\mathfrak{X}_n)) = 0 \quad mit\ Wahrscheinlichkeit\ 1.$$

2. *Starke Konsistenz: Unter allen $\vartheta_0 \in \Theta$ gilt für $n \to \infty$*

$$\hat{\vartheta}_n(\mathfrak{X}_n) \to \vartheta_0 \quad \text{mit Wahrscheinlichkeit } 1.$$

3. *Asymptotische Normalität: Für $n \to \infty$ gilt*

$$\sqrt{n}(\hat{\vartheta}_n(\mathfrak{X}_n) - \vartheta_0) \xrightarrow{d_{\vartheta_0}} N(0, I_1^{-1}(\vartheta_0)).$$

Dabei ist die asymptotische Varianz $I_1^{-1}(\vartheta_0)$ die inverse Fisher-Information.

Achtung: Der Satz macht eine Aussage über einen Schätzer, der eine Nullstelle der Sco-regleichung ist. Im Hinblick auf den MLE sind die Inhalte des Satzes nur dann hilfreich, wenn bekannt ist, dass er die eindeutige Nullstelle der Scoregleichung ist. Für einen Beweis siehe Ferguson (1996). Wir geben zwei Heuristiken an. Dabei vermeiden wir die Diskussion um die Existenz der betrachteten Größen und nehmen an, dass $\hat{\vartheta}_n$ eindeutiger MLE ist. Es bezeichne wieder ϑ_0 den wahren unbekannten Parameter.

Heuristik zur Konsistenz Die mit n skalierte Log-Likelihood-Funktion ist gegeben durch

$$\mathscr{L}_n(\mathfrak{X}_n, \vartheta) := \frac{1}{n} \sum_{i=1}^{n} \log f_\vartheta^{(1)}(X_i).$$

Nach dem Starken Gesetz der großen Zahlen gilt für alle $\vartheta \in \Theta$ für $n \to \infty$

$$\mathscr{L}_n(\mathfrak{X}_n, \vartheta) \longrightarrow \mathbb{E}_{\vartheta_0}[\log f_\vartheta^{(1)}(X_1)] =: \mathscr{L}_\infty(\vartheta) \quad \text{mit Wahrscheinlichkeit } 1.$$

Achtung: Wir hatten angenommen, dass ϑ_0 der wahre zugrunde liegende Parameter ist, und daher wird auch der Erwartungswert unter ϑ_0 gebildet. Da $\log(x) \leq x - 1$, folgt für alle $\vartheta \in \Theta$

$$\mathscr{L}_\infty(\vartheta) - \mathscr{L}_\infty(\vartheta_0) = \mathbb{E}_{\vartheta_0}[\log f_\vartheta^{(1)}(X_1) - \log f_{\vartheta_0}^{(1)}(X_1)]$$

$$= \mathbb{E}_{\vartheta_0}\left[\log \frac{f_\vartheta^{(1)}(X_1)}{f_{\vartheta_0}^{(1)}(X_1)}\right]$$

$$\leq \mathbb{E}_{\vartheta_0}^{(1)}\left[\frac{f_\vartheta^{(1)}(X_1)}{f_{\vartheta_0}^{(1)}(X_1)} - 1\right]$$

$$= \int \left(\frac{f_\vartheta^{(1)}(x)}{f_{\vartheta_0}^{(1)}(x)} - 1\right) f_{\vartheta_0}^{(1)}(x)\mathrm{d}x$$

$$= \int f_\vartheta^{(1)}(x)\mathrm{d}x - \int f_{\vartheta_0}^{(1)}(x)\mathrm{d}x$$

$$= 1 - 1 = 0.$$

Der MLE $\hat{\vartheta}_n(\mathfrak{X}_n)$ maximiert $\mathscr{L}_n(\mathfrak{X}_n, \vartheta)$ definitionsgemäß. Da ϑ_0 die Grenzfunktion $\mathscr{L}_\infty(\vartheta)$ maximiert, und da $\mathscr{L}_n(\mathfrak{X}_n, \vartheta) \to \mathscr{L}_\infty(\vartheta)$ mit Wahrscheinlichkeit 1 unter ϑ_0 gilt, scheint die starke Konsistenz von $\hat{\vartheta}_n(\mathfrak{X}_n)$ für ϑ_0 plausibel. Schematisch:

$$\hat{\vartheta}_n(\mathfrak{X}_n) \text{ maximiert } \mathscr{L}_n(\mathfrak{X}_n, \vartheta)$$

$$(\downarrow) \qquad\qquad \downarrow$$

$$\vartheta_0 \text{ maximiert } \mathscr{L}_\infty(\vartheta)$$

Heuristik zur asymptotischen Normalität Nach dem Mittelwertsatz existiert $\hat{\rho}_n = \hat{\rho}_n(\mathfrak{X}_n) \in [\min(\hat{\vartheta}_n(\mathfrak{X}_n), \vartheta_0), \max(\hat{\vartheta}_n(\mathfrak{X}_n), \vartheta_0)]$, sodass

$$\frac{\mathscr{L}_n'(\mathfrak{X}_n, \hat{\vartheta}_n(\mathfrak{X}_n)) - \mathscr{L}_n'(\mathfrak{X}_n, \vartheta_0)}{\hat{\vartheta}_n(\mathfrak{X}_n) - \vartheta_0} = \mathscr{L}_n''(\mathfrak{X}_n, \hat{\rho}_n).$$

Da $\hat{\vartheta}_n(\mathfrak{X}_n)$ die Funktion $\mathscr{L}_n(\mathfrak{X}_n, \vartheta)$ maximiert, folgt $\mathscr{L}_n'(\mathfrak{X}_n, \hat{\vartheta}_n(\mathfrak{X}_n)) = 0$, sodass

$$\sqrt{n}(\hat{\vartheta}_n(\mathfrak{X}_n) - \vartheta_0) = \frac{\sqrt{n}\mathscr{L}_n'(\mathfrak{X}_n, \vartheta_0)}{-\mathscr{L}_n''(\mathfrak{X}_n, \hat{\rho}_n)}. \tag{7.14}$$

Für den Zähler in (7.14) nutzen wir zunächst die Vertauschungsrelation $\mathbb{E}_{\vartheta_0}[\ell_1'(X_1, \vartheta_0)] = 0$. Mit dem Zentralen Grenzwertsatz folgt für $n \to \infty$

$$\sqrt{n}\mathscr{L}_n'(\mathfrak{X}_n, \vartheta_0)$$

$$= \sqrt{n}\left(\frac{1}{n}\sum_{i=1}^n \ell_1'(X_i, \vartheta_0) - \mathbb{E}_{\vartheta_0}[\ell_1'(X_1, \vartheta_0)]\right) \xrightarrow{d_{\vartheta_0}} N\left(0, \mathbb{V}\mathrm{ar}_{\vartheta_0}(\ell_1'(X_1, \vartheta_0))\right)$$

$$= N\left(0, I_1(\vartheta_0)\right).$$

Für den Nenner in (7.14) finden wir aufgrund des Starken Gesetzes der großen Zahlen für alle $\vartheta \in \Theta$ für $n \to \infty$

$$\mathscr{L}_n''(\mathfrak{X}_n, \vartheta) = \frac{1}{n}\sum_{i=1}^n \ell_1''(X_i, \vartheta) \longrightarrow \mathbb{E}_{\vartheta_0}[\ell_1''(X_1, \vartheta)] \qquad \text{mit Wahrscheinlichkeit 1,}$$

unter ϑ_0. Da $\hat{\rho}_n \in [\min(\hat{\vartheta}_n(\mathfrak{X}_n), \vartheta_0), \max(\hat{\vartheta}_n(\mathfrak{X}_n), \vartheta_0)]$, folgt aufgrund der starken Konsistenz des MLE $\hat{\vartheta}_n(\mathfrak{X}_n)$, dass $\hat{\rho}_n \to \vartheta_0$ mit Wahrscheinlichkeit 1 unter ϑ_0. Gilt nun für $n \to \infty$

$$\mathscr{L}_n''(\mathfrak{X}_n, \hat{\rho}_n) \xrightarrow{\mathbb{P}_{\vartheta_0}} \mathbb{E}_{\vartheta_0}[\ell_1''(X_1, \vartheta_0)] \overset{(7.12)}{=} -I_1(\vartheta_0), \qquad (7.15)$$

so folgt mit dem Satz von Slutsky (Satz 2.12) die Konvergenz von (7.14) gegen $N(0, I_1^{-1}(\vartheta_0))$.

Als Anwendungsbeispiel betrachten wir nochmals die Exponentialverteilung.

Beispiel 7.10 (Der MLE bei Exponentialverteilung)

Seien $X_1, X_2 \dots$ unabhängige und identisch verteilte Zufallsvariable mit $X_1 \sim exp(\lambda_0)$ und $\lambda_0 \in \Theta := (0, \infty)$. Im Modell der ersten n Beobachtungen ist der MLE von λ nach Beispiel 7.4 gegeben durch $\hat{\lambda}(\mathbf{x}_n) = 1/\bar{x}_n$, für $\mathbf{x}_n = (x_1, \dots, x_n)^t \in (\mathbb{R}^+)^n$. Insbesondere ist der MLE die eindeutige Lösung der Scoregleichung (7.5).

Dann besagt Satz 7.9 (dessen Bedingungen nachzuprüfen sind) zum einen, was wir schon wussten: $\hat{\lambda}_n(\mathfrak{X}_n)$ ist stark konsistent für λ_0. Weiter berechnen wir für die asymptotische Normalität die Fisher-Information: Es gilt für $x_1 \in (0, \infty)$

$$L(x_1, \lambda) = f_\lambda^{(1)}(x_1) = \lambda e^{-\lambda x_1},$$

$$\ell(x_1, \lambda) = \log f_\lambda(x_1) = \log \lambda - \lambda x_1,$$

$$S(x_1, \lambda) = \frac{\partial}{\partial \lambda} \ell(x_1, \lambda) = \frac{1}{\lambda} - x_1,$$

$$J(x_1, \lambda) = -\frac{\partial^2}{\partial \lambda^2} \ell(x_1, \lambda) = \frac{1}{\lambda^2},$$

$$I_1(\lambda_0) = \mathbb{E}_{\lambda_0}[J(X_1, \lambda_0)] = \frac{1}{\lambda_0^2}.$$

Der Satz liefert dann die asymptotische Normalität des MLE

$$\sqrt{n}(\hat{\lambda}_n(\mathfrak{X}_n) - \lambda_0) \xrightarrow{d_{\lambda_0}} N(0, \lambda_0^2).$$

Um ein asymptotisches Konfidenzintervall zu konstruieren, müssen wir die Varianz λ_0^2 konsistent schätzen. Da $\hat{\lambda}_n(\mathfrak{X}_n) = 1/\bar{X}_n$ stark konsistent für λ_0 ist, nutzen wir sein Quadrat $\hat{\lambda}_n^2(\mathfrak{X}_n)$, und finden mit dem Satz von Slutsky für $n \to \infty$

$$\sqrt{n}\bar{X}_n \left(\frac{1}{\bar{X}_n} - \lambda_0 \right) \xrightarrow{d_{\lambda_0}} N(0,1).$$

Sei $\alpha \in (0,1)$ und q das $1 - \alpha/2$-Quantil der $N(0, 1)$-Verteilung. Dann ist

$$I_n(\mathbf{x}_n) = \left[\frac{1}{\bar{x}_n} - q \cdot \frac{1}{\sqrt{n}\bar{x}_n}, \frac{1}{\bar{x}_n} + q \cdot \frac{1}{\sqrt{n}\bar{x}_n} \right]$$

ein asymptotisches $(1 - \alpha)$-Konfidenzintervall für λ_0.

7.3   Dialog: Schätzmethoden

Ein Kommilitone von Ihnen trifft auf einer Medizinerparty eine Gruppe von Doktoranden aus der Hirnforschung. Für dieses Thema hat sich Ihr Kollege schon immer interessiert und verwickelt die Gruppe deshalb in ein Gespräch über ihre Forschungsprojekte. Eine Doktorandin berichtet, dass sie in ihren Studien einzelne Nervenzellen beobachtet. Dabei misst sie die Zeitpunkte, zu denen eine Zelle einen sogenannten *spike* – eine kurze elektrische Entladung – aussendet. Um Unterschiede zwischen verschiedenen Zellen zu finden, würde sie die Zeitreihe dieser Zeitpunkte – ein sogenannter *spike train* – und ihre Eigenschaften gerne zusammenfassen. Doch da tun sich schon einige Schwierigkeiten auf. Die Doktorandin (**D**) zeigt Ihrem Kollegen (**K**) eine Abbildung ihrer Daten auf dem Handy (Abb. 7.4).

D: Schau mal hier... Ich denke, das müsste eigentlich ganz einfach sein. Meine Kollegen machen das ständig und sagen, die Verteilung der Wartezeiten zwischen *spikes* kann man mit einer sogenannten Gammaverteilung beschreiben. Du bist doch Mathematiker, kannst du mir das erklären?

K: Na klar! Eine Gammaverteilung könnte geeignet sein, denn sie ist schon mal nur auf den positiven reellen Zahlen definiert.

Das sagt ihr nun erst mal gar nichts.

D: Das klingt ja sehr professionell, aber jetzt mal ehrlich, was heißt das denn?

K: Das heißt, dass gammaverteilte Größen immer größer als null sind – was man ja auch braucht bei Wartezeiten, die sind ja auch nie negativ.

D: Okay, das ist schon mal logisch. Aber da muss doch noch mehr dran sein... Zum Beispiel verstehe ich nicht, wie eine einzige Verteilung diese beiden total verschiedenen Datensätze beschreiben kann.

Das ist natürlich eine gute Frage. Ihr Kollege erklärt:

K: Ja, das ist so: Die Gammaverteilung bildet eigentlich eine ganze Familie von Verteilungen, denn sie hat zwei Parameter.

Um das zu erläutern, zeichnet er schnell eine grobe Skizze von Abb. 6.3. Dann fährt er fort:

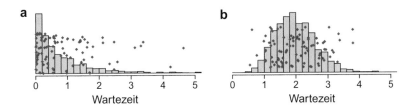

Abb. 7.4 Zwei Verteilungen der Wartezeiten zwischen *spikes*

K: Interessant ist, dass man mit diesen zwei Parametern ganz unterschiedliche Verteilungen mit verschiedener Form und verschiedenem Mittelwert erhalten kann, eben genau wie in deinen echten Daten.

Die Doktorandin ist mit dieser Information sehr glücklich und wähnt ihr Problem schon fast gelöst.

D: Und die Unterschiede in den Parametern zeigen mir dann die Unterschiede zwischen den Zellen, ja? Wenn ich die messen könnte, wäre das ja fantastisch! Kannst du mir vielleicht sagen, wie das geht?

Ihr Kollege erinnert sich an die Maximum-Likelihood-Methode und denkt, dass er ihr damit eigentlich weiterhelfen können müsste.

K: In der Statistik spricht man weniger von einer Messung als von einer Schätzung der Parameter, aber ja, die Frage, wie man das macht, ist genau richtig… Ich glaube, ich hab' da auch schon eine Idee. Letzte Woche haben wir in der Vorlesung eine Methode kennengelernt, die ziemlich allgemein einsetzbar ist – sie heißt Maximum Likelihood. Die müsste hier auch funktionieren.

Die Doktorandin ist begeistert.

D: Ach sehr cool, von Maximum Likelihood habe ich tatsächlich auch schon gehört! Sag mal, könntest du das vielleicht für mich ausrechnen und mir eine Formel schicken, mit der ich die Parameter schätzen kann? Das wäre wirklich toll…

Optimistisch verspricht Ihr Kollege:

K: Na klar! Das müsste schnell gehen, vielleicht kann ich dir die Ergebnisse schon morgen schicken.

Ihr Kommilitone ist voller Elan und glaubt, das Problem seiner neuen Bekannten schnell und leicht in den Griff zu bekommen. Ableiten und Nullsetzen sollte ja zu schaffen sein. Doch schon am nächsten Tag kommen ihm langsam Zweifel. Als er die Likelihood- und Log-Likelihood-Funktion ansieht, bemerkt er, dass die Likelihood-Funktion

$$L(x, (\alpha, \lambda)^t) = \frac{\lambda^\alpha}{\Gamma(\alpha)} x^{\alpha-1} \exp(-\lambda x)$$

die unangenehme Gammafunktion $\Gamma(\alpha)$ enthält. Diese abzuleiten und nach α aufzulösen, ist ziemlich schwierig. Da er nicht weiß, wie er vorgehen soll, wendet er sich mit dieser Frage an die Betreuerin (**B**) seiner Bachelorarbeit.

K: Gestern Abend habe ich einer Medizinerin versprochen, Schätzer für die Parameter der Gammaverteilung auszurechnen, aber jetzt habe ich gemerkt, dass das mit Maximum Likelihood gar nicht so einfach ist. Kannst Du mir vielleicht helfen?

Seine Betreuerin weiß natürlich, wo das Problem liegt.

B: Da hast du ein mathematisch nicht so leicht zugängliches Beispiel erwischt. Hier sucht man im zweidimensionalen Parameterraum den Maximierer. Das Standardvorgehen, bei dem man die partiellen Ableitungen null setzt, funktioniert aber zumindest beim Formparameter α leider nicht mehr, sodass die Lösung keine geschlossene Form hat. Hier muss uns der Rechner weiterhelfen und die Likelihood numerisch maximieren.

Ihr Kollege ist ein wenig entmutigt und bereut sein vorschnelles Versprechen vom gestrigen Abend.

K: Oh... Da muss man ja richtig programmieren. Da habe ich meiner Medizinerkollegin dann wohl zu viel versprochen. Ich dachte, ich kann ihr einfach eine Formel für die beiden Parameterschätzer geben, die sie dann auf alle Datensätze anwenden kann.

B: Leider ist das für den MLE bei der Gammaverteilung nicht möglich. Das ist eigentlich nicht schlimm, da es geeignete Methoden zur mehrdimensionalen Maximierung gibt und sich diese zur Bestimmung von MLEs auch lohnen. Wegen der guten asymptotischen Eigenschaften hat man mit MLEs dann ein mächtiges statistisches Werkzeug an der Hand.

Sie hat aber noch einen anderen Vorschlag:

B: Für deine Anwendung gibt es aber auch eine Alternative, um die Parameter zu schätzen. Und die ist noch um einiges einfacher anwendbar. Sie heißt die Momentenmethode und liefert die Momentenschätzer.

Ihr Kollege schaltet sofort.

K: Moment mal, Momente... hat das etwas mit den Momenten der Verteilung zu tun?

B: Ja, genau! Die Momentenmethode ist ganz leicht und tut nichts anderes, als die Momente der Verteilung, also $\mathbb{E}[X^k]$, die ja Funktionen der Parameter sind, mit den empirischen Momenten $(1/n) \sum x_i^k$ zu identifizieren. Damit werden Gleichungssysteme aufgestellt, die man nach den Parametern auflösen kann. Die Gammaverteilung hat erstes Moment (also Erwartungswert) α/λ und Varianz α/λ^2. Statt des zweiten Moments nimmt man wegen des Varianzzerlegungssatzes oft einfach die Varianz, da man ja schon den Erwartungswert mit dem Mittelwert identifiziert. Wir denken also etwa wie folgt:

$$\frac{\alpha}{\lambda} = \mathbb{E}_{(\alpha,\lambda)}[X_1] \approx \bar{x}$$
$$\frac{\alpha}{\lambda^2} = \mathbb{V}ar_{(\alpha,\lambda)}[X_1] \approx \frac{1}{n} \sum (x_i - \bar{x})^2 =: \hat{\sigma}^2(x).$$

Ihr Kollege ist begeistert.

K: Oh krass, und dann muss ich nur noch das einfache Gleichungssystem lösen? Moment mal, dann bekomme ich einfach $\bar{x}/\hat{\sigma}^2$ als Schätzung für λ und $\bar{x}^2/\hat{\sigma}^2$ als Schätzung für α, richtig?

B: Ganz genau, die Momentenschätzer sind $\hat{\alpha}(x) = \bar{x}^2/\hat{\sigma}^2(x)$ und $\hat{\lambda}(x) = \bar{x}/\hat{\sigma}^2(x)$, und schon sind wir fertig!

K: Das ist natürlich perfekt! Das sind schöne einfache Formeln, die ich super weitergeben kann...

Auf den zweiten Blick scheint ihm das dann aber doch ein bisschen zu einfach. Etwas skeptisch fragt er:

K: Aber bringt's das? Wie sieht es denn aus mit den Eigenschaften der Momentenschätzer?

B: Nun ja, zum einen kann man sich auf die Eigenschaften der empirischen Momente berufen, die ja Mittelwerte sind, sodass man zum Beispiel die Konsistenz direkt sehen kann. Auch die asymptotische Normalität kann man mithilfe der sogenannten Delta-Methode angehen. Dazu könntest Du zum Beispiel in Bishop et al. (1975); Ferguson (1996) oder van der Vaart (1998) nachlesen.

K: Und wenn die Eigenschaften so schön sind, warum benutzt man dann nicht immer die Momentenmethode?

B: Über MLEs kann man noch etwas bessere Eigenschaften zeigen. Vor allem, dass MLEs in gewisser Weise optimal sind, und zwar in dem Sinne, dass ein MLE zumindest asymptotisch unter allen unverzerrten Schätzern die kleinste Varianz besitzt. Die sogenannte Cramer-Rao-Schranke gibt eine untere Schranke für die asymptotische Varianz eines Schätzers, und diese ist gerade die asymptotische Varianz beim MLE (siehe etwa Ferguson 1996).

Jetzt weiß Ihr Kollege wie er helfen kann. Er ist froh, dass er der Doktorandin doch nicht zu viel versprochen hat, und macht sich gleich an die Arbeit.

Grundidee und Beispiele statistischer Tests

8

Nachdem wir uns bisher vor allem mit der Schätzung unbekannter Parameter beschäftigt haben, widmen wir uns nun der Grundidee statistischer Hypothesentests. Es geht dabei wieder darum, die Unwahrscheinlichkeit von Beobachtungen zu beurteilen. Diese Denkweise kennen wir schon von den Konfidenzintervallen aus Kap. 6. Im Folgenden führen wir die Schritte des statistischen Testens anhand des Einführungsbeispiels aus Kap. 1 ausführlich ein.

8.1 Idee des statistischen Hypothesentests am Einführungsbeispiel

Wir betrachten zunächst nochmals das Einführungsbeispiel, in dem der Anteil aller Studierenden geschätzt werden sollte, die eine Party besuchen werden. Nehmen wir an, dass aus allen Studierenden rein zufällig $n = 60$ Personen befragt wurden, ob sie die Party besuchen werden. Ihre Antwort ist im Vektor $\mathbf{x} = (x_1, \ldots, x_n)^t$ festgehalten. Ein Eintrag ist mit 1 kodiert, wenn die Person angegeben hat, die Party besuchen zu wollen, und mit 0 sonst. Angenommen, es möchten $\sum x_i = 35$, also ein Anteil von etwa $\hat{p}(\mathbf{x}) \approx 0.58$, die Party besuchen. Da der bisherige Raum aber nur für einen Anteil von etwa 40 % der Studierenden ausgelegt ist, stellt sich die Frage, ob die Abweichung $|\hat{p}(\mathbf{x}) - p^{(0)}|$ vielleicht durch Zufall zu erklären ist, oder ob die Beobachtungen Anlass geben, am Wert $p^{(0)} = 0.4$ zu zweifeln. Dieser Art von Fragen gehen *statistischen Hypothesentests* nach. Sie verwenden folgende Schritte:

1. *Wahl des Modells:* Man wählt ein zu den Beobachtungen passendes statistisches Modell. Wir wählen das Bernoullimodell, in dem $\mathfrak{X} = (X_1, \ldots, X_n)^t$ unabhängige, identisch Bernoulli-verteilte Komponenten hat, d. h., insbesondere ist $X_1 \sim ber(p)$, mit $p \in \Theta = (0,1)$. Da der Anteil an Partybesuchern in der Stichprobe weder 0 noch 1 ist, können wir $p = 0$ und $p = 1$ sowieso ausschließen.

© Springer-Verlag GmbH Deutschland, ein Teil von Springer Nature 2019
M. Messer und G. Schneider, *Statistik*, https://doi.org/10.1007/978-3-662-59339-4_8

2. *Formulierung von Hypothesen:* Im Rahmen des Modells formulieren wir nun Hypothesen. Die Behauptung, der wahre Parameter sei $p^{(0)} = 0.4$, nennen wir die zu testende *Nullhypothese H_0*. Sämtliche anderen Möglichkeiten für p bilden die sogenannte Alternativhypothese H_A, kurz:

$$H_0 : \quad p \in \{0.4\},$$
$$H_A : \quad p \in \Theta \backslash \{0.4\}.$$

Sprechweise: Wir testen die Nullhypothese, dass der wahre Anteil der Partybesucher in der Population bei $p^{(0)} = 0.4$ liegt.

3. *Wahl einer Teststatistik:* Wir wählen eine Statistik T, die die Abweichung der Beobachtungen $\mathbf{x}$ von der Behauptung quantifizieren soll. Wir wählen

$$T(\mathbf{x}) := \hat{p}(\mathbf{x}) - p^{(0)},$$

für $\mathbf{x} \in \{0, 1\}^n$. Der Bildraum Γ von T ist gegeben durch $\Gamma = \{-p^{(0)}, -p^{(0)} + 1/n, \ldots, -p^{(0)} + 1\} = \{-0.4, \ldots, 0.6\}$, siehe Abb. 8.1. Die Denkweise ist, dass die Statistik einen ‚extremen' (hier: einen betragsmäßig großen) Wert annehmen soll, wenn die Beobachtungen nicht mit der Behauptung verträglich sind. Im Kontext der Hypothesentests nennen wir eine Statistik eine *Teststatistik*. Für unsere Beobachtungen gilt $T(\mathbf{x}) \approx 0.18$.

4. *Wahl eines Ablehnungsbereichs:* Wir teilen nun den Bildraum Γ von T auf in einen Ablehnungsbereich $\mathcal{R}$ und einen Rest $\mathcal{R}^c = \Gamma \backslash \mathcal{R}$. Die Idee ist, dass damit eine Vorschrift eingeführt wird, auf Basis derer wir entscheiden, ob eine Abweichung als extrem klassifiziert wird: Fällt die auf den Beobachtungen basierende Statistik $T(\mathbf{x})$ in $\mathcal{R}$, dann sagt man, die Nullhypothese wird abgelehnt.

$$T(\mathbf{x}) \in \mathcal{R} \quad \Rightarrow \quad H_0 \text{ wird abgelehnt.}$$
$$T(\mathbf{x}) \notin \mathcal{R} \quad \Rightarrow \quad H_0 \text{ wird nicht abgelehnt.}$$

Damit diese Denkweise Sinn ergibt, ist der Ablehnungsbereich an die Randbereiche des Bildraums Γ zu legen. Denn falls die Beobachtungen nicht mit der Nullhypothese verträglich sind, so wird die Teststatistik $T(x)$ ja extreme Werte annehmen. Wir wählen hier $\mathcal{R} := \{-p^{(0)}, \ldots, -q\} \cup \{q, \ldots, -p^{(0)} + 1\}$, siehe Abb. 8.1, roter Bereich. Für unsere Beobachtungen gilt damit, dass wir die Nullhypothese ablehnen, falls $T(\mathbf{x}) = 0.18 > q$ gilt.

5. *Wahl des Signifikanzniveaus:* Wir wählen $\alpha \in (0, 1)$ und stellen eine zusätzliche Bedingung an den Ablehnungsbereich: $\mathcal{R}$ soll möglichst groß, d.h., q möglichst klein sein, sodass gerade noch gilt, dass

$$\mathbb{P}_{0.4}(T(\mathfrak{X}) \in \mathcal{R}) \leq \alpha. \tag{8.1}$$

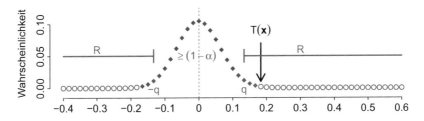

Abb. 8.1 Ablehnungsbereich im Einführungsbeispiel mit $\alpha = 0.05$

Interpretation: Wenn die Nullhypothese stimmt, dann machen wir in höchstens $(\alpha \cdot 100)\,\%$ der Fälle einen Fehler und lehnen die Nullhypothese fälschlicherweise ab. Wir nennen α das Signifikanzniveau des Tests. Es ist vor Betrachtung der Beobachtungen zu wählen und quantifiziert, wie konservativ wir bei der Beurteilung der Unverträglichkeit der Beobachtungen mit der Nullhypothese sind. Prominente Kandidaten sind $\alpha = 0.05, 0.01$ oder 0.001. Die Bedingung (8.1) ist also über die Verteilung der Teststatistik $T(\mathfrak{X})$ unter der Nullhypothese gegeben: In Abb. 8.1 fangen also die blauen Gewichte gerade mindestens $1 - \alpha$ der Masse dieser Verteilung ein.

5. *Auswertung der Beobachtungen:* Bei unserer Betrachtung ergibt sich mit $\alpha = 0.05$ ein Wert von $q = 8/n \approx 0.13$, und damit fällt $T(\mathbf{x}) = 0.18$ in den Ablehnungsbereich $\mathcal{R}$ (siehe auch Abb. 8.1). Sprechweise: Die Nullhypothese wird auf dem 5 % Niveau abgelehnt. Bei einer Wahl von $\alpha = 0.01$ bzw. $\alpha = 0.001$ wären wir strenger, denn q ergäbe sich als $10/n \approx 0.17$ bzw. $13/n \approx 0.22$ d. h., der Ablehnungsbereich würde sukzessive kleiner. Mit $T(\mathbf{x}) = 0.18$ würde die Nullhypothese auch auf dem 1 %-Niveau, nicht aber auf dem 0.1 %-Niveau abgelehnt.

Wichtig ist, dass wir erkennen, dass das Prozedere eines Hypothesentests keine Wahrheiten (nicht einmal Wahrscheinlichkeiten) über die Hypothesen liefert, sondern lediglich eine Entscheidungsregel beschreibt, anhand derer wir die Verträglichkeit der Beobachtungen mit der Nullhypothese klassifizieren. Außerdem betonen wir, dass durch die Bedingung (8.1) insbesondere Kenntnis über die Verteilung der Teststatistik unter der Nullhypothese vorausgesetzt wird. Wir formulieren den Hypothesentest nun formal.

Definition 8.1 (Hypothesentest)
Es sei ein statistisches Modell gegeben durch einen Zufallsvektor $\mathfrak{X} = (X_1, \ldots, X_n)^t$ mit Bildraum $\mathcal{X}$ und eine Verteilungsfamilie $(\nu_\vartheta)_{\vartheta \in \Theta}$. Es sei $\Theta_0 \subseteq \Theta$ und $\alpha \in (0, 1)$. Zudem sei $T : \mathcal{X} \to \Gamma$ eine Statistik und $\mathcal{R} \subseteq \Gamma$. Dann heißt T eine Teststatistik eines Tests der Nullhypothese

$$H_0 : \vartheta \in \Theta_0$$

zum Signifikanzniveau α mit Ablehnungsbereich $\mathcal{R}$, falls für alle $\vartheta \in \Theta_0$ gilt, dass

$$\mathbb{P}_\vartheta(T(\mathfrak{X}) \in \mathcal{R}) \leq \alpha. \tag{8.2}$$

Wir denken meist konkret an reellwertige Teststatistiken, d. h., $\Gamma \subseteq \mathbb{R}$. Wir nennen zudem $H_A : \vartheta \in \Theta \backslash \Theta_0$ die Alternativhypothese. Die Formulierung von Hypothesen ist also eine Zerlegung von Θ in Θ_0 und $\Theta \backslash \Theta_0$. Somit denken wir uns die Verteilungsfamilie $(\nu_\vartheta)_{\vartheta \in \Theta}$ aufgeteilt in zwei Teilfamilien $(\nu_\vartheta)_{\vartheta \in \Theta_0}$ und $(\nu_\vartheta)_{\vartheta \in \Theta \backslash \Theta_0}$. Im vorherigen Beispiel hatten wir es mit der einelementigen Nullhypothese $H_0 : p^{(0)} \in \{0.4\}$ zu tun.

Die definierende Eigenschaft (8.2) eines Hypothesentests besagt, dass die Teststatistik höchstens mit Wahrscheinlichkeit α in den Ablehnungsbereich $\mathcal{R}$ fallen darf, und zwar unter allen Kandidatenverteilungen ν_ϑ, die der Nullhypothese $\vartheta \in \Theta_0$ zugeordnet sind. Da die Wahl des Ablehnungsbereichs $\mathcal{R}$ auch von α abhängt, schreiben wir manchmal auch $\mathcal{R}(\alpha)$.

Notation Gilt eine Aussage über eine Statistik unter allen Verteilungen, die der Nullhypothese $H_0 : (\nu_\vartheta)_{\vartheta \in \Theta_0}$ zugeordnet sind, so deuten wir das häufig durch die Formulierung des Index H_0 an, und die Sprechweise ist dann, dass die entsprechende Eigenschaft unter H_0 gilt. Beispielsweise schreiben wir (8.2) als $\mathbb{P}_{H_0}(T(\mathfrak{X}) \in \mathcal{R}) \leq \alpha$ und sagen, dass die Teststatistik unter der Nullhypothese mit Wahrscheinlichkeit höchstens α in den Ablehnungsbereich $\mathcal{R}$ fällt. Diese Schreib- und Sprechweise vererbt sich dann auf sämtliche Kenngrößen der Verteilung wie etwa den Erwartungswert $\mathbb{E}_{H_0}[\cdot]$ oder die Varianz $\mathbb{V}\text{ar}_{H_0}(\cdot)$. Analog schreiben wir $\overset{H_0}{\sim}$ für die Gleichheit in Verteilung, sowie $\overset{d_{H_0}}{\longrightarrow}$ für die Verteilungskonvergenz.

Wir bemerken: Ist die Teststatistik unter H_0 stetig und unter allen mit H_0 assoziierten Verteilungen identisch verteilt, so können wir $\mathcal{R}$ so wählen, dass in (8.2) Gleichheit gilt. Ist beispielsweise der Bildraum der Statistik reellwertig, so könnte man $\mathcal{R} = (-\infty, q_{\alpha/2}] \cup [q_{1-\alpha/2}, \infty)$ wählen, wobei q_α das α-Quantil der Verteilung der Teststatistik unter H_0 bezeichnet. Denn bei dieser Wahl fällt die Teststatistik offenbar genau mit Wahrscheinlichkeit α in den Ablehnungsbereich $\mathcal{R}$, wenn H_0 stimmt.

Der P-Wert und ein- und zweiseitiges Testen Im Kontext von Hypothesentests ist die Wahl des Signifikanzniveaus α willkürlich. Daher wird in der Praxis häufig der sogenannte P-Wert bestimmt, der ohne die explizite Wahl von α auskommt. Der P-Wert ist eine Statistik. Intuitiv beschreibt er die Wahrscheinlichkeit, einen ‚mindestens so extremen' Wert der zugrunde liegenden Teststatistik $T(\mathfrak{X})$ zu beobachten wie $T(\mathbf{x})$, wenn die Nullhypothese stimmt. Ist diese Wahrscheinlichkeit klein, so interpretieren wir die Beobachtungen $\mathbf{x}$ als nur schwer mit der Nullhypothese verträglich. In Abb. 8.1 ist der P-Wert gegeben durch die Summe sämtlicher Gewichte, die durch einen Kreis gekennzeichnet sind. Wir erkennen direkt, dass er kleiner ist als der α-Fehler von 5 %, was der Summe aller roten Gewichte entspricht.

Wir definieren den P-Wert für zwei Standardfälle. Diese Formulierungen hängen insbesondere von der konzeptionellen Wahl des Ablehnungsbereichs $\mathcal{R}$ ab, genauer davon, wo $\mathcal{R}$ innerhalb des Bildraums Γ der Teststatistik T positioniert ist. Das ergibt Sinn, denn $\mathcal{R}$ gibt ja an, ob die Auswertung $T(\mathbf{x})$ als extrem klassifiziert wird, und auch der P-Wert ist über die Denkweise der extremen Beobachtung motiviert.

Wir nehmen an, dass der Bildraum Γ der Teststatistik $T(\mathfrak{X})$ ein Intervall bildet. Der P-Wert wird über die Verteilung von $T(\mathfrak{X})$ formuliert, und dafür gehen wir davon aus, dass diese Verteilung unter allen mit der Nullhypothese H_0 assoziierten Kandidatenverteilungen gleich ist. Der P-Wert wird typischerweise in einer der beiden folgenden Weisen definiert:

1. Der Ablehnungsbereich $\mathcal{R}$ liegt an beiden Rändern von Γ, d. h., sowohl extrem kleine als auch extrem große Werte von $T(\mathbf{x})$ sprechen gegen die Nullhypothese. In diesem Fall sprechen wir von einem *zweiseitigen* Test, und der P-Wert ist definiert durch

$$P(\mathbf{x}) := \mathbb{P}_{H_0}(|T(\mathfrak{X}) - m_{H_0}| \geq |T(\mathbf{x}) - m_{H_0}|), \tag{8.3}$$

wobei m_{H_0} den Median der Verteilung von $T(\mathfrak{X})$ unter H_0 bezeichne.

2. Der Ablehnungsbereich $\mathcal{R}$ liegt an genau einem der Ränder von Γ. In diesem Fall sprechen wir von einem *einseitigen* Test. Liegt $\mathcal{R}$ am linken Rand von Γ, so setzen wir

$$P(\mathbf{x}) := \mathbb{P}_{H_0}(T(\mathfrak{X}) \leq T(\mathbf{x})).$$

Liegt $\mathcal{R}$ am rechten Rand von Γ, so definieren wir analog $P(\mathbf{x}) := \mathbb{P}_{H_0}(T(\mathfrak{X}) \geq T(\mathbf{x}))$.

In unserem obigen Beispiel haben wir es mit einem zweiseitigen Test zur einelementigen Nullhypothese $H_0 : p \in \{0.4\}$ zu tun, und da der Median $m_{H_0} = 0$ von $T(\mathfrak{X})$ unter H_0 verschwindet, schreibt sich der P-Wert als $p(\mathbf{x}) = \mathbb{P}_{0.4}(|T(\mathfrak{X})| \geq |T(\mathbf{x})|) \approx 0.002$.

Es ist $P(\mathbf{x}) \leq \alpha$ äquivalent dazu, dass $T(\mathbf{x}) \in \mathcal{R}$, und folglich lehnen wir H_0 genau dann ab, wenn der P-Wert kleiner als α ist. Wenn $P(\mathbf{x}) \leq \alpha$, so verwendet man häufig die Formulierung: Die beobachtete Diskrepanz zur Nullhypothese war zum Niveau α signifikant. Ist sogar $P(\mathbf{x}) \leq 0.01$, so spricht man auch von einer ,hoch signifikanten' Diskrepanz. Ist $P(\mathbf{x}) > \alpha$, so sagt man analog, dass die Diskrepanz (auf dem $(\alpha \cdot 100)$ % Niveau) nicht signifikant war.

α- und β-Fehler und die Testmacht Im Kontext eines Hypothesentests, siehe Definition 8.1, nennen wir

$$\sup_{\vartheta \in \Theta_0} \mathbb{P}_\vartheta(T(\mathfrak{X}) \in \mathcal{R})$$

den α-*Fehler* (oder auch Fehler erster Art). Er bezeichnet die Wahrscheinlichkeit, die Nullhypothese fälschlicherweise zu verwerfen. Nach Konstruktion des Tests ist der α-Fehler durch das Signifikanzniveau α beschränkt.

Für $\vartheta \in \Theta \backslash \Theta_0$ setzen wir

$$\beta(\vartheta) := \mathbb{P}_\vartheta (T(\mathfrak{X}) \notin \mathcal{R}).$$

Diese Größe, oft auch β-Fehler oder Fehler zweiter Art genannt, bezeichnet also die Wahrscheinlichkeit, dass die Nullhypothese fälschlicherweise *nicht* abgelehnt wird, obwohl die wahre Verteilung der Alternativhypothese zugeordnet ist. Die Größe $1 - \beta(\vartheta)$ heißt auch die *Testmacht* unter ϑ.

Asymptotische Tests In der Praxis kommt es häufig vor, dass man die Verteilung der Teststatistik unter der Nullhypothese nicht ausrechnen kann. Häufig lässt sie sich aber durch bekannte Verteilungen approximieren. Das führt dann zur Konstruktion *asymptotischer Tests*. Dazu betrachten wir ein Modell bestehend aus $\mathfrak{X}_\infty = (X_1, X_2, \ldots)^t$ und Verteilungsfamilie $(\nu_\vartheta)_{\vartheta \in \Theta}$. Für $n = 1, 2, \ldots$ betrachte man dann im zugehörigen Modell bestehend aus den ersten n Komponenten ($\mathfrak{X}_n = (X_1, \ldots, X_n)^t$) eine Statistik T_n mit Bildraum Γ. Für einen asymptotischen Test ersetze man die Eigenschaft (8.2) durch

$$\lim_{n \to \infty} \mathbb{P}_{H_0}(T_n(\mathfrak{X}_n) \in \mathcal{R}) \leq \alpha. \tag{8.4}$$

Wir bemerken, dass weder der Ablehnungsbereich $\mathcal{R}$ noch das Signifikanzniveau α von n abhängen.

Hinsichtlich (8.4) denken wir häufig daran, dass die Folge von Statistiken unter H_0 in Verteilung konvergiert, $T_n(\mathfrak{X}_n) \xrightarrow{d_{H_0}} T_\infty$ für $n \to \infty$. In der Praxis wird man dann die auf den Beobachtungen basierende Teststatistik $T_n(\mathbf{x}_n)$ anhand der Verteilung von T_∞ beurteilen, anstatt der nicht handhabbaren Verteilung der Teststatistik $T_n(\mathfrak{X}_n)$.

Der Vergleich von $T_n(\mathbf{x}_n)$ mit der Grenzverteilung motiviert auch die Formulierung eines Analogons zum P-Wert: Für den zweiseitigen Test setzen wir

$$P_n(\mathbf{x}_n) := \mathbb{P}_{H_0}(|T_\infty - m_\infty| \geq |T_n(\mathbf{x}_n) - m_\infty|), \tag{8.5}$$

wobei m_∞ den Median der Verteilung von T_∞ bezeichne. Für die einseitigen Tests setzen wir entsprechend $P_n(\mathbf{x}_n) := \mathbb{P}_{H_0}(T_\infty \leq T_n(\mathbf{x}_n))$, bzw. $P_n(\mathbf{x}_n) := \mathbb{P}_{H_0}(T_\infty \geq T_n(\mathbf{x}_n))$. Wir verstehen dann $P_n(\mathbf{x}_n)$ als Approximation des P-Wertes aus (8.3) und nennen ihn der Einfachheit halber ebenfalls kurz den P-Wert.

In Abschn. 8.2 lernen wir einen solchen asymptotischen Tests kennen.

8.2   Einstichprobentest eines behaupteten Erwartungswerts

Wir diskutieren die Konzepte des statistischen Tests an einem zweiten Beispiel. Hier wird die Nullhypothese getestet, dass Beobachtungen aus einer Verteilung stammen, die einen behaupteten Erwartungswert besitzt.

Sie schauen zufällig ein Video, in dem es um Blauwale geht. Der Sprecher lässt verlauten, dass die mittlere Länge der Wale bei 20 m läge. Ihnen kommt das zu kurz vor, und Sie denken für einen Moment: ‚Ach, wie schön wäre es, die Weltmeere zu besegeln und echte Wale zu messen‘. Sie verwerfen das ganz schnell wieder, weil Sie in den Mühlen der Klausuren stecken, aber führen immerhin ein Telefonat mit einer Freundin an einem Institut für Marine Biodiversitätsforschung, die Ihnen die Körperlängen $\mathbf{x}_n = (x_1, \ldots, x_n)^t$ von $n = 16$ Blauwalen durchgibt.

Sie stellen diese Beobachtungen grafisch dar, siehe Abb. 8.2, und stellen fest, dass die Werte typischerweise oberhalb des behaupteten Wertes 20 m liegen. Der Mittelwert $\bar{x}_n$ ist ebenfalls größer als 20 m. (Die Einheit m wird im Folgenden unterdrückt.) Sie fragen sich: Ist die Abweichung $|\bar{x}_n - 20|$ ‚leicht‘ durch Zufall zu erklären, oder geben mir die Beobachtungen Anlass, an dem behaupteten Wert 20 zu zweifeln? Sie führen einen statistischen Test durch.

1. *Wahl eines statistisches Modells:* Es seien $X_1, X_2, \ldots$ unabhängige und identisch verteilte Zufallsvariable mit $X_1 \sim \nu_\vartheta$, und ν_ϑ ist Mitglied der Familie $(\nu_\vartheta)_{\vartheta \in \Theta}$ der quadratintegrierbaren Verteilungen mit positiver Varianz. Für $n = 1, 2, \ldots$ sei ein statistisches Modell beschrieben durch den Vektor der ersten n Zufallsvariablen $\mathfrak{X}_n = (X_1, \ldots, X_n)^t$.

2. *Formulierung der Nullhypothese:* Sei $\Theta_0 = \{\vartheta \in \Theta \mid \mathbb{E}_\vartheta[X_1] = 20\}$, also

$$H_0 : \quad \vartheta \in \Theta_0.$$

Die Nullhypothese ist also mit der Teilfamilie $(\nu_\vartheta)_{\vartheta \in \Theta_0}$ assoziiert, deren Mitglieder einen Erwartungswert von X_1 von 20 haben.

3. *Wahl einer Teststatistik:* Wieder betrachten Sie die Abweichung vom Mittelwert $|\bar{x}_n - 20|$. Das ist sinnvoll, da diese Statistik sensitiv gegenüber einer Abweichung von der Nullhypothese ist: Stammen die Beobachtungen aus einer Verteilung mit Erwartungswert 20, so ist die Abweichung typischerweise betragsmäßig klein und hat Erwartungswert null. Ist andererseits der wahre Erwartungswert zum Beispiel 30, so ist die Statistik in Erwartung von null verschieden, denn wir zentrieren ja mit 20.

Abb. 8.2 Einstichprobentest

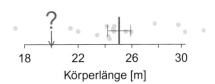

Körperlänge [m]

Allerdings müssen Sie für die Konstruktion eines Tests auch die Verteilung der Statistik $|\bar{X}_n - 20|$ unter der Nullhypothese kontrollieren, um den Ablehnungsbereich zu wählen, siehe (8.2). Das Problem ist, dass die Verteilung dieser Statistik von der Varianz der Verteilung von X_1 abhängt und daher nicht für sämtliche Verteilungen der Nullhypothese gleich ist. Sie wählen daher lieber folgende standardisierte Statistik

$$T_n(\mathbf{x}_n) := \frac{\bar{x}_n - 20}{s_n(\mathbf{x}_n)/\sqrt{n}},$$

wobei $s_n(\mathbf{x}_n)$ die empirische korrigierte Stichprobenstandardabweichung aus (3.3) bezeichnet. Sie wissen: Unter H_0 gilt für $n \to \infty$

$$T_n(\mathfrak{X}_n) := \frac{\bar{X}_n - 20}{s_n(\mathfrak{X}_n)/\sqrt{n}} \xrightarrow{d_{H_0}} T_\infty \sim N(0,1), \tag{8.6}$$

und Sie konstruieren einen asymptotischen Test. Es sei bemerkt, dass die Konvergenz unter allen Verteilungen aus $(\nu_\vartheta)_{\vartheta \in \Theta_0}$ gilt. Das folgt aus dem Zentralen Grenzwertsatz 2.11 und dem Satz von Slutsky 2.12.

4. *Wahl eines Signifikanzniveaus und eines Ablehnungsbereichs:* Sie wählen ein Signifikanzniveau $\alpha \in (0,1)$. Aus der obigen Überlegung, dass betragsmäßig große Werte von T gegen H_0 sprechen, konstruieren Sie den Ablehnungsbereich

$$\mathcal{R} = (-\infty, -q_{1-\alpha/2}] \cup [q_{1-\alpha/2}, \infty),$$

wobei $q_{1-\alpha/2}$ das $(1 - \alpha/2)$-Quantil der Standardnormalverteilung bezeichnet. Nach (8.6) ist damit die Forderung des asymptotischen Tests (8.4) erfüllt, denn es gilt $\lim_{n \to \infty} \mathbb{P}(T_n(\mathfrak{X}_n) \in \mathcal{R}) = \mathbb{P}(T_\infty \in \mathcal{R}) = \alpha$.

5. *Auswertung der Beobachtungen:* Die Längen Ihrer $n = 16$ Blauwale haben einen Mittelwert von $\bar{x}_n \approx 25$ m und eine Standardabweichung von $s_n(\mathbf{x}_n) \approx 3.5$ m. Damit ist der Standardfehler des Mittelwertes, d.h. der Nenner von $T_n(\mathbf{x}_n)$, etwa $sem(\mathbf{x}_n) = s(\mathbf{x}_n)/\sqrt{n} \approx 0.9$ m, und mit dem behaupteten Populationsmittelwert von $\mu^{(0)} = 20$ m ist $T_n(\mathbf{x}_n) \approx 5.6$ (Abb. 8.3).

Die Statistik fällt also in den Ablehnungsbereich $\mathcal{R}$ zum Niveau $\alpha = 0.05$, und Sie lehnen die Nullhypothese ab. Sie können sagen: Die beobachtete Abweichung des Mittelwertes $\bar{x}_n$ von 20 war auf dem 5 %-Niveau signifikant. Interpretation: Wenn die Nullhypothese stimmt, ist etwas Unwahrscheinliches eingetreten, das nur in etwa 5 % der Fälle durch Zufall passieren würde.

Zur Berechnung des P-Wertes bemerken wir, dass der Median von T_∞ verschwindet, sodass

$$P_n(\mathbf{x}_n) := \mathbb{P}_{H_0}(|T_\infty| \geq |T_n(\mathbf{x}_n)|) \approx \mathbb{P}_{H_0}(|T_\infty| \geq 5.6) < 10^{-7}.$$

Dieser P-Wert ist winzig und sagt Ihnen: Unter der Nullhypothese tritt ein solch extremes Ereignis durch Zufall in weniger als einem von zehn Millionen Fällen auf! Für jedes noch

Abb. 8.3 Ablehnungsbereiche
bei normalverteilter
Teststatistik

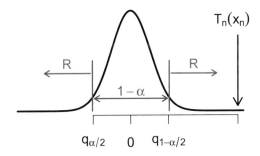

so kleine α, das größer ist als 10^{-7}, würde die Nullhypothese abgelehnt! In diesem Sinne passen die Beobachtungen also sehr schlecht zur Nullhypothese und geben im gegebenen Modell durchaus Anlass, an der Nullhypothese zu zweifeln.

Im Rahmen dieses Beispiels fällt auch die Äquivalenz zum Konfidenzintervall aus Kap. 6 auf: Bei obigem Test wird die Nullhypothese, dass der wahre Erwartungswert gleich 20 ist, genau dann auf dem α-Niveau abgelehnt, wenn das asymptotische Konfidenzintervall für den Erwartungswert $\mathbb{E}_\vartheta[X_1]$

$$I_n(\mathbf{x}_n) := \left[\bar{x}_n - q_{\frac{\alpha}{2}} \cdot \frac{s_n(\mathbf{x}_n)}{\sqrt{n}}, \; \bar{x}_n + q_{1-\frac{\alpha}{2}} \cdot \frac{s_n(\mathbf{x}_n)}{\sqrt{n}} \right]$$

die 20 nicht überdeckt. Insbesondere ist auch die Interpretation die gleiche!

Wir fassen obigen asymptotischen, *nichtparametrischen Einstichprobentest* eines behaupteten Erwartungswerts in folgendem Lemma zusammen.

Lemma 8.2 (Nichtparametrischer Einstichprobentest)
Es seien $X_1, X_2, \ldots$ unabhängige und identisch verteilte Zufallsvariable mit $X_1 \sim v_\vartheta$, und v_ϑ sei Mitglied der Familie $(v_\vartheta)_{\vartheta \in \Theta}$ der quadratintegrierbaren Verteilungen mit positiver Varianz. Für $n = 1, 2, \ldots$ ist dann ein statistisches Modell assoziiert durch den Vektor $\mathfrak{X}_n = (X_1, \ldots, X_n)^t$ der ersten n Zufallsvariablen. Es sei s_n wie in (3.3), und weiter sei $\alpha \in (0, 1)$ und q_α bezeichne das α-Quantil der $N(0, 1)$-Verteilung. Dann gilt:

1. Asymptotisches Konfidenzintervall: Eine Folge $(I_n)_{n=1,2,\ldots}$ gegeben durch

$$I_n(\mathbf{x}_n) := \left[\bar{x}_n - q_{\frac{\alpha}{2}} \cdot \frac{s_n(\mathbf{x}_n)}{\sqrt{n}}, \; \bar{x}_n + q_{1-\frac{\alpha}{2}} \cdot \frac{s_n(\mathbf{x}_n)}{\sqrt{n}} \right]$$

liefert ein asymptotisches $(1 - \alpha)$-Konfidenzintervall für $\mathbb{E}_\vartheta[X_1]$.

2. *Asymptotischer Einstichprobentest:* Für $\mu^{(0)} \in \mathbb{R}$ *sei eine Nullhypothese formuliert als*

$$H_0 : \vartheta \in \{\vartheta \in \Theta \mid \mathbb{E}_\vartheta[X_1] = \mu^{(0)}\}.$$

Dann bildet die Folge $(T_n)_{n=1,2,\dots}$ *gegeben durch*

$$T_n(\mathbf{x}_n) := \frac{\bar{x}_n - \mu^{(0)}}{s_n(\mathbf{x}_n)/\sqrt{n}}$$

eine Folge von Teststatistiken für einen asymptotischen Test der Nullhypothese H_0 *zum Niveau* α *mit Ablehnungsbereich* $\mathcal{R} = (-\infty, q_{\alpha/2}] \cup [q_{1-\alpha/2}, \infty)$.

Beliebte Fehlinterpretationen Wie beim Konfidenzintervall gibt es wieder eine Reihe typischer Fehlinterpretationen und ungünstiger Sprechweisen.

1. *Nicht* folgern können wir ungeachtet des Ausgangs des Tests: Die Nullhypothese ist wahr/falsch/wahrscheinlich wahr/wahrscheinlich falsch etc., denn wir machen nur Aussagen über die Wahrscheinlichkeit der Beobachtung x unter der theoretischen Annahme, dass die Nullhypothese wahr ist!

2. Eine *falsche Sprechweise* ist: ‚Die Nullhypothese war signifikant'. Nullhypothesen sind theoretische Annahmen. Signifikant oder nicht signifikant sind die beobachteten *Abweichungen* von der Nullhypothese.

3. Eine *ungünstige Sprechweise* bei $T(\mathbf{x}_n) \notin \mathcal{R}$: ‚Die Nullhypothese wird angenommen'. Besser ist: Die Nullhypothese wird *nicht abgelehnt*. Grund: Die Nullhypothese sagt, die genaue mittlere Länge der Wale in der Population sei 20m, anders formuliert 20.0000000000000000000...m. Das ist von vorne herein eine absurde Behauptung. Die Nullhypothese ist im Falle von einelementigen Θ_0 praktisch immer falsch, und die vernünftige Frage ist eigentlich, ob die Beobachtungen einerseits mit der Nullhypothese einigermaßen verträglich sind oder andererseits genug Anlass geben, an der Nullhypothese zu zweifeln.

4. Wichtig ist auch, dass wir das α-Niveau *vor* der Durchführung des Tests und vor der Betrachtung der Beobachtungen festlegen sollten. Nach der Berechnung eines P-Wertes von zum Beispiel $P_n(\mathbf{x}_n) = 0.058$ das Signifikanzniveau auf $\alpha = 0.059$ zu setzen, um ablehnen zu dürfen, ist Selbstbetrug! Umgekehrt muss man aber auch bedenken, dass das festgesetzte α willkürlich gewählt wurde. Betrachtet man etwa einen statistischen Test, der zu einem P-Wert führt, der nur leicht kleiner als das vorgegebene α ist, so führt dies zur Ablehnung der Nullhypothese. Man interpretiert dann, dass die Diskrepanz der Beobachtungen und der Nullhypothese ‚groß' war. Wäre andererseits diese Diskrepanz nur minimal kleiner ausgefallen, in dem Sinne, dass sie in einem P-Wert leicht größer als

α resultiert hätte, so hätte man die Nullhypothese nicht ablehnen können. Bei Betrachtung dieser Grenzfälle erscheint die Konzeption eines statistischen Tests besonders brenzlig: Die P-Werte sind fast gleich, aber die Entscheidung ist eine andere. Daher ist es immer ein Zugewinn, zusätzlich den P-Wert im Auge zu behalten. So führen beispielsweise die P-Werte von 0.49 und 0.001 beide zur Ablehnung der Nullhypothese auf dem 5 % Niveau, aber die in der Stichprobe beobachtete Diskrepanz von der Nullhypothese ist im zweiten Fall sehr viel schwerer durch Zufall zu erklären, falls die Nullhypothese stimmt.

8.3   Dialog: Interpretation von Testergebnissen

Eine engagierte Studentin der Statistik (**S**) möchte ihrer Freundin aus der Medizin (**M**) bei der Analyse der Daten ihrer Doktorarbeit helfen. Die Medizinerin soll darin ein neues Behandlungsverfahren beurteilen, das an ihrer Klinik entwickelt wurde. Dazu misst sie u. a. den Anteil an behandelten Personen, bei denen innerhalb von zwei Tagen nach der Behandlung Kopfschmerzen auftraten. Bei dem älteren Standardverfahren, das schon Tausende Male angewandt wurde, lag dieser Anteil bei 50 %. Bei den mittlerweile 100 Patienten, die mit dem neuen Verfahren behandelt wurden, waren es dagegen nur 41 %. Die Medizinerin möchte nun gerne wissen, wie aussagekräftig ihre Ergebnisse sind.

M: Schau mal, mit dem neuen Verfahren bekommen viel weniger Patienten Kopfschmerzen! Aber mein Betreuer sagt, das können wir erst publizieren, wenn das auch ‚statistisch signifikant‘ ist. Kannst du mir dabei helfen, das herauszufinden?

S: Na klar! Deine Abweichung von den 50 % könnte ja im Prinzip bei diesen 100 Patienten auch durch Zufall zustande gekommen sein, selbst wenn in Wahrheit bei eurer Behandlung ebenfalls jeder Zweite Kopfschmerzen bekommt. Daher müssen wir die Nullhypothese testen, dass die Wahrscheinlichkeit für Kopfschmerzen beim neuen Verfahren auch bei 50 % liegt.

Die Statistikstudentin führt den Test analog zu Abschn. 8.1 zum Niveau $\alpha = 0.05$ durch mit auf den Beobachtungen **x** berechneter Teststatistik $T(\mathbf{x}) = 0.41 - 0.5 = -0.09$ und findet einen Ablehnungsbereich von $\mathcal{R} = \{-0.5, \dots, -0.11\} \cup \{0.11, \dots, 0.5\}$. Die Nullhypothese kann daher auf dem 5 %-Niveau nicht abgelehnt werden. Der P-Wert liegt bei etwa 0.09.

Die Medizinstudentin ist von diesem Ergebnis natürlich enttäuscht. Für ihre Doktorarbeit entwirft sie folgenden Satz.

M: Schau mal, kann ich das dann so schreiben? ‚Der Anteil an Patienten mit behandlungsbedingten Kopfschmerzen wird durch das neue Verfahren mit einer Wahrscheinlichkeit von 95 % nicht gesenkt.‘

Die Statistikstudentin ist sich da nicht ganz sicher.

S: Ich weiß nicht. Das klingt irgendwie komisch, finde ich. Unser Dozent hat immer wieder vor falschen Formulierungen gewarnt. Das habe ich aber nicht ganz verstanden, da fragen wir lieber nochmal.

Beide besuchen also zusammen besagten Dozenten (**D**) und bitten ihn um Rat. Die Statistikstudentin erklärt:

S: Ich habe das Beispiel aus der Kopfschmerzstudie durchgerechnet, und das Ergebnis ist nicht signifikant. Bei der Rechnung bin ich mir ziemlich sicher, aber das mit den Formulierungen habe ich irgendwie noch nicht richtig verstanden, ich dachte, da frage ich lieber nochmal...

D: Sehr gut, dass Sie da nachfragen! Es ist nämlich sehr wichtig, genau auf die Formulierung zu achten. Sogar in Veröffentlichungen liest man leider viel zu oft falsche Formulierungen.

Der Dozent wendet sich an die Medizinerin:

D: Es ist natürlich verständlich: Sie möchten *wissen,* ob das neue Verfahren häufiger, seltener oder gleich oft zu Kopfschmerzen führt als das alte. Aber es ist ganz wichtig zu verstehen: Dummerweise kann ein statistischer Test diese Frage gar nicht beantworten!!

M: Wie bitte? Aber wozu benutzt man ihn denn dann überhaupt?

D: Wir können damit nur beurteilen, wie gut Daten zu einer Hypothese passen. Mehr können wir nicht.

An die Statistikstudentin gewandt fährt er fort:

S: Schauen Sie nochmal in das Kapitel zu den Konfidenzintervallen, das geht ganz genauso. Das Ergebnis Ihres Tests besagt, dass die Diskrepanz der Daten von der Nullhypothese statistisch nicht signifikant war. Und das bedeutet, dass die Daten nicht sehr deutlich gegen die Hypothese sprechen – die Abweichung von 41 % zu 50 % ist nicht überraschend groß, falls die Nullhypothese stimmt.

Die Medizinstudentin versucht, das Gehörte auf ihre Arbeit anzuwenden.

M: Okay, das verstehe ich so weit. Kann ich denn dann in meiner Arbeit schreiben: ,Der Anteil an Patienten mit behandlungsbedingten Kopfschmerzen wird durch das neue Verfahren mit einer Wahrscheinlichkeit von 95 % nicht gesenkt.'?

D: Nein, das ist leider falsch. Wir können nämlich leider gar keine Aussagen über die Hypothesen machen.

S: Aber zumindest Wahrscheinlichkeitsaussagen können wir doch über die Hypothesen treffen, oder?

D: Leider auch nicht. Denn es sind ja die Beobachtungen, die wir als zufällig verstehen. Wir können also nur Wahrscheinlichkeitsaussagen über die Beobachtungen machen. Wir fragen uns immer, wie wahrscheinlich eine mindestens so große Diskrepanz zwischen den Beobachtungen und der Nullhypothese ist, wenn die Nullhypothese stimmt. Die Hypothesen sind dabei theoretische Annahmen und haben keine Wahrscheinlichkeiten.

M: Aha, aber was schreibe ich denn dann in meinem Fall?

D: Zum Beispiel könnten Sie schreiben: ,Bei 41 % der 100 Probanden traten innerhalb von zwei Tagen Kopfschmerzen auf' – diese Formulierung beschreibt zunächst die

Beobachtungen prägnant und bezieht sowohl das Ergebnis (die guten 41 %) als auch die gesamte Stichprobengröße von 100 mit ein. Zudem vermeiden Sie das Wort ‚behandlungsbedingt', da man ja die Ursache der Kopfschmerzen nicht genau kennt. Dann fehlt noch die Interpretation des Tests, die etwa so lauten könnte: ‚Dieser Anteil war statistisch nicht signifikant von 50 % verschieden ($P(\mathbf{x}) = 0.09$).' Neben der Aussage über die Signifikanz sieht man zusätzlich, dass der P-Wert nicht weit von 0.05 entfernt lag. Die beobachtete Diskrepanz war also zwar nicht unwahrscheinlich *genug,* um auf dem 5 %-Niveau signifikant zu sein, aber sie träte trotzdem durch Zufall seltener als in einem von zehn Versuchen auf, falls tatsächlich auch beim neuen Verfahren jeder Zweite Kopfschmerzen bekommt.

Die Statistikstudentin ist mit dieser Erklärung zufrieden. Sie hat aber noch eine andere Idee.

S: Okay, das gefällt mir. Da fällt mir jetzt aber noch etwas ein: Gab es da nicht eine Möglichkeit, den P-Wert zu verkleinern, indem man nur ‚einseitig' testet? Wird der Unterschied dann vielleicht signifikant?

D: Vermutlich ist das hier nicht erlaubt, aber es ist trotzdem eine gute Frage. Schauen wir uns das doch mal genauer an: Ihr bisheriger Test untersuchte die Nullhypothese, dass der wahre Anteil genau 50 % ist. Extreme Abweichungen wurden durch starke Abweichungen des beobachteten Anteils von 50 % quantifiziert. Sowohl höhere als auch niedrigere Kopfschmerzquoten gelten als ‚extrem' und können zur Ablehnung der Nullhypothese führen – der Ablehnungsbereich teilt sich auf beide Seiten der Verteilung auf. Dies war ein sogenannter zweiseitiger Test – das übliche Verfahren.

S: Okay, d.h., extreme Werte, egal ob positiv oder negativ, führen zur Ablehnung der Nullhypothese.

D: Ganz genau. Nun könnte ein etwas praxisferner Mensch auf die Idee kommen, den Ablehnungsbereich nicht in die Ränder der Verteilung der Teststatistik zu legen, sondern zum Beispiel in die Mitte. Wählt er dort einen Bereich, der unter der Nullhypothese mit Wahrscheinlichkeit 5 % getroffen wird, so hat er tatsächlich einen Test zum Niveau 5 % konstruiert.

S: Das ergibt aber doch keinen Sinn, oder?

D: Stimmt, in der Regel nicht, denn Ihre Teststatistik ist ja gerade so konstruiert, dass extrem große oder extrem kleine Werte gegen die Nullhypothese sprechen. Damit hätten Sie dann, wenn die Nullhypothese nicht zutrifft, nur geringe Testmacht.

S: Also legt man den Ablehnungsbereich immer in beide Ränder des Wertebereichs der Teststatistik?

D: Meistens, aber nicht immer. Es kommt darauf an, welche Werte der Teststatistik als mit der Nullhypothese unverträglich gelten sollen. Wir könnten beispielsweise die Diskrepanz nicht mit T, sondern mit T^2 beschreiben. Wenn für T extrem negative und extrem positive Werte gegen die Nullhypothese sprechen, dann sind es bei T^2 nur noch extrem positive Werte. Der Ablehnungsbereich sollte dann also nur extrem positive Werte enthalten.

Die Statistikstudentin findet das nicht ganz überzeugend.

S: Klar, das ist aber ein etwas künstliches Beispiel, oder?

D: Stimmt, aber auch für T selbst kann es in seltenen Fällen sinnvoll sein, den Ablehnungsbereich nur auf einer Seite zu wählen, zum Beispiel nur in der linken Flanke der Verteilung bei den kleineren Anteilen. Wir sprechen dann auch manchmal von einem einseitigen Test. Um dann wieder mit Wahrscheinlichkeit höchstens 5 % abzulehnen, kann man den linken Ablehnungsbereich größer wählen als beim zweiseitigen Test. In Ihrem Fall hätten Sie beim einseitigen Testen tatsächlich einen P-Wert von 0.044 und könnten die Nullhypothese ablehnen.

M: Wunderbar, dann machen wir es doch so!

Doch der Dozent muss ihre Freude leider bremsen.

D: Langsam... bei der Wahl zwischen ein- und zweiseitigem Test müssen wir uns zuerst ein paar unangenehmen Fragen stellen. Was würden Sie zum Beispiel tun, wenn Sie im Gegensatz zu Ihrer verringerten Quote an Kopfschmerzpatienten eine erhöhte Quote beobachtet hätten, sagen wir 65 %? Das wäre beim zweiseitigen Test signifikant.

M: Dann wäre es auch gut – natürlich nicht gut für unser neues Verfahren, aber das hat ja vor allem andere Vorteile. Die Kopfschmerzen sind ja nur ein Nebeneffekt und gehen schnell wieder weg. Aber dieses Resultat müssten wir natürlich auch als signifikant publizieren.

D: Dann ist es so wie ich befürchtet hatte: Sie beurteilen sowohl extrem kleine als auch extrem große Werte der Teststatistik als nicht mit der Nullhypothese verträglich. Dann dürfen Sie leider nicht einseitig testen.

M: Stimmt, irgendwie wäre das geschummelt. Und wann hätte ich einseitig testen dürfen?

D: Wenn Sie zum Beispiel das neue Verfahren nur dann etablieren könnten, wenn es Anzeichen dafür gäbe, dass die Kopfschmerzquote gesunken ist. In diesem Fall gibt es für Sie zwei mögliche Ausgänge: Entweder Ihre Kopfschmerzquote ist überraschend gering, dann würden Sie die Nullhypothese ablehnen und Ihr Verfahren etablieren. Oder sie ist etwa gleich oder sogar höher. In beiden letzteren Fällen würden Sie nicht ablehnen und Ihr neues Verfahren verwerfen.

M: Also immer wenn ich auf der anderen Seite der Verteilung nicht ablehnen würde...

D: ... egal zu welch winzigem Niveau α es auch immer möglich wäre...

M: ... dann darf ich einseitig testen!

D: Ganz genau!

Der *t*-Test

In der Einstichprobensituation in Abschn. 8.2 haben wir einen *asymptotischen* Test der Nullhypothese konstruiert, dass ein behaupteter Wert $\mu^{(0)} = 20m$ der wahre Erwartungswert ist. Für Beobachtungen $\mathbf{x}_n = (x_1, \ldots, x_n)^t$ haben wir dort die Statistik

$$T_n(\mathbf{x}_n) = \frac{\bar{x}_n - \mu^{(0)}}{s_n(\mathbf{x}_n)/\sqrt{n}} \tag{9.1}$$

verwendet. Dabei haben wir den Zentralen Grenzwertsatz ausgenutzt, der besagt, dass sich $T_n(\mathfrak{X}_n)$ unter schwachen Modellannahmen für $n \to \infty$ asymptotisch normal verteilt. Die Approximation durch die Normalverteilung kann jedoch besonders für kleine n schlecht sein, vgl. Abb. 9.1. Das ist insbesondere in den Flanken der Verteilung der Teststatistik problematisch, da ja etwa der P-Wert über die Flanken beschrieben wird. Es wäre also wünschenswert, auch für kleine n die genaue Verteilung von $T_n(\mathfrak{X}_n)$ zu kennen.

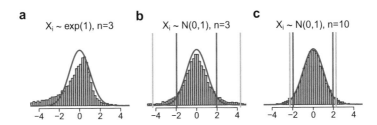

Abb. 9.1 Approximation der empirischen Verteilung von $T_n(\mathfrak{X})$ (orange) durch $N(0,1)$ (blau) für $n = 3$ (**a, b**) bzw. $n = 10$ (**c**) und $X_i \sim \exp(1)$ (a) bzw. $X_i \sim \mathcal{N}(0,1)$ (b,c). Vertikale Linien zeigen die 0.025- und 0.975-Quantile der Standardnormalverteilung (blau) und der Verteilung von $T(\mathfrak{X})$ (orange)

© Springer-Verlag GmbH Deutschland, ein Teil von Springer Nature 2019
M. Messer und G. Schneider, *Statistik*, https://doi.org/10.1007/978-3-662-59339-4_9

Es stellt sich heraus, dass bei einer festen Anzahl an Beobachtungen exakte Aussagen häufig dann möglich sind, wenn im Kontext der statistischen Modellierung geeignete Normalverteilungsannahmen gestellt werden. Im Modell von n unabhängigen und identisch normalverteilten Zufallsvariablen $X_1, \ldots, X_n$ leitete William Gosset (Student 1908) die Verteilung von $T_n(\mathfrak{X}_n)$ unter der Nullhypothese her – bei festem $n > 1$. Es ist die sogenannte t-Verteilung mit $n - 1$ Freiheitsgraden, siehe auch Satz 9.9.

Der Schlüssel zum erfolgreichen Umgang mit statistischen Modellen unter Normalverteilungsannahmen ist eine geometrische Betrachtungsweise des Vektors $\mathfrak{X} = (X_1, \ldots, X_n)^t$.

Wir leiten im Folgenden zunächst die t-Verteilung her (Abschn. 9.1) und diskutieren die Geometrie des Datenvektors $\mathfrak{X}$ (Abschn. 9.2). Dann werden wir sowohl Students Einstichproben-t-Test (Abschn. 9.3), als auch seinen Zweistichproben-t-Test zum Vergleich von zwei Stichproben (Abschn. 9.4) kennenlernen.

9.1 Die t-Verteilung

Um die t-Verteilung zu definieren, geben wir zunächst eine Reihe verwandter Verteilungen an, deren Beziehungen durch Fisher (1924) dargestellt wurden.

Definition 9.1 (Chiquadratverteilung)
Es seien $n \in \mathbb{N}\backslash\{0\}$ und $Z_1, \ldots, Z_n$ unabhängige und identisch verteilte Zufallsvariable mit $Z_1 \sim N(0, 1)$. Eine reellwertige Zufallsvariable X heißt χ^2-verteilt mit n Freiheitsgraden, kurz $X \sim \chi^2(n)$, falls gilt

$$X \sim Z_1^2 + \ldots + Z_n^2.$$

Aufgrund der Beziehung zur Normalverteilung folgen direkt einige elementare Eigenschaften der Chiquadratverteilung.

Lemma 9.2 (Eigenschaften der Chiquadratverteilung)
Es seien X und Y unabhängig und $X \sim \chi^2(n)$ und $Y \sim \chi^2(m)$. Dann gelten folgende Aussagen:

1. *$X + Y \sim \chi^2(n + m)$,*
2. *$\mathbb{E}[X] = n$,*
3. *$\mathbb{Var}(X) = 2n$,*
4. *X hat die Dichte*

$$f(x) = \frac{x^{(n/2)-1}}{\Gamma(n/2)2^{n/2}} \cdot \exp\left(-\frac{x}{2}\right) \mathbb{1}_{(0,\infty)}(x),$$

mit Skalierung via Gammafunktion Γ, vgl. Beispiel 2.1.

Es gilt zudem $X \sim \gamma(n/2, 1/2)$, wie ein Vergleich der Dichten zeigt. Insbesondere gilt für $n = 1$, dass $X \sim \gamma(1/2, 1/2)$, und für $n = 2$, dass $X \sim \exp(1/2)$.

Beweis 1) folgt direkt aus der Definition, 2) gilt wegen $\mathbb{E}[Z_1^2] = \mathbb{V}ar(Z_1) + \mathbb{E}[Z_1]^2 = 1$ und der Linearität des Erwartungswerts. Eigenschaft 3) gilt wegen der Unabhängigkeit der Z_i und $\mathbb{V}ar(Z_1^2) = \mathbb{E}[Z_1^4] - \mathbb{E}[Z_1^2]^2 = 3 - 1 = 2$. Eigenschaft iv) kann man mithilfe des Dichtetransformationssatzes nachrechnen, siehe zum Beispiel Krengel (2005).

Definition 9.3 (Fisher-Verteilung)
Es seien X und Y unabhängige Zufallsvariablen und $X \sim \chi^2(n)$ und $Y \sim \chi^2(m)$. Eine reellwertige Zufallsvariable F heißt Fisher-verteilt mit n Zähler- und m Nenner- freiheitsgraden, kurz $F \sim \mathcal{F}(n, m)$, falls gilt

$$F \sim \frac{X/n}{Y/m}.$$

Ist $F \sim \mathcal{F}(n, m)$, dann hat F die Dichte

$$f_{n,m}(x) = \frac{\Gamma(n/2 + m/2)}{\Gamma(n/2)\Gamma(m/2)} n^{n/2} m^{m/2} \frac{x^{(n/2)-1}}{(m + nx)^{(n+m)/2}} \cdot \mathbb{1}_{(0,\infty)}(x). \tag{9.2}$$

Der Beweis ist zum Beispiel in Georgii (2009) zu finden.

Definition 9.4 (*t*-Verteilung)
Es seien Z und X unabhängige Zufallsvariablen mit $Z \sim N(0, 1)$ und $X \sim \chi^2(n)$. Eine reellwertige Zufallsvariable T heißt t-verteilt mit n Freiheitsgraden, kurz $T \sim t(n)$, falls gilt

$$T \sim \frac{Z}{\sqrt{X/n}}.$$

Abb. 9.2 Dichte der
t-Verteilung

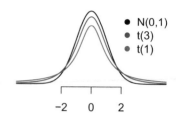

Die t-Verteilung ist eine reellwertige Verteilung, die sich wie die Normalverteilung glockenförmig und symmetrisch um die Null verteilt, siehe Abb. 9.2. Falls $T \sim t(n)$, so hat T die
Dichte

$$f_n(x) = \frac{\Gamma((n+1)/2)}{\sqrt{n\pi}\,\Gamma(n/2)} \left(1 + \frac{x^2}{n}\right)^{-\frac{n+1}{2}}.$$

Zudem konvergiert $f_n(x)$ punktweise gegen die Dichte der Standardnormalverteilung.

Zur Herleitung der Dichte der t-Verteilung nutzen wir aus, dass $T^2 \sim \mathcal{F}(1, n)$ mit
entsprechender Dichte (vgl. (9.2)). Dann betrachten wir die Abbildung $\Phi : \mathbb{R}^+ \to \mathbb{R}^+$
via $\Phi(x) = \sqrt{x}$. Sie ist ein Diffeomorphismus, d. h. bijektiv, stetig differenzierbar und
mit stetig differenzierbarer Umkehrabbildung, gegeben durch $\Phi^{-1}(y) = y^2$. Dann hat
$|T| = \sqrt{T^2} = \Phi(T^2)$ nach dem Dichtetransformationssatz (vgl. Krengel 2005) die Dichte

$$g(y) = f_{1,n}(\Phi^{-1}(y))|(\Phi^{-1}(y))'| = f_{1,n}(y^2)\,2y\,\mathbb{1}_{(0,\infty)}(y).$$

Da die Verteilung von T symmetrisch ist, hat sie die Dichte

$$\begin{aligned} h(y) &= f_{1,n}(y^2)\,|y|\,\mathbb{1}_{(-\infty,\infty)}(y) \\ &\overset{(9.2)}{=} \frac{\Gamma((n+1)/2)}{\Gamma(1/2)\Gamma(n/2)}\,1^{1/2}\,n^{n/2}\,\frac{(y^2)^{(1/2)-1}}{(n+y^2)^{(n+1)/2}}\,|y|\,\mathbb{1}_{(-\infty,\infty)}(y). \end{aligned}$$

Die behauptete Form der Dichte folgt, wenn man ausnutzt, dass $\Gamma(1/2) = \sqrt{\pi}$, dass
$n^{n/2} = (1/\sqrt{n})n^{(n+1)/2}$, dass $1/(n + y^2)^{(n+1)/2} = 1/n^{(n+1)/2}(1 + y^2/n)^{-(n+1)/2}$ und
dass $(y^2)^{-1/2}|y| = 1$.

Mit der gegebenen Form der Dichte der t-Verteilung kann man folgern, dass $f_n(x)$ punktweise gegen die Dichte der Standardnormalverteilung $f(x) = (1/\sqrt{2\pi})\exp(-x^2/2)$ konvergiert, denn es gilt $(1 + x^2/n)^{-(n+1)/2} \to \exp(-x^2/2)$, und man kann zeigen, dass der
erste Faktor gegen $1/\sqrt{2\pi}$ konvergiert für $n \to \infty$. Diese punktweise Konvergenz von
Dichten impliziert übrigens die Konvergenz in Verteilung der entsprechenden Folge von
Zufallsvariablen, vgl. Satz von Scheffé zum Beispiel in Shao (2003).

Wir werden im Folgenden sehen, dass die t-Statistik (9.1) unter Normalverteilungsannahme der t-Verteilung mit $(n - 1)$ Freiheitsgraden folgt. Die t-Verteilung hat etwas
schwerere Flanken, d. h. mehr Gewicht bei extremen Werten als die Normalverteilung. Das
ist plausibel, denn in der t-Statistik wird ja zusätzlich die unbekannte Varianz σ^2 durch s^2
geschätzt, sodass zusätzliche Variabilität ins Spiel kommt. Müssten wir σ^2 nicht schätzen

(ersetze in der t-Statistik s durch σ), dann wäre diese Statistik unter Normalverteilungsannahme auch schon bei jedem festen n unter der Nullhypothese $N(0, 1)$-verteilt.

9.2   Geometrie des Datenvektors

Um zu zeigen, dass die t-Statistik unter Normalverteilungsannahme $t(n-1)$-verteilt ist, nutzen wir eine geometrische Betrachtungsweise der n Beobachtungen $x_1, \ldots, x_n$. Wir betrachten dazu im Folgenden einen Vektor $\mathbf{x} = (x_1, \ldots, x_n)^t \in \mathbb{R}^n$. Dann leiten wir zum einen eine geometrische Betrachtungsweise des Mittelwerts $\bar{x}_n$ und der empirischen Varianz $s^2(\mathbf{x})$ her. Zum anderen untersuchen wir geometrische Aspekte der mehrdimensionalen Normalverteilung. Damit wird sich die Verteilung der t-Statistik einfach ermitteln lassen.

Wir verstehen den $\mathbb{R}^n$ als euklidischen Vektorraum ausgestattet mit dem Standardskalarprodukt $\langle \cdot, \cdot \rangle : \mathbb{R}^n \times \mathbb{R}^n$ via $\langle \mathbf{x}, \mathbf{y} \rangle = \sum_{i=1}^{n} x_i y_i$. Dies induziert die euklidische Norm $\| \cdot \| := \sqrt{\langle \cdot, \cdot \rangle}$.

Es sei $\mathscr{H}$ ein linearer Teilraum (Untervektorraum) des $\mathbb{R}^n$. Dann können wir den $\mathbb{R}^n$ zerlegen in $\mathscr{H}$ und sein orthogonales Komplement $\mathscr{H}^\perp$. Insbesondere ist $\mathscr{H}^\perp$ selbst wieder ein Untervektorraum. Es gilt $\mathscr{H} \cap \mathscr{H}^\perp = \{0\}$ und $\mathscr{H} + \mathscr{H}^\perp = \mathbb{R}^n$, und wir schreiben abkürzend

$$\mathbb{R}^n = \mathscr{H} \oplus \mathscr{H}^\perp.$$

Folglich setzt sich jedes Element $\mathbf{x} \in \mathbb{R}^n$ zusammen aus einem Anteil $\mathcal{P}_{\mathscr{H}}\mathbf{x}$, der in $\mathscr{H}$ liegt, und einem Anteil $\mathcal{P}_{\mathscr{H}^\perp}\mathbf{x}$ aus $\mathscr{H}^\perp$,

$$\mathbf{x} = \mathcal{P}_{\mathscr{H}}\mathbf{x} + \mathcal{P}_{\mathscr{H}^\perp}\mathbf{x}.$$

Die Orthogonalität von $\mathscr{H}$ und $\mathscr{H}^\perp$ impliziert, dass $\mathcal{P}_{\mathscr{H}}\mathbf{x} \perp \mathcal{P}_{\mathscr{H}^\perp}\mathbf{x}$ bzw.

$$\langle \mathcal{P}_{\mathscr{H}}\mathbf{x}, \mathcal{P}_{\mathscr{H}^\perp}\mathbf{x} \rangle = 0,$$

d. h., $\mathcal{P}_{\mathscr{H}}\mathbf{x}$ entspricht der *orthogonalen Projektion* von $\mathbf{x}$ auf $\mathscr{H}$ und $\mathcal{P}_{\mathscr{H}^\perp}\mathbf{x}$ der orthogonalen Projektion von $\mathbf{x}$ auf $\mathscr{H}^\perp$.

9.2.1   Geometrie von Mittelwert und Standardabweichung

Wir betrachten zunächst einen bestimmten Untervektorraum, die *Diagonale* $\mathscr{D}$, gegeben durch

$$\mathscr{D} := \{c\mathbb{1} \,|\, c \in \mathbb{R}\}, \tag{9.3}$$

wobei $\mathbb{1} = (1, \ldots, 1)^t \in \mathbb{R}^n$ den Vektor bezeichne, der nur aus Einsen besteht.

Abb. 9.3 Zur Geometrie von
$\bar{x}_n$ und $s(\mathbf{x})$

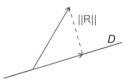

Es sei $\mathbf{x} \in \mathbb{R}^n$. Der Mittelwert $\bar{x}_n$ ist mit der Projektion von $\mathbf{x}$ auf $\mathscr{D}$ assoziiert, und die Standardabweichung $s(\mathbf{x})$ mit der Projektion von $\mathbf{x}$ auf das orthogonale Komplement $\mathscr{D}^\perp$, vgl. Abb. 9.3.

> **Lemma 9.5 (Geometrie von Mittelwert und Standardabweichung)**
> *Es sei $n \geq 2$ und $\mathbf{x} \in \mathbb{R}^n$. Dann gilt*
>
> 1. $\mathcal{P}_\mathscr{D}\mathbf{x} = \bar{x}_n \mathbb{1}$,
> 2. $\|P_{\mathscr{D}^\perp}\mathbf{x}\| = \sqrt{n-1}\, s(\mathbf{x})$.

Beweis

1. Wir suchen den Vektor $c\mathbb{1}$ so, dass $R_c := \mathbf{x} - c\mathbb{1}$ senkrecht auf $\mathscr{D}$ steht, d.h.

$$0 \stackrel{!}{=} \langle \mathbb{1}, \mathbf{x} - c\mathbb{1} \rangle = \sum_{i=1}^{n}(x_i - c) = \sum_{i=1}^{n} x_i - nc,$$

und damit ist $c = (1/n)\sum_{i=1}^{n} x_i = \bar{x}_n$.

2. Die Zerlegung $\mathbb{R}^n = \mathscr{D} \oplus \mathscr{D}^\perp$ liefert dann

$$\mathbf{x} = \mathcal{P}_\mathscr{D}\mathbf{x} + \mathcal{P}_{\mathscr{D}^\perp}\mathbf{x} = \bar{x}_n \begin{pmatrix} 1 \\ \vdots \\ 1 \end{pmatrix} + \begin{pmatrix} x_1 - \bar{x}_n \\ \vdots \\ x_n - \bar{x}_n \end{pmatrix},$$

also ist $\mathcal{P}_{\mathscr{D}^\perp}\mathbf{x} = \mathbf{x} - \bar{x}_n\mathbb{1}$ und somit $\|\mathcal{P}_{\mathscr{D}^\perp}\mathbf{x}\|^2 = \sum_{i=1}^{n}(x_i - \bar{x}_n)^2 = (n-1)s^2(\mathbf{x})$.

Die orthogonale Projektion entspricht der Minimierung des Längenquadrates von $R_c(\mathbf{x}) := \mathbf{x} - c\mathbb{1}$ unter allen $c \in \mathbb{R}$ – dieses Prinzip ist als *Methode der kleinsten Quadrate* bekannt, d.h. der Mittelwert ist der sogenannte *Kleinste-Quadrate-Schätzer* (engl. *least squares estimator,* kurz LSE) von c, denn

$$\hat{c}(\mathbf{x}) := \arg\min_{c \in \mathbb{R}} \|R_c(\mathbf{x})\|^2 = \arg\min_{c \in \mathbb{R}} \sum_{i=1}^{n}(\mathbf{x}_i - c)^2 = \bar{x}_n.$$

Der Minimierer $R(\mathbf{x}) := R_{\hat{c}(\mathbf{x})}(\mathbf{x})$ des Quadrates $\|R_c(\mathbf{x})\|^2$ wird auch häufig als das *Residuum* von $\mathbf{x}$ bzgl. $\mathscr{D}$ bezeichnet. Es gilt $R(\mathbf{x}) = \mathcal{P}_{\mathscr{D}^\perp}(\mathbf{x})$.

Die korrigierte Stichprobenstandardabweichung $s(\mathbf{x})$ lässt sich also durch das Residuum ausdrücken mit $s(\mathbf{x}) = \|R(\mathbf{x})\|/\sqrt{n-1}$.

Die Darstellung von Mittelwert und Standardabweichung durch Projektionen ist intuitiv nachvollziehbar: Dass $\mathcal{P}_{\mathscr{D}}\mathbf{x} = \bar{x}_n \mathbb{1}$ gilt, ergibt Sinn, denn wenn wir nach einem Vektor mit identischen Komponenten $c\mathbb{1}$ suchen, der $\mathbf{x}$,bestmöglich' beschreibt (im Sinne der kleinsten Quadrate), dann sollte der Mittelwert $\bar{x}_n$ ein vernünftiger Kandidat für den Faktor c sein. Zudem ergibt es Sinn, dass sich die Variabilität der Daten über das Residuum ausdrücken lässt. Denn je kleiner das Residuum, desto weniger weichen die x_i von $\bar{x}_n$ ab, d. h. desto geringer ist die Variabilität der Daten (Abb. 9.3).

Wir bemerken schließlich, dass die Projektionen $\mathcal{P}_{\mathscr{D}}$ und $\mathcal{P}_{\mathscr{D}^\perp}$ Statistiken sind, d. h. es wird uns nichts davon abhalten, nicht nur deterministisches $\mathbf{x} \in \mathbb{R}^n$, sondern auch einen Zufallsvektor $\mathfrak{X} \in \mathbb{R}^n$ zu projizieren.

9.2.2 Geometrie der mehrdimensionalen Standardnormalverteilung

Wir werden sehen, dass sich die Verteilung der t-Statistik wunderschön über geometrische Argumente im Zusammenhang mit der sogenannten mehrdimensionalen Standardnormalverteilung herleiten lässt. Wir werden Letztere nun definieren und zeigen, dass sie invariant unter orthogonalen Transformationen ist, vgl. Abb. 9.4. Diese wichtige Eigenschaft bildet das Rückgrat sämtlicher Modelle, die wir im Kontext der Normalverteilung diskutieren.

Es sei $\mathbb{O}_n$ die orthogonale Gruppe, d. h. die Menge der orthogonalen $n \times n$-Matrizen, deren Spalten eine Orthonormalbasis (ONB) des $\mathbb{R}^n$ bilden.

Abb. 9.4 Invarianz der $N(0, 1)$-Verteilung unter orthogonalen Transformationen

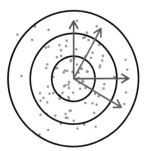

Hilfslemma 9.6 (Eigenschaften orthogonaler Matrizen)
Für $M \in \mathbb{O}_n$ gilt

1. $M^{-1} = M^t \in \mathbb{O}_n$,
2. $|\det M| = 1$,
3. $\|M\boldsymbol{x}\| = \|\boldsymbol{x}\| \quad \forall \boldsymbol{x} \in \mathbb{R}^n$.

Beweis

1. Es bezeichne E_n die Einheitsmatrix im $\mathbb{R}^n$. Dann ist $M^t M = E_n$ also $M^t = M^{-1}$. Damit ist auch $(M^{-1})^t = M$, also $(M^{-1})^t M^{-1} = M M^{-1} = E_n$, d.h. die Spalten von M^{-1} bilden eine ONB, sodass $M^{-1} \in \mathbb{O}_n$.
2. Nach dem Determinantenmultiplikationssatz gilt

$$(det(M))^2 = det(M) \cdot det(M^t) = det(MM^t) = det(E_n) = 1.$$

3. $\|M\mathbf{x}\|^2 = (M\mathbf{x})^t (M\mathbf{x}) = x^t M^t M\mathbf{x} = \|\mathbf{x}\|^2$.

   Bedeutung: $\mathbb{O}_n$ beschreibt die Menge der ‚Drehspiegelungen' im $\mathbb{R}^n$. Eine orthogonale Matrix ist eine längen- (wegen 3.)) und winkeltreue (wegen 2.)) lineare Abbildung.

Definition 9.7 (Multivariate Standardnormalverteilung)
Ein Zufallsvektor $\mathfrak{Z} = (Z_1, \ldots, Z_n)^t \in \mathbb{R}^n$ heißt standardnormalverteilt auf $\mathbb{R}^n$, falls seine Komponenten $Z_1, \ldots, Z_n$ unabhängige und identisch verteilte Zufallsvariable beschreiben, mit $Z_1 \sim N(0, 1)$. Wir schreiben kurz $\mathfrak{Z} \sim N(0, E_n)$, wobei 0 den Nullvektor im $\mathbb{R}^n$ und E_n die $n \times n$-Einheitsmatrix bezeichnen.

Die Dichte $f_{\mathfrak{Z}}(\mathbf{z})$ von $\mathfrak{Z}$ ist gegeben durch

$$f_{\mathfrak{Z}}(\mathbf{z}) = \prod_{i=1}^{n} \frac{1}{\sqrt{2\pi}} \exp\left(-\frac{1}{2} z_i^2\right) = \frac{1}{(2\pi)^{n/2}} \exp\left(-\frac{1}{2} \sum_{i=1}^{n} z_i^2\right),$$

mit $\mathbf{z} \in (z_1, \ldots, z_n)^t \in \mathbb{R}^n$. Der Wert der Dichte hängt also nur von $\|\mathbf{z}\|$ ab. Das heißt, die Dichte ist rotationssymmetrisch um die Null, die Niveaulinien bilden Kreise.

Aufgrund der Rotationssymmetrie ist die $N_n(0, E_n)$-Verteilung invariant unter längen- und winkeltreuen linearen Abbildungen, d.h. invariant unter orthogonalen Transformationen. Diese Eigenschaft werden wir zur Herleitung der Verteilung der *t*-Statistik nutzen. Wir bemerken zudem, dass viele andere Modelle, mit denen man in der Praxis hantiert – Varianzanalysen (Kap. 10), lineare Regressionsmodelle (Kap. 11) etc. –, auf dieser Eigenschaft basieren, und daher halten wir sie im folgenden wichtigen Satz fest:

Satz 9.8 (Invarianz von $N_n(0, E_n)$) unter orthogonalen Transformationen)
Es sei $\mathfrak{Z} \sim N_n(0, E_n)$, $M \in \mathbb{O}_n$ und $\mathscr{H}$ ein k-dimensionaler Teilraum des $\mathbb{R}^n$ mit $k \in \{1, \ldots, n\}$. Dann gelten folgende Aussagen:

1. *$\mathfrak{X} := M\mathfrak{Z} \sim N_n(0, E_n)$.*
2. *In jeder ONB des $\mathbb{R}^n$ sind die Koordinaten von $\mathfrak{Z}$ wieder unabhängig und $N_n(0, E_n)$-verteilt.*
3. *$\|P_{\mathscr{H}}\mathfrak{Z}\|^2 \sim \chi^2(k)$.*
4. *$P_{\mathscr{H}}\mathfrak{Z}$ und $P_{\mathscr{H}^\perp}\mathfrak{Z}$ sind unabhängig.*

Beweis

1. Wir betrachten zunächst die Abbildung $M : \mathbb{R}^n \to \mathbb{R}^n$ via $\mathbf{z} \mapsto M\mathbf{z}$. Sie ist ein Diffeomorphismus, denn sie ist bijektiv und stetig differenzierbar und besitzt eine stetig differenzierbare Umkehrabbildung $M^{-1} : \mathbb{R}^n \to \mathbb{R}^n$ via $\mathbf{y} \mapsto M^{-1}\mathbf{y}$. Da M^{-1} eine lineare Abbildung ist, folgt für die Jacobi-Matrix $(M^{-1}y)' = M^{-1}$. Aus dem Dichtetransformationssatz (siehe Krengel 2005) folgt die Dichte von $\mathfrak{X} = M\mathfrak{Z}$ als

$$f_{\mathfrak{X}}(\mathbf{y}) = f_{\mathfrak{Z}}(M^{-1}\mathbf{y}) \,|\det((M^{-1}\mathbf{y})')| = f_{\mathfrak{Z}}(\mathbf{y}),$$

   da $f_{\mathfrak{Z}}$ rotationssymmetrisch ist, und nach Lemma 9.6 gilt $\|M^{-1}\mathbf{y}\| = \|\mathbf{y}\|$ und $|\det M^{-1}| = 1$.
2. Sei $\mathbf{e}_1, \ldots, \mathbf{e}_n$ eine ONB von $\mathbb{R}^n$ und $M := (\mathbf{e}_1, \ldots, \mathbf{e}_n) \in \mathbb{O}_n$. Wir verstehen M hier als ‚Basiswechselmatrix'. Dann sind die Koordinaten von $\mathfrak{Z}$ in der neuen Basis gegeben durch die Komponenten von $\mathfrak{X} = M^t\mathfrak{Z}$. Nach 1. ist $\mathfrak{X} \sim N_n(0, E_n)$, da $M^t \in \mathbb{O}_n$.
3. und 4. Sei eine ONB von $\mathscr{H}$ gegeben durch $\mathbf{e}_1, \ldots, \mathbf{e}_k$. Ergänze diese durch $\mathbf{e}_{k+1}, \ldots, \mathbf{e}_n$ zu einer ONB des $\mathbb{R}^n$. Es seien die Koordinaten von $\mathfrak{Z}$ in dieser Basis gegeben durch $X_1, \ldots, X_k, X_{k+1}, \ldots, X_n$. Diese sind nach 2. unabhängige und identisch verteilte Zufallsvariablen mit $X_1 \sim N(0, 1)$, sodass auch

$$\mathcal{P}_{\mathscr{H}}\mathfrak{Z} = \sum_{i=1}^{k} X_i \mathbf{e}_i \quad \text{und} \quad \mathcal{P}_{\mathscr{H}^\perp}\mathfrak{Z} = \sum_{i=k+1}^{n} X_i \mathbf{e}_i$$

unabhängig sind und per definitionem gilt

$$\|\mathcal{P}_{\mathcal{H}}\mathfrak{Z}\|^2 = \sum_{i=1}^{k} X_i^2 \sim \chi^2(k) \quad \text{und} \quad \|\mathcal{P}_{\mathcal{H}^\perp}\mathfrak{Z}\|^2 = \sum_{i=k+1}^{n} X_i^2 \sim \chi^2(n-k).$$

9.3   Der Einstichproben-t-Test

Das Lemma 9.5 über die Geometrie des Mittelwerts und der Standardabweichung in Kombination mit Satz 9.8 über die Geometrie der mehrdimensionalen Normalverteilung erlaubt uns nun, die Verteilung der t-Statistik herzuleiten.

Satz 9.9 (Verteilung der Einstichproben-t-Statistik)
Es sei $n \geq 2$ und $\mathfrak{X} = (X_1, \ldots, X_n)^t$ ein Zufallsvektor mit unabhängigen und identisch verteilten Komponenten und $X_1 \sim N(\mu, \sigma^2)$, mit $\mu \in \mathbb{R}$ und $\sigma^2 > 0$. Sei $s^2(\mathfrak{X}) = (1/(n-1)) \sum_{i=1}^{n} (X_i - \bar{X}_n)^2$. Dann gilt

$$T(\mathfrak{X}) := \frac{\bar{X}_n - \mu}{s(\mathfrak{X})/\sqrt{n}} \sim t(n-1).$$

Beweis Wir zeigen, dass T verteilt ist wie der Quotient zweier unabhängiger Zufallsvariablen, wobei der Zähler standardnormalverteilt ist und der Nenner sich als die Wurzel einer mit $n-1$ skalierten $\chi^2(n-1)$-verteilten Zufallsvariablen schreibt (vgl. Definition 9.4). Wir definieren standardisierte Zufallsvariable $Z_i := (X_i - \mu)/\sigma$ für $i = 1, \ldots, n$, sodass $\mathfrak{Z} = (Z_1, \ldots, Z_n)^t \sim N_n(0, E_n)$, und finden sofort

$$T(\mathfrak{X}) = \frac{\bar{X}_n - \mu}{s(\mathfrak{X})/\sqrt{n}} = \frac{\frac{\bar{X}_n - \mu}{\sigma/\sqrt{n}}}{s(\mathfrak{X})/\sigma} = \frac{\sqrt{n}\bar{Z}_n}{\left(\frac{1}{n-1}\sum_{i=1}^{n}(Z_i - \bar{Z}_n)^2\right)^{1/2}}. \tag{9.4}$$

Im Zähler sind wir fertig, denn $\bar{Z}_n \sim N(0, 1/n)$, sodass $\sqrt{n}\bar{Z}_n \sim N(0, 1)$. Wegen Lemma 9.5 und Satz 9.8 finden wir, dass $\bar{Z}_n \mathbb{1} = \mathcal{P}_{\mathcal{D}}\mathfrak{Z}$, sowie

$$\sum_{i=1}^{n}(Z_i - \bar{Z}_n)^2 = \|P_{\mathcal{D}^\perp}\mathfrak{Z}\|^2 \sim \chi^2(n-1).$$

Inbesondere sind Zähler und Nenner in (9.4) unabhängig, und der Nenner schreibt sich als Wurzel aus einer mit $n-1$ skalierten $\chi^2(n-1)$-verteilten Zufallsvariablen, sodass $T(\mathfrak{X}) \sim t(n-1)$.

Interessanterweise folgt aus dem Beweis auch, dass bei unabhängigen und identisch normalverteilten Zufallsvariablen auch der empirische Mittelwert und die empirische Standardabweichung unabhängig sind. Für die konkrete Anwendung formulieren wir Satz 9.9 als folgendes Lemma:

Lemma 9.10 (Einstichproben-*t*-Test)
Es sei ein statistisches Modell gegeben durch unabhängige und identisch verteilte Zufallsvariable $X_1, \ldots, X_n$ mit $X_1 \sim N(\mu, \sigma^2)$ und $(\mu, \sigma^2) \in \Theta := \mathbb{R} \times \mathbb{R}^+$. Zudem sei s wie in (3.3) und $\alpha \in (0, 1)$ sowie q_α das α-Quantil der $t(n-1)$-Verteilung. Dann gelten folgende Aussagen:

1. *Student'sches Konfidenzintervall: Das Intervall I gegeben durch*

$$I(\boldsymbol{x}) := \left[\bar{x}_n - q_{1-\frac{\alpha}{2}} \cdot \frac{s(\boldsymbol{x})}{\sqrt{n}}, \bar{x}_n + q_{1-\frac{\alpha}{2}} \cdot \frac{s(\boldsymbol{x})}{\sqrt{n}} \right]$$

   ist ein Konfidenzintervall für μ zum Niveau $(1 - \alpha)$.
2. *Student's t-Test: Für $\mu^{(0)}$ in $\mathbb{R}$ sei eine Nullhypothese gegeben durch*

$$H_0 : (\mu, \sigma^2) \in \Theta_0 = \{(\mu, \sigma^2) \in \Theta \,|\, \mu = \mu^{(0)}\}.$$

Dann ist die t-Statistik

$$T(\boldsymbol{x}) := \frac{\bar{x}_n - \mu^{(0)}}{s(\boldsymbol{x})/\sqrt{n}}$$

eine Teststatistik für einen Test der Nullhypothese H_0 zum Niveau α mit Ablehnungsbereich $\mathcal{R}(\alpha) = (-\infty, q_{\alpha/2}) \cup [q_{1-\alpha/2}, \infty)$.

Wir bemerken, dass wir den α-Fehler $\mathbb{P}_{H_0}(T(\mathfrak{X}) \in \mathcal{R}) = \alpha$ als Konsequenz der Normalverteilungsannahme für jedes n kontrollieren können. Im Vergleich zum nichtparametrischen Beispiel 8.1 kommen wir daher ohne Asymptotiken aus. Schließlich gilt wieder $\{T(\mathbf{x}) \in \mathcal{R}(\alpha)\}$ genau dann, wenn $\{I(\mathbf{x}) \not\ni \mu^{(0)}\}$.

Beispiel: Einstichproben-*t*-Test bei vorgegebenem $\mu^{(0)}$
Wir kommen zurück zu dem Blauwalbeispiel aus Abschn. 8.2. Dort hatten wir unter allgemeinen Verteilungsannahmen mithilfe eines asymptotischen Verfahrens die Nullhypothese getestet, dass die mittlere Länge von Blauwalen 20 m beträgt. Nun verwenden wir für das gegebene (relativ kleine) $n = 16$ ein exaktes Verfahren unter der Annahme, dass die Längen

der Blauwale einer Normalverteilung folgen. Die Teststatistik nimmt denselben Wert an, $T(\mathbf{x}) = 5.6$, und mit der t-Verteilung mit $n - 1 = 15$ Freiheitsgraden erhalten wir nun einen (unter Normalverteilungsannahme exakten) P-Wert von

$$P(\mathbf{x}) := \mathbb{P}_{H_0}(|T(\mathfrak{X})| \geq 5.6) < 10^{-4}.$$

9.3.1 Gepaarter Zweistichproben-*t*-Test

Interessanterweise kann der Einstichproben-t-Test auch in einer auf den ersten Blick anders erscheinenden Stichprobensituation auf genau dieselbe Weise eingesetzt werden. Betrachten wir zum Beispiel die Frage, ob die Tauchtiefe eines Blauwals davon abhängt, ob er auf Nahrungssuche ist oder nicht. Um dies zu untersuchen, könnte man Wale mit einem Sender ausstatten und für dieselben Wale die Tiefe je eines Tauchgangs mit und ohne Nahrungssuche vergleichen. Man hat es dann mit sogenannten *gepaarten* Beobachtungen zu tun: Es seien $x_1, \ldots, x_n$ die Tauchtiefen der n Wale auf Nahrungssuche, und $y_1, \ldots, y_n$ die Tauchtiefen derselben n Wale, wenn sie nicht auf Nahrungssuche waren. Eigentlich haben wir es hier also mit zwei Stichproben zu tun, aber dadurch, dass jeder Messung x_i genau eine Messung y_i zugeordnet werden kann, die zu demselben Wal gehört, spricht man von gepaarten Stichproben.

Mathematisch ist die Herangehensweise nun ganz analog zum Einstichprobentest: Untersuchen wir die Nullhypothese, dass die mittlere Tauchtiefe nicht davon abhängt, ob der Wal auf Nahrungssuche ist, so können wir zur Analyse dieser Änderung gerade die Differenz der gepaarten Beobachtungen $d_i := x_i - y_i$ betrachten und so die Beobachtungen auf die Einstichprobensituation zurückführen. Wir modellieren die d_i als Realisierungen von unabhängigen und identisch normalverteilten Zufallsvariablen D_i und testen ganz analog die Nullhypothese, dass der Erwartungswert der D_i in Wahrheit null ist, wobei die D_i in Lemma 9.10 die Rolle der X_i übernehmen.

Ein Datenbeispiel findet sich in Abb. 9.5a. Da bei gepaarten Beobachtungen jedem x_i genau ein y_i zugeordnet ist, werden diese Paare (x_i, y_i) in einem *Streudiagramm* dargestellt. Bei Punkten oberhalb (unterhalb) der Hauptdiagonalen war y_i größer (kleiner) als x_i. Da fast alle Tauchtiefen bei Nahrungssuche größer waren, ist auch die Differenz fast immer positiv (Abb. 9.5b). Mit einer mittleren Differenz von etwa 80 und einer Standardabweichung der Differenz von etwa 55 berechnen wir für $n = 10$ eine t-Statistik von $T(\mathbf{d}) \approx 4.6$, wobei $\mathbf{d} = (d_1, \ldots, d_n)^t$. Diese ist unter der Nullhypothese t-verteilt mit $n-1 = 9$ Freiheitsgraden, was zu einem P-Wert von etwa $P(\mathbf{d}) \approx 0.001$ führt.

Interessant ist an diesem Beispiel auch, dass bei der Analyse lediglich eine Normalverteilungsannahme an die *Differenzen* D_i der gepaarten Beobachtungen gestellt wird. Die Einzelbeobachtungen selbst müssen keiner Normalverteilung folgen.

In Situationen mit zwei *ungepaarten* Stichproben dagegen – zum Beispiel wenn man die Tauchtiefen von n Blauwalen und m Finnwalen vergleichen möchte – kann man den

Abb. 9.5 Gepaarte
Beobachtungen

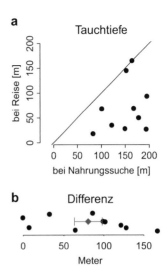

Messungen x_i keine Messung der y_j zuordnen. Die Verallgemeinerung des Einstichproben-t-Tests auf diese Situation zweier ungepaarter Stichproben diskutieren wir in Abschn. 9.4.

9.4   Der Zweistichproben-t-Test

Die Ergebnisse aus dem Einstichproben-t-Test können wir auf die Situation mit zwei Stichproben übertragen. Im Szenario des Zweistichproben-t-Tests werden zwei Stichproben $\mathbf{x} = (x_1, \ldots, x_m)^t$ und $\mathbf{y} = (y_1, \ldots, y_n)^t$ miteinander verglichen.

Ein Beispiel: Sie möchten für ein Semester an einer anderen Universität studieren und schwanken zwischen zwei Studienorten A und B. Sie lesen einen Bericht, in dem die Zufriedenheit von Mathematikstudierenden an verschiedenen Universitäten untersucht wurde. Wir nehmen der Einfachheit halber an, dass die Zufriedenheit auf einer metrischen Skala gemessen wurde und die Daten etwa glockenförmig verteilt waren. Daher machen wir im Folgenden die Modellannahme, dass die Daten Realisierungen normalverteilter Zufallsvariablen sind. Die Zufriedenheit von je zehn befragten Studierenden sehen Sie in Abb. 9.6. Die mittlere Zufriedenheit an Ort B war bei den befragten Studierenden etwas höher als an Ort A. Andererseits wäre Ort A für Sie aber leichter zu erreichen, und so fragen Sie sich: Kann dieses Ergebnis vielleicht auch durch Zufall zustande gekommen sein, auch wenn alle Beobachtungen aus derselben (Normal-)Verteilung stammen?

Zur Beantwortung dieser Frage treffen wir wiederum eine Normalverteilungsannahme. Speziell nehmen wir an, dass die Beobachtungen Realisierungen von unabhängigen und normalverteilten Zufallsvariablen $X_1, \ldots, X_m, Y_1, \ldots, Y_n$ mit gleicher positiver Varianz sind und dass die X_i alle den gleichen Erwartungswert μ_x und die Y_i alle den gleichen

Abb. 9.6 Ungepaarte
Beobachtungen

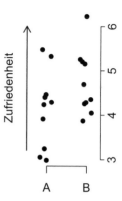

Erwartungswert μ_y besitzen. Wir testen dann die Nullhypothese, dass alle Beobachtungen aus der gleichen Normalverteilung stammen, oder kurz, dass $\mu_x = \mu_y$. Die *Zweistichproben-t-Statistik* wird daher nichts anderes tun, als die Mittelwerte in den beiden Gruppen (geeignet normiert) zu vergleichen.

Da die Varianz als gleich angenommen wird, wird sie global über beide Stichproben geschätzt. Wir betrachten daher für $\mathbf{x} \in \mathbb{R}^m$ und $\mathbf{y} \in \mathbb{R}^n$, zusammengeführt im Vektor $\mathbf{z} \in \mathbb{R}^{m+n}$, die *gepoolte Stichprobenvarianz*

$$s_p^2(\mathbf{z}) := \frac{1}{m+n-2} \left(\sum_{i=1}^{m} (x_i - \bar{x}_n)^2 + \sum_{j=1}^{n} (y_i - \bar{y}_n)^2 \right) = \frac{(m-1)s(\mathbf{x}) + (n-1)s(\mathbf{y})}{m+n-2}.$$

$$(9.5)$$

Die gepoolte Stichprobenstandardabweichung s_p ist eine Statistik, die die Variabilität *aller* Beobachtungen $\mathbf{z}$ um ihre jeweiligen Mittelwerte beschreibt. Diese gepoolte Stichproben-standardabweichung tritt in der Zweistichproben-t-Statistik auf.

Lemma 9.11 (Verteilung der Zweistichproben-t-Statistik)
Es seien $m, n \geq 2$ und $\mathfrak{z} = (X_1, \ldots, X_m, Y_1, \ldots, Y_n)^t$ ein Zufallsvektor mit unabhängigen Komponenten, wobei $X_i \sim N(\mu_x, \sigma^2) \; \forall i = 1, \ldots, m$ und $Y_j \sim N(\mu_y, \sigma^2) \; \forall j = 1, \ldots, n$ mit $\mu_x, \mu_y \in \mathbb{R}$ und $\sigma^2 > 0$. Dann ist

$$T(\mathfrak{z}) := \frac{(\bar{X}_m - \bar{Y}_n) - (\mu_x - \mu_y)}{\sqrt{(1/m) + (1/n)} \; s_p(\mathfrak{z})} \sim t(m+n-2).$$

Die Statistik T heißt die Zweistichproben-t-Statistik unter Annahme der Varianzhomogenität, d. h., wenn wie in Lemma 9.11 alle Komponenten von $\mathfrak{z}$ die gleiche Varianz haben.

Beweis   Es ist zu zeigen, dass

$$T(3) \sim \frac{Z}{\sqrt{W/(m+n-2)}},$$

mit Z und W unabhängig und $Z \sim N(0,1)$ und $W \sim \chi^2(m+n-2)$. Aufgrund der Unabhängigkeit und der Normalverteilung folgt $\bar{X}_n \sim N(\mu_x, \sigma^2/n)$ und $\bar{Y}_n \sim N(\mu_y, \sigma^2/n)$, sodass

$$\bar{X}_n - \bar{Y}_n \sim N\left(\mu_x - \mu_y, \sigma^2\left(\frac{1}{m} + \frac{1}{n}\right)\right),$$

und damit durch Standardisierung

$$Z := \frac{\bar{X}_m - \bar{Y}_n - (\mu_x - \mu_y)}{\sqrt{(1/m) + (1/n)}\,\sigma} \sim N(0,1).$$

Nun bleibt zu zeigen, dass

$$W := \frac{s_p^2(3)}{\sigma^2}(n+m-2) \sim \chi^2(n+m-2) \quad \text{und } Z, W \text{ unabhängig.}$$

Wir argumentieren wie im Einstichproben-t-Test mit der Geometrie der mehrdimensionalen Standardnormalverteilung: Wir standardisieren die X_i via $Z_i := (X_i - \mu_x)/\sigma$ für alle $i = 1, \dots, m$. Damit ist $3_x := (Z_1, \dots, Z_m)^t \sim N_m(0, E_m)$, und wir finden nach Satz 9.8, dass

$$\frac{1}{\sigma^2}\sum_{i=1}^m (X_i - \bar{X}_m)^2 = \sum_{i=1}^m (Z_i - \bar{Z}_m)^2 = \|\mathcal{P}_{\mathscr{D}^\perp} 3_x\|^2 \sim \chi^2(m-1), \qquad (9.6)$$

wobei $\mathscr{D} = \{c\mathbb{1} \mid c \in \mathbb{R}\}$ wieder die Diagonale im $\mathbb{R}^m$ beschreibt. Der Ausdruck ist wegen der Orthogonalität der zugehörigen Untervektorräume zudem unabhängig von $\bar{X}_m$. Analog folgt

$$\frac{1}{\sigma^2}\sum_{i=1}^n (Y_i - \bar{Y}_n)^2 \sim \chi^2(n-1) \qquad (9.7)$$

und unabhängig von $\bar{Y}_n$. Zudem sind (9.6) und (9.7) unabhängig, da alle Komponenten von 3 unabhängig sind, sodass

$$W = \frac{s_p^2(3)}{\sigma^2}(n+m-2) = \frac{1}{\sigma^2}\left[\sum_{i=1}^m (X_i - \bar{X}_m)^2 + \sum_{j=1}^n (Y_j - \bar{Y}_n)^2\right] \sim \chi^2(m+n-2),$$

und Z und W unabhängig.

Lemma 9.12 (Zweistichproben-*t*-Test) *Für* $m, n \geq 2$ *sei ein statistisches Modell gegeben durch einen Zufallsvektor* $\mathfrak{Z} = (X_1, \ldots, X_m, Y_1, \ldots, Y_n)^t$ *mit unabhängigen Komponenten, wobei* $X_i \sim N(\mu_x, \sigma^2) \; \forall i = 1, \ldots, m$ *und* $Y_j \sim N(\mu_y, \sigma^2) \; \forall j = 1, \ldots, n$ *mit* $(\mu_x, \mu_y, \sigma^2) \in \Theta := \mathbb{R} \times \mathbb{R} \times \mathbb{R}^+$. *Es sei* s_p *wie in (9.5). Zudem sei*

$$d := \mu_x - \mu_y$$

und $\alpha \in (0, 1)$ *sowie* q_α *das* α-*Quantil der* $t(m + n - 2)$-*Verteilung. Dann gelten folgende Aussagen:*

1. *Students Zweistichproben-Konfidenzintervall:*

$$I(\mathbf{z}) := \left[(\bar{x}_m - \bar{y}_n) - q_{1-\frac{\alpha}{2}} \cdot s_p(\mathbf{z}) \sqrt{\frac{1}{m} + \frac{1}{n}}, \; (\bar{x}_m - \bar{y}_n) + q_{1-\frac{\alpha}{2}} \cdot s_p(\mathbf{z}) \sqrt{\frac{1}{m} + \frac{1}{n}} \right]$$

ist ein $(1 - \alpha)$-*Konfidenzintervall für* d.

2. *Students Zweistichproben-t-Test: Für* $d^{(0)} \in \mathbb{R}$ *sei eine Nullhypothese gegeben durch*

$$H_0 : (\mu_x, \mu_y, \sigma^2) \in \{(\mu_x, \mu_y, \sigma^2) \in \Theta \mid \mu_x - \mu_y = d^{(0)}\}.$$

Dann ist die Zweistichproben-t-Statistik T *via*

$$T(\mathbf{z}) := \frac{(\bar{x}_m - \bar{y}_n) - d^{(0)}}{\sqrt{(1/m) + (1/n)} \cdot s_p(\mathbf{z})}$$

eine Teststatistik für einen exakten Test der Nullhypothese H_0 *zum Niveau* α *mit Ablehnungsbereich* $\mathcal{R}(\alpha) = (-\infty, q_{\alpha/2}] \cup [q_{1-\alpha/2}, \infty)$.

Typischerweise ist man in der Praxis an der Nullhypothese $d^{(0)} = 0$, d. h. der Gleichheit der Verteilungen, interessiert. Sofern nicht anders ausgeführt, werden wir dies im Folgenden immer voraussetzen. Zudem gilt wieder $T(\mathbf{z}) \in \mathcal{R}(\alpha)$ genau dann, wenn $I(\mathbf{z}) \not\ni d^{(0)}$.

Datenanalyse Im Beispiel aus Abb. 9.6 finden wir eine mittlere Zufriedenheit von etwa $\bar{x}_m \approx 4.1$ an Ort A und etwa $\bar{y}_n \approx 4.7$ an Ort B, mit einer gepoolten Standardabweichung von etwa $s_p(\mathbf{z}) \approx 0.8$. Mit je zehn Beobachtungen pro Gruppe ergibt das etwa $T(\mathbf{z}) \approx -1.7$ und einen P-Wert von ca. $P(\mathbf{z}) \approx 0.11$. Die Nullhypothese kann also auf dem 5 %-Niveau nicht abgelehnt werden – ein solch extremes oder ein noch extremeres Ergebnis könnte unter der Nullhypothese in etwa einem von zehn Fällen durch Zufall vorkommen.

Bemerkung zur Homoskedastizität

In die Herleitung der Verteilung der t-Statistik in der Zweistichprobensituation (Lemma 9.11) haben wir in der Standardisierung die Gleichheit der Varianzen in beiden Gruppen, auch *Homoskedastizität* genannt, ausgenutzt. Theoretisch bietet eine Anpassung von Welch (1947) in der Situation unterschiedlicher Varianzen ein alternatives Verfahren zu Students t-Test aus Lemma 9.12.

Sind in der Situation von Lemma 9.11 verschiedene Varianzen σ_x^2 und σ_y^2 in den Gruppen möglich, so muss die gepoolte Stichprobenvarianz s_p^2 (9.5) ersetzt werden durch eine separate Schätzung der Varianzen in den Gruppen, die erst danach zusammengefasst werden. Man definiert für die Skalierung der t-Statistik $s_u^2(\mathbf{z}) := s(\mathbf{x})^2/m + s(\mathbf{y})^2/n$, denn

$$\mathbb{V}ar(\bar{X}_m - \bar{Y}_n) = \mathbb{V}ar(\bar{X}_m) + \mathbb{V}ar(\bar{Y}_n) = \frac{\sigma_x^2}{m} + \frac{\sigma_y^2}{n}.$$

In der Tat lässt sich im Setting ungleicher Varianzen zeigen, dass

$$T(3) := \frac{(\bar{X}_m - \bar{Y}_n) - (\mu_x - \mu_y)}{s_u(3)}$$

approximativ $t(v)$-verteilt ist, mit

$$v = \frac{\left(s(\mathbf{x})^2/m + s(\mathbf{y})^2/n\right)^2}{s^4(\mathbf{x})/(m^2(m-1)) + s^4(\mathbf{y})/(n^2(n-1))}$$

Freiheitsgraden (Welch 1947). Vom theoretischen Standpunkt aus erleichtert uns also die Annahme der Homoskedastizität das Leben sehr. Die Gleichheit der Varianzen wird auch im normalen linearen Modell eine wesentliche Modellannahme sein.

9.5   Dialog: Gepaarte und ungepaarte Tests

Ein Mitarbeiter einer Umweltorganisation (**U**) interessiert sich dafür, ob durch Kläranlagen ein bestimmter Schadstoff in ein Gewässer eingeleitet wird oder nicht. Da er keinen Zugriff auf die Ausleitungsrohre der Kläranlagen hat, misst er im Fließgewässer bei verschiedenen Kläranlagen jeweils vor und nach dem Einleiter des Kläranlagenwassers die Konzentration des Schadstoffs im Wasser. Bei der statistischen Analyse wird er allerdings unsicher und fragt einen Bekannten, der mittlerweile Mathematik studiert (**M**).

U: Kannst du mir vielleicht helfen? Ich habe hier zwei Stichproben, einmal vor, einmal nach der Kläranlage. Die jeweiligen Verteilungen sehen etwa glockenförmig aus. Damit darf ich doch den t-Test machen, oder? Ich bin nur ein bisschen unsicher, welchen ich da nehmen soll. Mache ich den ungepaarten t-Test, wird das Ergebnis nicht signifikant.

Mache ich den gepaarten, wird es signifikant. Was stimmt denn nun? Leitet die Kläranlage den Stoff ein oder nicht?

An dieser Stelle hakt der Mathematikstudent direkt ein.

M: Moment mal. Als Erstes ist es ganz wichtig, sich darüber im Klaren zu sein, dass wir nie sicher sagen können, was in Wirklichkeit los ist – egal, was beim Test rauskommt! Das Einzige, was wir tun können, ist zu schauen, wie gut die Daten zur Nullhypothese passen.

U: Gut, aber die Nullhypothese ist doch dieselbe bei beiden Tests. Wie kommt es dann, dass die Daten einmal passen und einmal nicht? Das klingt doch stark nach statistischer Willkür!

Aber natürlich gibt es für die Auswahl des Verfahrens gute Gründe, die der Mathematiker sogleich zu erklären beginnt.

M: Lass uns mal eins nach dem anderen durchgehen. Zuerst müssen wir die Voraussetzungen der Tests checken. Die Beobachtungen sehen etwa glockenförmig aus, damit sind wir mit dem t-Test wohl erstmal gut bedient. Jetzt gibt es aber noch mehr Voraussetzungen, die wir beachten müssen. Zum Beispiel wird beim ungepaarten t-Test angenommen, dass die Beobachtungen der beiden Stichproben unabhängig sind. Lass uns das für dein Beispiel mal prüfen…

Rasch entwirft der Mathematikstudent etwa Abb. 9.7. Jetzt benötigt er aber noch zusätzliche Informationen.

M: Bei jeder Kläranlage hast du genau zweimal gemessen, richtig?

U: Ja genau, erst eine Probe vor ihrer Einleitung und dann eine Probe nach ihrer Einleitung.

M: Sehr gut! Damit sind deine Stichproben *gepaart*. Schau mal in Bild a, jeder Punkt ist eigentlich ein Paar von Beobachtungen, mit einer x- und einer y-Koordinate. Ist ein Messwert vor der Kläranlage hoch (großes x), so ist er auch oft nach der Kläranlage hoch (großes y), und genauso sieht es bei kleinen Messwerten aus. Statistisch muss man daher wohl eine gewisse Korrelation zwischen den Messungen berücksichtigen. Die Annahme der Unabhängigkeit deiner beiden Stichproben ist hier also eher nicht sinnvoll – der ungepaarte t-Test scheint also nicht angebracht.

Abb. 9.7 Darstellung gepaarter Daten mit (**a**) und ohne (**b**) Paarungsstruktur

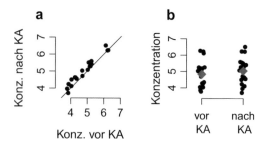

Der Mitarbeiter der Umweltorganisation ist immer noch ein bisschen verunsichert und hakt nach.

U: Ok, soweit so gut. Aber wieso sagst Du, das sei ‚sehr gut'? Was wäre denn zum Beispiel passiert, wenn ich bei einigen Kläranlagen nur Proben vor der Einleitung und bei anderen Kläranlagen nur Proben nach der Einleitung genommen hätte?

M: Dann wären deine Stichproben ungepaart, und wir könnten sie gar nicht im Streudiagramm darstellen, weil nicht jeder x-Wert genau einen y-Wert hätte. Wir bräuchten etwa Abbildung b, und das wäre dann ein Fall für den ungepaarten t-Test.

U: Und wäre der dann signifikant geworden?

Da muss der Mathematikstudent ihn enttäuschen.

M: Vermutlich eher nicht. Schau dir mal Abbildung b an. Das sind dieselben Daten, aber die Paarungsstruktur, also dass jede Messung links genau einen Partner rechts hat, wird nicht berücksichtigt. In die Zweistichproben-t-Statistik gehen quasi die Standardabweichungen der Beobachtungen in beiden Gruppen ein, und zwar im Nenner, und da diese im Vergleich zur Differenz der Mittelwerte recht groß sind, wird die t-Statistik keinen besonders extremen Wert annehmen. Eigentlich müsste man im Nenner zusätzlich noch die Korrelation berücksichtigen, aber das tut man beim ungepaarten t-Test nicht, weil man annimmt, dass die Stichproben unabhängig sind.

U: Und was ist anders beim gepaarten t-Test?

M: Beim gepaarten t-Test wird das Problem der Abhängigkeiten zwischen den Stichproben geschickt umgangen. Denn man betrachtet nur die Differenz der Messungen bei jedem einzelnen Datenpaar. Damit bereinigt man automatisch um die großen Schwankungen innerhalb der Gruppen. Manche Flüsse haben vielleicht grundsätzlich eine höhere Schadstoffkonzentration als andere, was dann zu großer Variabilität innerhalb der Gruppen führen kann. Durch den Übergang zu den Differenzen konzentriert man sich wieder auf das Wesentliche, nämlich den Unterschied zwischen vor und nach der Einleitung. Cool, oder?

U: Total! Da kann ich ja froh sein, dass ich gepaart gemessen habe!

M: Ja absolut! Deswegen hilft es auch, wenn du deinen Versuchsaufbau schon vorher mal mit einem Statistiker besprichst. Dann kannst du besser einschätzen, welche Konsequenzen dein Vorgehen später in der Auswertung haben kann.

Vergleich von $k \geq 2$ Stichproben: Varianzanalyse und multiples Testen

10

Normalverteilungsannahmen wie in Kap. 9 ermöglichen sowohl bei Verfahren zum Vergleich von mehr als zwei Stichproben als auch bei wesentlich allgemeineren statistischen Fragestellungen die Konstruktion exakter Tests. Bevor wir in Kap. 11 dazu den allgemeinen Rahmen des normalen linearen Modells diskutieren, betrachten wir in Abschn. 10.1 den Spezialfall der Verallgemeinerung des t-Tests auf mehr als zwei Gruppen in der einfaktoriellen Varianzanalyse (kurz ANOVA, ANalysis Of VAriance, Fisher 1925).

Wie auch beim t-Test wird angenommen, dass die Beobachtungen in den k Gruppen Realisierungen unabhängiger und normalverteilter Zufallsvariablen mit gleicher Varianz sind. Getestet wird die globale Nullhypothese, dass die Erwartungswerte in allen Gruppen gleich sind. Beim t-Test wird die Differenz der Mittelwerte in Beziehung zu ihrer geschätzten Variabilität gesetzt. Analog wird bei der ANOVA die *Variabilität zwischen den Gruppen* in Relation gesetzt zur *Variabilität innerhalb der Gruppen*. Wir formalisieren dieses Vorgehen in Abschn. 10.1. In Abschn. 10.2 sehen wir, dass der t-Test direkt äquivalent zur ANOVA für $k = 2$ Gruppen ist. Zudem betrachten wir in Abschn. 10.3 das grundsätzliche Problem des multiplen Testens, das im Zusammenhang mit dem Vergleich mehrerer Gruppen, aber auch in allgemeineren Kontexten multipler Hypothesentests auftritt.

10.1 Einfaktorielle Varianzanalyse

Motivation und Beispiel Zur Motivation der ANOVA erweitern wir zunächst das Beispiel aus Abschn. 9.3.1 und betrachten die Zufriedenheit von Studierenden mit ihrer Studiensituation an vier verschiedenen Universitäten (Abb. 10.1), wobei wir die Daten zu A und B bereits in Abb. 9.6 gesehen haben.

© Springer-Verlag GmbH Deutschland, ein Teil von Springer Nature 2019
M. Messer und G. Schneider, *Statistik*, https://doi.org/10.1007/978-3-662-59339-4_10

Im Prinzip könnten wir den Zweistichproben-t-Test verwenden, um alle Paare von Orten gegeneinander zu testen. Dies führt allerdings zu sogenannten *multiplen Tests* und damit zu grundsätzlichen statistischen Interpretationsproblemen, die wir in Abschn. 10.3 diskutieren.

Dagegen ist die vergleichsweise elegante Frage der einfaktoriellen ANOVA nur mit einer einzigen Nullhypothese assoziiert: Kann man solch große Unterschiede in der Zufriedenheit zwischen den vier Orten durch Zufall beobachten, auch wenn alle Beobachtungen aus derselben (Normal-)Verteilung stammen?

Modell der einfaktoriellen ANOVA Wir verstehen die ANOVA als Erweiterung des Zweistichproben-t-Tests aus Abschn. 9.4 auf mehrere Gruppen. Wir definieren das Modell der ANOVA durch einen Zufallsvektor $\mathfrak{X} = (X_{1,1}, \ldots, X_{1,n_1}, X_{2,1}, \ldots, X_{2,n_2}, \ldots, X_{k,1},$ $\ldots, X_{k,n_k})^t$ mit unabhängigen Komponenten, wobei $X_{i,j} \sim N(\mu_i, \sigma^2)$ für alle i, j. Dabei stammen die Parameter $(\mu_1, \mu_2, \ldots, \mu_k, \sigma^2) \in \mathbb{R}^k \times \mathbb{R}^+$. Schließlich sei $n := \sum_{i=1}^{k} n_i$ und zudem $1 < k < n$. Es bezeichnet also k die Anzahl der Gruppen, n_i die Anzahl der Beobachtungen in Gruppe i und n die Gesamtzahl aller Beobachtungen. Die j-te Beobachtung $x_{i,j}$ in Gruppe i wird modelliert durch die Komponente $X_{i,j}$, für $i = 1, \ldots, k$ und $j = 1, \ldots, n_i$.

Jeder Gruppe wird also ein eigener Erwartungswert μ_i zugeordnet. Mit

$$\mu := (\underbrace{\mu_1, \ldots, \mu_1}_{n_1 \text{ mal}}, \underbrace{\mu_2, \ldots, \mu_2}_{n_2 \text{ mal}}, \ldots, \underbrace{\mu_k, \ldots, \mu_k}_{n_k \text{ mal}})^t$$

lautet das Modell also in Vektorschreibweise

$$\mathfrak{X} = \mu + \sigma \mathfrak{Z},$$

Abb. 10.1 Zur ANOVA bei vier Gruppen

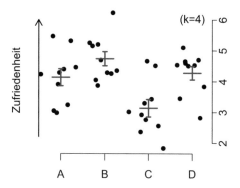

mit $\mathfrak{Z}$ standardnormalverteilt im $\mathbb{R}^n$ und μ Element des Modellraums $\mathscr{M}$ mit

$$\mathscr{M} := \{(\underbrace{\mu_1, \ldots, \mu_1}_{n_1 \text{ mal}}, \underbrace{\mu_2, \ldots, \mu_2}_{n_2 \text{ mal}}, \ldots, \underbrace{\mu_k, \ldots, \mu_k}_{n_k \text{ mal}})^t \mid (\mu_1, \ldots, \mu_k)^t \in \mathbb{R}^k\}. \tag{10.1}$$

F-Test bei der ANOVA Die zu testende Nullhypothese besagt $H_0 : (\mu, \sigma^2) \in \mathscr{D} \times \mathbb{R}^+$, mit $\mathscr{D}$ die Diagonale gemäß (9.3). Dabei bedeutet $\mu \in \mathscr{D}$, dass $\mu_1 = \mu_2 = \cdots = \mu_k$, d. h., dass alle Beobachtungen aus der gleichen Verteilung stammen. Die Diagonale ist wieder eindimensionaler Untervektorraum von $\mathscr{M}$, d. h., $\mathscr{M} = \mathscr{D} \oplus \mathscr{E}$, wobei $\mathscr{E}$ das orthogonale Komplement von $\mathscr{D}$ in $\mathscr{M}$ bezeichne. Damit zerlegen wir

$$\mathbb{R}^n = \mathscr{D} \oplus \mathscr{E} \oplus \mathscr{M}^\perp.$$

Insbesondere gilt $dim(\mathscr{M}) = k$, $dim(\mathscr{E}) = k - 1$ und $dim(\mathscr{M}^\perp) = n - k$. Im Kontext dieser Zerlegung gilt, dass

$$F(\mathfrak{X}) := \frac{\|\mathcal{P}_\mathscr{E}\mathfrak{X}\|^2/dim(\mathscr{E})}{\|\mathcal{P}_{\mathscr{M}^\perp}\mathfrak{X}\|^2/dim(\mathscr{M}^\perp)} \overset{H_0}{\sim} \mathcal{F}(k - 1, n - k). \tag{10.2}$$

Diese Statistik heißt die F-Statistik, und die folgende Herleitung ihrer Verteilung wird uns noch mehrfach begegnen. Die Grundidee ist, dass wir uns auf einen standardnormalverteilten Zufallsvektor zurückziehen und dann seine Verteilungsinvarianz unter orthogonalen Transformationen nutzen. Wir standardisieren $Z_{i,j} := (X_{i,j} - \mu_i)/\sigma$, $i = 1, \ldots, k$, $j = 1, \ldots, n_i$, sodass

$$\mathfrak{Z} = (Z_{1,1}, \ldots, Z_{1,n_1}, \ldots, Z_{k,1}, \ldots, Z_{k,n_k})^t \sim N_n(0, E_n),$$

und zeigen dass unter H_0 gilt

$$F(\mathfrak{X}) = \frac{\|\mathcal{P}_\mathscr{E}\mathfrak{X}\|^2/dim(\mathscr{E})}{\|\mathcal{P}_{\mathscr{M}^\perp}\mathfrak{X}\|^2/dim(\mathscr{M}^\perp)} \overset{(*)}{=} \frac{\sigma^2\|\mathcal{P}_\mathscr{E}\mathfrak{Z}\|^2/dim(\mathscr{E})}{\sigma^2\|\mathcal{P}_{\mathscr{M}^\perp}\mathfrak{Z}\|^2/dim(\mathscr{M}^\perp)} \overset{(**)}{\sim} \mathcal{F}(k - 1, n - k).$$

Für $(*)$ erinnern wir an das Modell $\mathfrak{X} = \mu + \sigma\mathfrak{Z}$. Da nach Modellannahme $\mu \in \mathscr{M}$ gilt, fällt die Projektion von μ auf $\mathscr{M}^\perp$ im Nenner weg. Da unter der Nullhypothese gilt, dass $\mu \in \mathscr{D}$, fällt auch die Projektion von μ auf $\mathscr{E}$ im Zähler weg. Auch die σ^2 kürzen sich weg – hier sei insbesondere die Annahme der Gleichheit der Varianzen bemerkt. Übrig bleiben die Projektionen von $\mathfrak{Z}$. In $(**)$ nutzen wir dann Satz 9.8: Die Längenquadrate der orthogonalen Projektionen von $\mathfrak{Z}$ auf orthogonale Unterräume sind unabhängig und χ^2-verteilt, mit Freiheitsgraden gemäß der Dimensionen der Untervektorräume. Da $\mathscr{E}$ und $\mathscr{M}^\perp$ orthogonal sind, mit $dim(\mathscr{E}) = 1$ und $dim(\mathscr{M}^\perp) = n - k$, folgt die behauptete Fisher-Verteilung per definitionem. Das ergibt zusammenfassend folgendes Lemma:

Lemma 10.1 (Einfaktorielle Varianzanalyse)

Es sei $\mathcal{M}$ wie in (10.1), und es sei ein statistisches Modell gegeben durch

$$\mathfrak{X} = \mu + \sigma \mathfrak{Z},$$

mit $(\mu, \sigma^2) = \mathcal{M} \times \mathbb{R}^+$ und $\mathfrak{Z} \sim N_n(0, E_n)$. Weiter sei eine Nullhypothese gegeben durch

$$H_0 : (\mu, \sigma^2) \in \mathscr{D} \times \mathbb{R}^+.$$

Zudem sei $\alpha \in (0, 1)$, sowie q_α das α-Quantil der $\mathcal{F}(k - 1, n - k)$-Verteilung. Dann ist die F-Statistik

$$F(\mathbf{x}) := \frac{\|\mathcal{P}_{\mathscr{E}}\mathbf{x}\|^2/(k-1)}{\|\mathcal{P}_{\mathcal{M}^\perp}\mathbf{x}\|^2/(n-k)}$$

eine Teststatistik für einen Test der Nullhypothese H_0 zum Niveau α mit Ablehnungsbereich $\mathcal{R}(\alpha) = [q_{1-\alpha}, \infty)$.

Interpretation des F-Tests Ist $F(\mathbf{x})$ groß, so wird H_0 verworfen. Die Variabilität zwischen und innerhalb der Gruppen werden in Zähler und Nenner der F-Statistik quantifiziert. Dazu betrachten wir die Zerlegung von $\mathbf{x}$ in seine Projektionen auf die Unterräume genauer. Es sei dazu $\bar{x}_{i,\cdot} := (1/n_i) \sum_{j=1}^{n_i} x_{i,j}$ der Gruppenmittelwert von Gruppe i und $\bar{x} := (1/n) \sum_{i,j} x_{i,j}$ der globale Mittelwert über alle Gruppen. Dann ist

$$\mathbf{x} = \mathcal{P}_{\mathscr{D}}\mathbf{x} + \mathcal{P}_{\mathscr{E}}\mathbf{x} + \mathcal{P}_{\mathcal{M}^\perp}\mathbf{x} = \bar{x}\mathbb{1} + \begin{pmatrix} \bar{x}_{1,\cdot} - \bar{x} \\ \vdots \\ \bar{x}_{1,\cdot} - \bar{x} \\ \bar{x}_{2,\cdot} - \bar{x} \\ \vdots \\ \bar{x}_{2,\cdot} - \bar{x} \\ \vdots \\ \bar{x}_{k,\cdot} - \bar{x} \\ \vdots \\ \bar{x}_{k,\cdot} - \bar{x} \end{pmatrix} + \begin{pmatrix} x_{1,1} - \bar{x}_{1,\cdot} \\ \vdots \\ x_{1,n_1} - \bar{x}_{1,\cdot} \\ x_{2,1} - \bar{x}_{2,\cdot} \\ \vdots \\ x_{2,n_2} - \bar{x}_{2,\cdot} \\ \vdots \\ x_{k,1} - \bar{x}_{k,\cdot} \\ \vdots \\ x_{k,n_k} - \bar{x}_{k,\cdot} \end{pmatrix},$$

denn in Analogie zu (10.5) entspricht $\mathcal{P}_{\mathcal{M}}\mathbf{x}$ dem Vektor bestehend aus den Gruppenmittelwerten und $\mathcal{P}_{\mathscr{D}}\mathbf{x} = \bar{x}\mathbb{1}$. Die Projektionen des Vektors $\mathbf{x} \in \mathbb{R}^n$ sind zusammen mit ihren Entsprechungen in der Sichtweise von n Beobachtungen in $\mathbb{R}$ in Abb. 10.2 dargestellt.

Der Zähler der F-Statistik beschreibt die Variabilität zwischen den Gruppen, denn

$$\frac{\|\mathcal{P}_{\mathcal{E}}\mathbf{x}\|^2}{k-1} = \frac{\|\mathcal{P}_{\mathcal{M}}\mathbf{x} - \mathcal{P}_{\mathcal{D}}\mathbf{x}\|^2}{k-1} = \frac{1}{k-1}\sum_{i=1}^{k} n_i (\bar{x}_{i,\cdot} - \bar{x})^2. \qquad (10.3)$$

Die Gleichung beschreibt also die mittlere quadratische Abweichung (in Abb. 10.2 gelb) der Gruppenmittelwerte (blau) vom globalen Mittelwert (grün).

Der Nenner beschreibt die Variabilität innerhalb der Gruppen

$$\frac{\|\mathcal{P}_{\mathcal{M}^{\perp}}\mathbf{x}\|^2}{n-k} = \frac{1}{n-k}\sum_{i,j}(x_{i,j} - \bar{x}_{i,\cdot})^2. \qquad (10.4)$$

Für jede Gruppe werden die quadratischen Abweichungen der Individualbeobachtungen von ihrem Gruppenmittelwert gebildet und dann (gepoolt) gemittelt (in Abb. 10.2 rot).

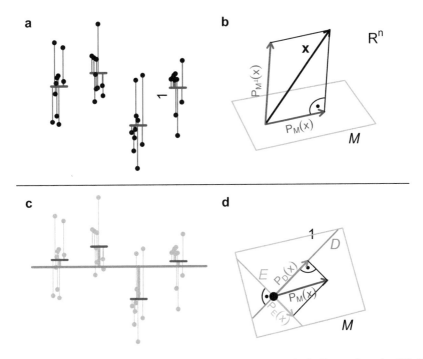

Abb. 10.2 Darstellung der n reellwertigen Beobachtungen (**a, c**) als Datenvektor im $\mathbb{R}^n$ (**b, d**) und zugehörige Zerlegungen, b. Zerlegung des $\mathbb{R}^n = \mathcal{M} \oplus \mathcal{M}^{\perp}$ mit resultierenden Projektionen $\mathbf{x} = \mathcal{P}_{\mathcal{M}}\mathbf{x} + \mathcal{P}_{\mathcal{M}^{\perp}}\mathbf{x}$, d. Zerlegung von $\mathcal{M} = \mathcal{D} \oplus \mathcal{E}$ mit resultierenden Projektionen $\mathcal{P}_{\mathcal{M}}\mathbf{x} = \mathcal{P}_{\mathcal{D}}\mathbf{x} + \mathcal{P}_{\mathcal{E}^{\perp}}\mathbf{x}$

Abb. 10.3 Ergebnis der
ANOVA (F-Test) der Daten
aus Abb. 10.1

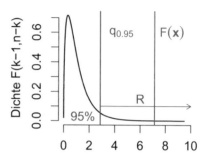

In der Praxis nutzen wir (10.3) und (10.4) zur Berechnung der F-Statistik. Sie erklä-ren auch den Namen *Varianzanalyse* – Zähler und Nenner haben die Struktur empirischer Varianzen.

Anwendung Wir führen nun die einfaktorielle ANOVA am Beispiel der Beobachtungen $\mathbf{x}$ aus Abb. 10.1 durch. Wegen $k = 4$ Gruppen und einer Gesamtanzahl von $n = 40$ Beobach-tungen finden wir unter H_0, dass $F(\mathfrak{X}) \sim \mathcal{F}(3, 36)$, vgl. Lemma 10.1. Für ein Signifikanz-niveau von $\alpha = 0.05$ ergibt sich der Ablehnungsbereich dann als $\mathcal{R}(\alpha) \approx [2.87, \infty)$. Für die F-Statistik basierend auf den Beobachtungen $\mathbf{x}$ erhalten wir anhand der Formeln (10.3) und (10.4), dass $F(\mathbf{x}) \approx 7.4$.

Dieser Wert ist riesig, wenn man bedenkt, dass $F(\mathfrak{X})$ unter H_0 nahe um den Wert 1 verteilt ist, vgl. Abb. 10.3. Fazit: Die Nullhypothese der Gleichheit der Erwartungswerte wird auf dem 5 %-Niveau verworfen.

Eine wichtige Botschaft dieses Abschnittes ist, dass sich die Verteilung der F-Statistik unter H_0 ohne viel Aufwand durch geometrische Argumente herleiten lässt. Insbesondere ging dabei weder die explizite Form des Modellraumes $\mathcal{M}$ noch die des Hypothesenraumes $\mathcal{D}$ ein. Daher können wir F-Tests auch in einem ganz allgemeinen Rahmen formulieren – in Kap. 11 widmen wir uns dem sogenannten normalen linearen Modell.

10.2   Der Zweistichproben-t-Test als Spezialfall der ANOVA

Wir betrachten hier nochmals den Zweistichproben-t-Test und verdeutlichen anhand der-selben geometrischen Argumente wie in Abschn. 10.1, dass er als direktes Analogon zur ANOVA mit $k = 2$ Gruppen betrachtet werden kann.

Es sei also $\mathbf{x} := (x_{1,1}, \ldots, x_{1,n_1}, x_{2,1}, \ldots, x_{2,n_2})^t \in \mathbb{R}^n$ mit $n := n_1 + n_2$, und die Gruppenmittelwerte sind gegeben durch $\bar{x}_{i,\cdot} := 1/n_i \sum_{j=1}^{n_i} x_{i,j}$ für $i = 1, 2$. Wir betrachten den zweidimensionalen Untervektorraum $\mathcal{M}$ des $\mathbb{R}^n$ aufgespannt durch die orthogonalen Einheitsvektoren

$$\mathbf{b}_0 := \frac{1}{\sqrt{n_1}} \underbrace{(1, \ldots, 1}_{n_1 \text{ mal}}, 0, \ldots, 0)^t \quad \text{und} \quad \mathbf{b}_1 := \frac{1}{\sqrt{n_2}} (0, \ldots, 0, \underbrace{1, \ldots, 1}_{n_2 \text{ mal}})^t,$$

d. h.,

$$\mathcal{M} = \{(\mu_1, \ldots, \mu_1, \mu_2, \ldots, \mu_2)^t \mid \mu_1, \mu_2 \in \mathbb{R}\}.$$

Wir stellen fest, dass $\mathcal{M}$ auch aufgespannt wird von den orthogonalen Einheitsvektoren

$$\mathbf{e}_0 := \frac{1}{\sqrt{n_1 + n_2}} \mathbb{1} \quad \text{und } \mathbf{e}_1 := \frac{1}{\sqrt{1/n_1 + 1/n_2}} \left(\frac{1}{n_1}, \ldots, \frac{1}{n_1}, -\frac{1}{n_2}, \ldots, -\frac{1}{n_2} \right)^t.$$

Die Darstellung durch die $\mathbf{e}_i$ ist günstiger, denn $\mathbf{e}_0$ spannt die Diagonale $\mathscr{D}$ auf, welche mit der Nullhypothese assoziiert ist. Unter der Nullhypothese hat der Vektor der Erwartungswerte $\mu \in \mathbb{R}^n$ ja identische Komponenten und ist damit ein Element aus $\mathscr{D}$. Wir zerlegen $\mathcal{M} = \mathscr{D} \oplus \mathscr{E}$ mit Diagonale $\mathscr{D} = span(\mathbf{e}_0)$ und setzen $\mathscr{E} := span(\mathbf{e}_1)$. In diesem Rahmen lassen wir nun den Zufall walten.

Lemma 10.2 (Verteilung des Quadrats der Zweistichproben-t-Statistik)
Es seien $n_1, n_2 \geq 2$ und $\mathfrak{X} = (X_{1,1}, \ldots, X_{1,n_1}, X_{2,1}, \ldots, X_{2,n_2})^t$ ein Zufallsvektor mit unabhängigen Komponenten, wobei $X_{1,i} \sim N(\mu_1, \sigma^2) \ \forall i = 1, \ldots, n_1$ und $X_{2,j} \sim N(\mu_2, \sigma^2) \ \forall j = 1, \ldots, n_2$ mit $\mu_1, \mu_2 \in \mathbb{R}$ und $\sigma^2 > 0$. Weiter sei s_p wie in (9.5) und

$$T(\mathfrak{X}) := \frac{(\bar{X}_{1,.} - \bar{X}_{2,.}) - (\mu_1 - \mu_2)}{\sqrt{(1/n_1) + (1/n_2)} \ s_p(3)}.$$

Falls $\mu_1 = \mu_2$ ist, so folgt

$$\frac{\|\mathcal{P}_{\mathscr{E}} \mathfrak{X}\|^2}{\|\mathcal{P}_{\mathcal{M}^\perp} \mathfrak{X}\|^2 / (n_1 + n_2 - 2)} = T^2(\mathfrak{X}) \sim \mathcal{F}(1, n_1 + n_2 - 2).$$

Das Lemma beschreibt die Äquivalenz des Zweistichproben-t-Tests aus Lemma 9.12 und der ANOVA im Spezialfall von zwei Gruppen: Für beliebiges $\alpha \in (0, 1)$ wird die Nullhypothese des t-Tests genau dann verworfen, wenn die Nullhypothese der ANOVA verworfen wird.

Beweis Dass $T^2(\mathfrak{X}) \sim \mathcal{F}(1, n_1 + n_2 - 2)$, folgt per definitionem, denn wir wissen aus Lemma 9.11, dass $T(\mathfrak{X}) \sim t(n_1 + n_2 - 2)$ – oder wir verwenden Lemma 10.1. Es bleibt also zu zeigen, dass

$$|T(\mathbf{x})| = \frac{|\bar{x}_{1,\cdot} - \bar{x}_{2,\cdot}|}{\sqrt{1/n_1 + 1/n_2} \; s_p(\mathbf{x})} = \frac{\|\mathcal{P}_{\mathcal{E}}\mathbf{x}\|}{\|\mathcal{P}_{\mathcal{M}^{\perp}}\mathbf{x}\|/\sqrt{n-2}}.$$

Für den Zähler finden wir

$$\|\mathcal{P}_{\mathcal{E}}\mathbf{x}\| = |\langle \mathbf{x}, \mathbf{e}_1 \rangle| = \frac{|\bar{x}_{1,\cdot} - \bar{x}_{2,\cdot}|}{\sqrt{1/n_1 + 1/n_2}}.$$

Für den Nenner nutzen wir die Darstellung von $\mathcal{M}$ durch die $\mathbf{b}_i$ und finden

$$\begin{aligned}
\mathcal{P}_{\mathcal{M}}\mathbf{x} &= \mathcal{P}_{span(\mathbf{b}_0)}\mathbf{x} + \mathcal{P}_{span(\mathbf{b}_1)}\mathbf{x} \\
&= \langle \mathbf{x}, \mathbf{b}_0 \rangle \cdot \mathbf{b}_0 + \langle \mathbf{x}, \mathbf{b}_1 \rangle \cdot \mathbf{b}_1 \\
&= \bar{x}_{1,\cdot} \cdot (1, \ldots, 1, 0, \ldots, 0)^t + \bar{x}_{2,\cdot} \cdot (0, \ldots, 0, 1, \ldots, 1)^t \\
&= (\bar{x}_{1,\cdot}, \ldots, \bar{x}_{1,\cdot}, \bar{x}_{2,\cdot}, \ldots, \bar{x}_{2,\cdot})^t.
\end{aligned} \tag{10.5}$$

Damit berechnet sich das Längenquadrat der Projektion auf $\mathcal{M}^{\perp}$ als

$$\|\mathcal{P}_{\mathcal{M}^{\perp}}\mathbf{x}\|^2 = \|\mathbf{x} - \mathcal{P}_{\mathcal{M}}\mathbf{x}\|^2 = \sum_{i=1}^{n_1}(x_{1,i} - \bar{x}_{1,\cdot})^2 + \sum_{i=1}^{n_2}(x_{2,i} - \bar{x}_{2,\cdot})^2 = (n-2)\,s_p^2(\mathbf{x}).$$

10.3   Exkurs: Multiples Testen

Wie zu Beginn dieses Kapitels erwähnt, könnte man auch statt der ANOVA paarweise Zweistichproben-t-Tests durchführen – oder diese dazu verwenden, um bei Ablehnung der Nullhypothese durch die ANOVA spezielle Gruppenunterschiede zu identifizieren. Würden wir zum Beispiel die Zufriedenheit aller m Paare von k Orten mithilfe des Zweistichproben t-Tests vergleichen, dann erhielten wir $m = \binom{k}{2}$ (hier: sechs) P-Werte.

Dies führt zum Problem des *multiplen Testens*. Wir illustrieren dieses Problem zunächst an einem einfacheren Beispiel und erläutern danach eine Möglichkeit, damit umzugehen.

Das Problem des multiplen Testens bei unabhängigen Tests   Ein statistischer Test ist gerade so konstruiert, dass die Nullhypothese mit Wahrscheinlichkeit α fälschlicherweise verworfen wird, wenn sie eigentlich stimmt. Nehmen wir an, in m Studien wird jeweils zum gleichen festen Niveau $\alpha \in (0, 1)$ ein Test einer Nullhypothese $H_0^{(i)}$ durchgeführt, $i = 1, \ldots, m$. Es bezeichne $\mathbf{x}_i$ den Beobachtungsvektor aus Studie i, und wir modellieren die Vektoren $\mathbf{x}_1, \ldots, \mathbf{x}_m$ als Realisierungen von Zufallsvektoren $\mathfrak{X}_1, \ldots, \mathfrak{X}_m$. Bezüglich der i-ten Studie sei die assoziierte Teststatistik T_i stetig und der Ablehnungsbereich mit $\mathcal{R}_i$ bezeichnet, d. h., die definierende Bedingung eines Hypothesentests schreibt sich als

$$\mathbb{P}_{H_0^{(i)}}(T_i(\mathfrak{X}_i) \in \mathcal{R}_i) \leq \alpha, \tag{10.6}$$

vgl. Definition 8.1.

Es wird nicht nur ein Test durchgeführt, sondern m Tests. Daher ist die Wahrscheinlichkeit, mindestens eine der Nullhypothesen fälschlicherweise zu verwerfen, i. Allg. größer als
α. Das lässt sich besonders schön erläutern, wenn die $\mathfrak{X}_1, \ldots, \mathfrak{X}_m$ als unabhängig modelliert werden und für den α-Fehler in (10.6) Gleichheit gilt. Denn dann berechnet sich diese
Wahrscheinlichkeit als

$$\mathbb{P}_{H_0}\left(\bigcup_{i=1}^{m}\{T_i(\mathfrak{X}_i) \in \mathcal{R}_i\}\right) = 1 - \mathbb{P}_{H_0}\left(\bigcap_{i=1}^{m}\{T_i(\mathfrak{X}_i) \notin \mathcal{R}_i\}\right) = 1 - (1 - \alpha)^m$$

und strebt gegen 1 für $m \to \infty$, wobei für die letzte Gleichheit die Unabhängigkeit ausgenutzt wurde. Der Index H_0 deutet hier an, dass jede involvierte Teststatistik $T_i(\mathfrak{X}_i)$ unter
ihrer Nullhypothese $H_0^{(i)}$ betrachtet wird. Die Gleichung sagt, dass wir mit beliebig großer
Wahrscheinlichkeit fälschlicherweise Nullhypothesen verwerfen, wenn wir nur genügend
solcher Tests durchführen! Insbesondere bedeutet das konzeptionell für uns in der Praxis,
dass wir nicht planlos in der Weltgeschichte hin und her testen sollten. Irgendwann beobachten wir auch durch Zufall Unterschiede, die separat betrachtet ‚nur schwer durch Zufall
zu erklären sind‘.

Die Korrektur nach Bonferroni Zur Behandlung des obigen Problems gibt es viele Ideen.
Die wohl einfachste Idee basiert auf der Korrektur von Bonferroni, bei der das Signifikanzniveau für jeden Einzeltest vorab verkleinert wird. Konkret ersetze man α in Gleichung (10.6)
durch

$$\alpha^* = \frac{\alpha}{m},$$

wobei m die Gesamtzahl aller Tests bezeichnet. Dann folgt

$$\mathbb{P}_{H_0}\left(\bigcup_{i=1}^{m}\{T_i(\mathfrak{X}_i) \in \mathcal{R}_i\}\right) \leq \sum_{i=1}^{m}\mathbb{P}_{H_0^{(i)}}(T_i(\mathfrak{X}_i) \in \mathcal{R}_i) \leq m\alpha^* = \alpha. \qquad (10.7)$$

Wir bemerken, dass für diese Abschätzung obige Restriktion der Unabhängigkeit der
$\mathfrak{X}_1, \ldots, \mathfrak{X}_m$ gar nicht notwendig ist.

Insbesondere bedeutet (10.7), dass die Wahrscheinlichkeit, dass mindestens eine Nullhypothese abgelehnt wird, obwohl eigentlich alle Nullhypothesen wahr sind, wieder höchstens
α ist.

Die Bonferroni-Korrektur gilt als konservativ, d. h., die Abschätzung in (10.7) kann recht
stark sein. Dazu betrachten wir das Extrem identischer Tests, d. h., $\mathfrak{X}_i = \mathfrak{X}_1$, $H_0^{(i)} = H_0^{(1)}$,
$T_i = T_1$ und $\mathcal{R}_i = \mathcal{R}_1$ für alle $i = 1, \ldots, m$. Dort finden wir

$$\mathbb{P}_{H_0}\left(\bigcup_{i=1}^{m}\{T_i(\mathfrak{X}_i) \in \mathcal{R}_i\}\right) = \mathbb{P}_{H_0^{(1)}}(T_1(\mathfrak{X}_1) \in \mathcal{R}_1) \leq \frac{\alpha}{m}.$$

Besser gestaltet sich die Situation unter Unabhängigkeit. Gilt für den α-Fehler in (10.6) Gleichheit, so folgt

$$\mathbb{P}_{H_0} \left(\bigcup_{i=1}^{m} \{T_i(\mathfrak{X}_i) \in \mathcal{R}_i\} \right) = 1 - \left(1 - \frac{\alpha}{n} \right)^m \longrightarrow 1 - e^{-\alpha},$$

für $m \to \infty$ und der Grenzwert entspricht etwa α, denn aufgrund der Reihendarstellung der Exponentialfunktion, gegeben durch $\exp(x) = \sum_{n=0}^{\infty} x^n/n! = 1 + x + o(x)$ für $x \to 0$, erkennen wir $e^{-\alpha} = 1 - \alpha + o(\alpha)$, für $\alpha \to 0$.

Es gibt viele andere, häufig etwas weniger konservative, Methoden, die das Problem des multiplen Testens angehen. Der interessierte Leser sei hier etwa an Hochberg und Tamhane (1987) oder Bretz et al. (2010) verwiesen.

10.4　Dialog: Multiples Testen

Eine Studentin der Ingenieurwissenschaften (**I**) soll in einem Berufspraktikum den Nutzen einer neuen Fertigungstechnik für Bleistifte evaluieren. Sie vergleicht dazu für die bisherige und für die neue Fertigungstechnik entsprechend produzierte Stifte anhand von zehn Qualitätsmerkmalen (Q1–Q10, zum Beispiel Bruchfestigkeit, Abrieb, etc.). Dazu misst sie jedes der Merkmale an jeweils 20 Stiften der alten und der neuen Produktion. Da die Stifte durch die einzelnen Messungen beeinträchtigt werden, misst sie für jedes Merkmal einen neuen Satz an Stiften. Bezüglich jedes Merkmals verteilen sich die Messungen in beiden Produktionen etwa glockenförmig mit gleicher Streuung, sodass sie für jedes Merkmal einen (zweiseitigen) Zweistichproben-t-Test durchführt. Die resultierenden P-Werte finden sich in Tab. 10.1. Die letzte Zeile markiert dabei, ob sich die mittlere Ausprägung des entsprechenden Qualitätsmerkmals bei den untersuchten Stiften der neuen Fertigungstechnik verbessert (+) oder verschlechtert (−) hat.

Die Studentin schreibt zur Zusammenfassung ihrer Resultate folgenden Satz in ihren Praktikumsbericht: ‚Vier Qualitätsmerkmale (Q1–Q4) wurden mit der neuen Fertigungstechnik signifikant verbessert, während nur ein Merkmal (Q5) eine signifikante Verschlechterung zeigte (t-Tests, $P < 0.05$).' Der Bericht wird daraufhin von ihrem wissenschaftlichen Betreuer zur Revision empfohlen. Eine der Anmerkungen ist: ‚Die beschriebene Verbesserung der Qualitätsmerkmale durch die neue Fertigungstechnik scheint vielversprechend.

Tab. 10.1 Ergebnisse der Analyse

	Q1	Q2	Q3	Q4	Q5	Q6	Q7	Q8	Q9	Q10
P	0.003	0.02	0.009	0.04	0.008	0.56	0.81	0.08	0.12	0.125
+/−	+	+	+	+	−	−	+	+	−	−

Allerdings wurde die Problematik des multiplen Testens nicht berücksichtigt. Eine Neu-
bewertung der statistischen Signifikanz ist notwendig und lässt vermuten, dass auch die
entsprechende Interpretation angepasst werden muss.'
Zum Glück trifft die Studentin am Abend ihre Kollegin aus der Mathematik (**M**). Bei einem
Glas Wein erläutert sie ihr Problem. Die Mathematikerin weiß sofort, worum es geht, und
erklärt, was man beim multiplen Testen beachten muss.

M: Das haben wir tatsächlich gerade erst in der Vorlesung gelernt. Du hast ja zehn
verschiedene Nullhypothesen getestet, und zwar: Die Ausprägung von Merkmal Q1
(oder Q2, Q3 usw.) unterscheidet sich nicht zwischen alter und neuer Produktion. Wenn
alle Nullhypothesen stimmen würden, würde jeder Test mit Wahrscheinlichkeit 5 % ein
$P < 0.05$ liefern. Die Wahrscheinlichkeit, dass von diesen vielen Tests mindestens einer
signifikant wird, obwohl alle Nullhypothesen stimmen, ist also viel größer als 5 %.

I: Und was macht man da?

M: Da gibt es wohl verschiedene Verfahren. Das einfachste heißt Bonferroni-Korrektur:
Du teilst 0.05 durch die Anzahl der Tests – also hier $0.05/10 = 0.005$. Und dann werden
nur noch die Nullhypothesen abgelehnt, die einen zugehörigen P-Wert kleiner als 0.005
besitzen.

Das sind schlechte Nachrichten für die angehende Ingenieurin, denn wie sich zeigt, hat
die Bonferroni-Korrektur einen starken Einfluss auf ihre Ergebnisse. Ein wenig entmutigt
stellt sie fest:

I: Oh je, da bleibt ja nur noch das Merkmal Q1 übrig!

M: Das stimmt leider: Je mehr Tests man macht, desto kleiner müssen die P-Werte
werden, damit man die Hypothesen ablehnen kann.

Gerne möchte die Ingenieurin ihre Ergebnisse noch irgendwie retten.

I: Kann ich nicht irgendwie die Anzahl der Tests reduzieren? Zum Beispiel sehe ich ja in
der Tabelle, dass eigentlich nur die Merkmale Q1–Q5 einen Unterschied zeigen. Dann
muss ich doch eigentlich die anderen Merkmale gar nicht testen und nur noch durch 5
anstatt durch 10 teilen. Dann wären auch Q3 und Q5 noch signifikant.

M: Na, so einfach geht das nicht…Dann wäre der Statistik ja wirklich nicht zu trauen,
wenn man nach Besichtigung der Daten beliebig entscheiden könnte, was man nun testet und was nicht. Lass uns mal ein Gedankenexperiment machen: Angenommen, du
wärest allwissend und wüsstest, dass es bezüglich keiner der zehn Qualitätsmerkmale
einen Unterschied zwischen den Verfahren gibt. Führst du dann nur einen Test durch, so
machst du per Konstruktion in 5 % der Fälle einen Fehler und verwirfst die Nullhypothese. Führst du aber alle zehn Tests durch, dann hast du für jeden Test eine individuelle
Verwerfungswahrscheinlichkeit von 5 %, und folglich wirst du mit viel größerer Wahrscheinlichkeit irgendeinen der Tests fälschlicherweise verwerfen.

I: Das klingt plausibel.

Aber die Mathematikstudentin ist noch nicht fertig.

M: Und das Gedankenexperiment geht noch weiter. Nehmen wir nun an, du schaust dir alle deine Daten an und pickst das Paar mit der größten Mittelwertsdiskrepanz heraus. Damit meine ich das Paar, welches zum kleinsten P-Wert geführt hätte. Dann ist die Konsequenz der vorherigen Überlegung, dass du bezüglich des speziellen Paares nicht mehr mit Wahrscheinlichkeit 5 % verwirfst, sondern mit viel größerer Wahrscheinlichkeit.

I: Das stimmt, da ist was faul.

M: Ich mache das jetzt nochmal anschaulicher: Angenommen, du betrachtest zehn unabhängige und uniforme Ziehungen aus dem Intervall [0, 1]. Erwartungsgemäß liegt jeder Punkt in der Mitte bei 0.5, aber durch Zufall streuen die Beobachtungen. Für jede Beobachtung ist kein Wert in dem Intervall bevorzugt, aber betrachtest du alle Beobachtungen gemeinsam und schaust dann nur auf das Minimum, so findest du dieses bevorzugt weit links von der 0.5. Und die Betrachtung des Minimums steht stellvertretend für das Herauspicken des bestimmten Tests.

Das leuchtet der Ingenieurin ein. Etwas zerknirscht schließt sie:

I: Ja schade, dann muss ich also vorsichtig sein und darf nicht nur die Dinge testen, die mir schon beim Anschauen der Daten aufgefallen sind.

M: Genau! Der Test ist dann nämlich quasi nur noch eine Bestätigung dessen, was du sowieso schon gesehen hast. Und weil du eben schon alle Paare angeschaut hast, musst du bei dem herausgepickten Extremfall, den du dann testest, viel strenger sein. Die Bonferroni-Korrektur bietet eine einfache Möglichkeit dazu.

I: Na gut. Aber das ist jetzt trotzdem ganz schön ärgerlich, denn mein Chef wollte eigentlich insbesondere eine Verbesserung von Q1 *und* Q2 zeigen. Das war eigentlich Ziel meines ganzen Praktikums. Und das sehen wir ja auch, und die entsprechenden P sind auch recht klein. Kann man die Herangehensweise vielleicht verbessern, um beim nächsten Mal erfolgreicher zu sein?

Hier kann die Mathematikerin tatsächlich noch einen Tipp geben. Es zeigt sich wieder, dass es von Vorteil ist, das Forschungsdesign schon frühzeitig mit Blick auf die spätere statistische Auswertung zu überdenken.

M: Wenn für deinen Chef eigentlich nur Q1 und Q2 wirklich relevant sind, könnte man beim nächsten Mal die Analyse nur auf diese beiden Merkmale konzentrieren. Hättet Ihr zum Beispiel nur Q1 und Q2 angeschaut, wären mit der neuen Schwelle von 0.05/2 beide Änderungen signifikant gewesen. Das im Nachhinein zu machen, wenn man die Daten schon gesehen hat, ist natürlich aus den gleichen Gründen wie eben wenig überzeugend.

I: Okay. Mein Chef sagte nur, es wäre trotzdem interessant zu sehen, wie sich die anderen Merkmale verändern, deswegen habe ich sie auch aufgenommen.

M: Man kann die anderen Merkmale ja trotzdem erwähnen, nur ohne darauf ein rigoroses statistisches Verfahren anzuwenden. Änderungen bei diesen anderen Merkmalen sind dann einfach als Hinweise zu verstehen, die man in weiteren Studien prüfen würde.

I: Okay, dann weiß ich jetzt wenigstens, worauf ich beim nächsten Mal achten muss, danke!

Das normale lineare Modell

11

In Kap. 9 und 10 haben wir statistische Modelle betrachtet, bei denen die Beobachtungen als Realisierungen unabhängiger und normalverteilter Zufallsvariablen betrachtet wurden. Einen allgemeinen Rahmen für Modelle mit Normalverteilungsannahmen bietet das *normale lineare Modell*. In Abschn. 11.1 führen wir das normale lineare Modell ein und diskutieren die ANOVA als Spezialfall. In Abschn. 11.2 betrachten wir einen weiteren prominenten Spezialfall, das einfache lineare Regressionsmodell.

11.1   Das normale lineare Modell

Die einfaktorielle ANOVA, obwohl allgemeiner als der t-Test, ist ebenfalls nur ein Spezialfall des wesentlich größeren normalen linearen Modells, in dessen allgemeinem Rahmen eine ganze Reihe von Fragestellungen mit den gleichen statistischen Werkzeugen behandelt werden können. Wir formulieren daher allgemein folgende Definition:

Definition 11.1 (Normales lineares Modell)
Es sei $\mathcal{M}$ ein k-dimensionaler Untervektorraum des $\mathbb{R}^n$ mit $1 < k < n$. Das normale lineare Modell ist gegeben durch einen Zufallsvektor $\mathfrak{X}$, mit

$$\mathfrak{X} = \mu + \sigma \mathfrak{Z},$$

wobei $(\mu, \sigma^2) \in \Theta := \mathcal{M} \times \mathbb{R}^+$ und $\mathfrak{Z} \sim N_n(0, E_n)$.

© Springer-Verlag GmbH Deutschland, ein Teil von Springer Nature 2019
M. Messer und G. Schneider, *Statistik,* https://doi.org/10.1007/978-3-662-59339-4_11

Im allgemeinen Fall des normalen linearen Modells machen wir zunächst keine expliziten Annahmen an den Modellraum $\mathcal{M}$ und den Nullhypothesenraum. Der Modellraum $\mathcal{M}$ ist dann problemabhängig zu formulieren, beispielsweise im Rahmen der ANOVA durch (10.1).

Parameterschätzer Wiederum ist ein Schätzer für μ gegeben durch die orthogonale Projektion von $\mathbf{x}$ auf $\mathcal{M}$,

$$\hat{\mu}(\mathbf{x}) := \arg \min_{\mu \in \mathcal{M}} \|\mathbf{x} - \mu\|^2 = \mathcal{P}_{\mathcal{M}}\mathbf{x}, \tag{11.1}$$

den *Kleinste-Quadrate-Schätzer* (engl. *least squares estimator,* LSE), für μ. Der LSE ist zum einen erwartungstreu für μ. Denn wegen $\hat{\mu}(\mathfrak{X}) = \mu + \sigma \mathcal{P}_{\mathcal{M}} \mathfrak{Z}$ gilt $\mathbb{E}_{(\mu,\sigma^2)}[\hat{\mu}(\mathfrak{X})] = \mu$. Weiterhin ist $\hat{\mu}$ sogar MLE für μ. Denn für $\mu = (\mu_1, \dots, \mu_n)^t \in \mathcal{M}$ gilt für die Likelihood-funktion

$$L(\mathbf{x}, (\mu, \sigma^2)) = \frac{1}{(2\pi\sigma^2)^{n/2}} \exp\left(-\frac{1}{2\sigma^2} \sum_{i=1}^{n} (x_i - \mu_i)^2\right),$$

d. h., für jedes mögliche σ^2 wird $L(\mathbf{x}, (\mu, \sigma^2))$ genau dann maximal, wenn $\|\mathbf{x}-\mu\|^2$ minimal wird.

Als Schätzer für σ^2 betrachten wir wieder

$$\hat{\sigma}^2(\mathbf{x}) := \frac{\|R(\mathbf{x})\|^2}{n-k}, \tag{11.2}$$

mit Residuum $R(\mathbf{x}) := \mathbf{x} - \mathcal{P}_{\mathcal{M}}\mathbf{x} = \mathcal{P}_{\mathcal{M}^\perp}\mathbf{x}$. Dann gilt im Rahmen des Modells wegen $\mu \in \mathcal{M}$ die Beziehung $R(\mathfrak{X}) = \sigma \mathcal{P}_{\mathcal{M}^\perp}\mathfrak{Z}$. Wegen $\|\mathcal{P}_{\mathcal{M}^\perp}\mathfrak{Z}\|^2 \sim \chi^2(n-k)$ ist damit $\mathbb{E}_{(\mu,\sigma^2)}[\hat{\sigma}^2(\mathfrak{X})] = \sigma^2$, d. h., $\hat{\sigma}^2$ ist erwartungstreu für σ^2.

F-Test im normalen linearen Modell Im normalen linearen Modell wird analog zur ANOVA ein F-Test der Nullhypothese konstruiert, dass μ in einem Untervektorraum $\mathcal{H}$ von $\mathcal{M}$ liegt, mit $dim(\mathcal{H}) < dim(\mathcal{M})$ ($\mathcal{H} \leftrightarrow$,Null$\mathcal{H}$ypothesenraum'). Wir zerlegen dazu wieder

$$\mathbb{R}^n = \underbrace{\mathcal{H} \oplus \mathcal{E}}_{\mathcal{M}} \oplus \mathcal{M}^\perp \quad \text{und} \quad \mathbf{x} = \mathcal{P}_{\mathcal{H}}\mathbf{x} + \mathcal{P}_{\mathcal{E}}\mathbf{x} + \mathcal{P}_{\mathcal{M}^\perp}\mathbf{x}.$$

Wir erinnern hier auch wieder an die Abb. 10.2, in welcher die Diagonale $\mathcal{D}$ nun im allgemeinen Fall des linearen Modells durch den Hypothesenraum $\mathcal{H}$ ersetzt werden muss. Darüber hinaus bleiben das Bild und die Denkweise die gleiche. Folglich finden wir mit den gleichen Argumenten wie bei der ANOVA, dass für die F-Statistik unter der Nullhypothese gilt

$$F(\mathfrak{X}) := \frac{\|\mathcal{P}_{\mathcal{E}}\mathfrak{X}\|^2/dim(\mathcal{E})}{\|\mathcal{P}_{\mathcal{M}^{\perp}}\mathfrak{X}\|^2/dim(\mathcal{M}^{\perp})} = \frac{\sigma^2\|\mathcal{P}_{\mathcal{E}}\mathfrak{Z}\|^2/dim(\mathcal{E})}{\sigma^2\|\mathcal{P}_{\mathcal{M}^{\perp}}\mathfrak{Z}\|^2/dim(\mathcal{M}^{\perp})} \sim \mathcal{F}(dim(\mathcal{E}), dim(\mathcal{M}^{\perp})),$$

vgl. Herleitung von (10.2).

Interpretation: Die Abweichung von der Nullhypothese $\mathcal{H}$ (Zähler) ist dann groß, wenn die Variabilität der Beobachtungen, die nicht durch das Modell erklärt wird (Nenner), klein ist. Formal formulieren wir folgendes Lemma:

Lemma 11.2 (F-Test im normalen linearen Modell)

Es sei $\mathcal{M}$ ein Untervektorraum des $\mathbb{R}^n$ ($dim(\mathcal{M}) < n$) und ein normales lineares Modell gegeben durch

$$\mathfrak{X} = \mu + \sigma\mathfrak{Z},$$

mit $(\mu, \sigma^2) \in \Theta := \mathcal{M} \times \mathbb{R}^+$ und $\mathfrak{Z} \sim N_n(0, E_n)$. Weiter sei $\mathcal{H}$ ein Untervektorraum von $\mathcal{M}$ ($1 < dim(\mathcal{H}) < dim(\mathcal{M})$), sodass $\mathbb{R}^n = \mathcal{H} \oplus \mathcal{E} \oplus \mathcal{M}^{\perp}$. Es sei eine Nullhypothese gegeben durch

$$H_0 : (\mu, \sigma^2) \in \mathcal{H} \times \mathbb{R}^+.$$

Zudem sei $\alpha \in (0, 1)$, sowie q_α das α-Quantil der $\mathcal{F}(dim(\mathcal{E}), dim(\mathcal{M}^{\perp}))$-Verteilung. Dann ist die F-Statistik

$$F(x) := \frac{\|\mathcal{P}_{\mathcal{E}}x\|^2/dim(\mathcal{E})}{\|\mathcal{P}_{\mathcal{M}^{\perp}}x\|^2/dim(\mathcal{M}^{\perp})}$$

eine Teststatistik für einen exakten Test der Nullhypothese H_0 zum Niveau α mit Ablehnungsbereich $\mathcal{R}(\alpha) := [q_{1-\alpha}, \infty)$.

11.2 Einfache lineare Regression

Ein weiteres Beispiel eines normalen linearen Modells ist die einfache lineare Regression. Dabei wird ein linearer Zusammenhang zwischen Beobachtungen $\mathbf{y} = (y_1, \ldots, y_n)^t$ und einer *erklärenden Variable* $\mathbf{x} = (x_1, \ldots, x_n)^t$ untersucht. Das Wort *einfach* bedeutet hier, dass nur eine erklärende Variable $\mathbf{x}$ involviert ist.

Motivation und Beispiel Wir betrachten folgendes Beispiel: Gewisse Stoffe können die reproduktive Aktivität von Organismen beeinflussen. Um dies an einem neuen Schadstoff zu untersuchen, entnimmt jemand an $n = 20$ Stellen eines Fließgewässers Wasserproben und misst dort die Konzentration des Schadstoffs sowie die mittlere Anzahl Eier, die Schnecken einer bestimmten Art in diesem Wasser pro Zentimeter Körperlänge in einem gewissen

Abb. 11.1 Situation der
linearen Regression, mit
Regressionsgerade (blau) und
einem Residuum (rot)

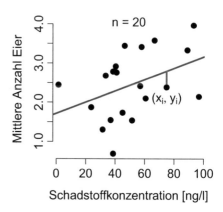

Zeitraum produzieren. Für Messstelle i sei die Konzentration mit x_i und die mittlere Anzahl
Eier pro Länge mit y_i bezeichnet. Das liefert uns *Datenpaare* $(x_i, y_i)_{i=1,\dots,n}$. In Abb. 11.1
ist für $n = 20$ ein Beispiel solcher y-Werte gegen die x-Werte aufgetragen.

Wir beobachten einen *positiven* Zusammenhang: Je höher die Konzentration, desto höher
die mittlere Anzahl Eier. Dies suggeriert, dass eine erhöhte Konzentration dieses Stoffs
i. Allg. mit einer erhöhten reproduktiven Aktivität dieser Schneckenart einhergeht. Aber die
Variabilität ist groß, und viele y-Werte liegen auch unter dem Referenzwert bei Schadstoffkonzentration 0. Daher möchten wir die Frage beantworten: Kann – bzw. mit welcher Wahrscheinlichkeit kann – ein mindestens so deutlicher Zusammenhang durch Zufall beobachtet
werden, obwohl es in der zugehörigen Population eigentlich gar keinen Zusammenhang
zwischen den beiden Variablen gibt?

Die Grundidee der linearen Regression ist es, die y_i durch eine geeignete affin-lineare
Funktion der x_i möglichst gut zu beschreiben (blaue *Regressionsgerade*). Lägen alle Punkte
auf einer Geraden, so ließe sich die mittlere Anzahl Eier perfekt durch die Konzentration
beschreiben. Die beobachteten Abweichungen der y_i von der Regressionsgeraden modellieren wir stochastisch.

Modell der einfachen linearen Regression Es sei $\mathfrak{Z} := (Z_1, \dots, Z_n)^t \sim N_n(0, E_n)$ und
$(\beta_0, \beta_1, \sigma^2) \in \mathbb{R} \times \mathbb{R} \times \mathbb{R}^+$, sowie $(x_1, \dots, x_n)^t \in \mathbb{R}^n$. Das Modell der einfachen linearen
Regression hat die Form

$$Y_i = \beta_0 + \beta_1 x_i + \sigma Z_i, \tag{11.3}$$

für $i = 1, \dots, n$. Zu beachten ist, dass die x_i hier im Unterschied zu den y_i nicht als
zufällig modelliert, sondern als gegeben angenommen werden. Die $Y_1, \dots, Y_n$ sind also
unabhängige Zufallsvariablen mit $Y_i \sim N(\beta_0 + \beta_1 x_i, \sigma^2)$. Es sei $\mathbf{y} = (y_1, \dots, y_n)^t \in \mathbb{R}^n$.
Werden die Parameter β_0 und β_1 aus $\mathbf{y}$ durch die Methode der kleinsten Quadrate geschätzt
und die Schätzungen mit $\hat{\beta}_0(\mathbf{y})$ und $\hat{\beta}_1(\mathbf{y})$ bezeichnet, so nennen wir die Gerade

$$\{(x, y) \in \mathbb{R}^2 \mid y = \hat{\beta}_0(\mathbf{y}) + \hat{\beta}_1(\mathbf{y}) \cdot x\} \tag{11.4}$$

die *Regressionsgerade* des Modells. Eine typische statistische Frage ist hier zum Beispiel: Ist in Wahrheit die Steigung $\beta_1 = 0$? In diesem Falle wäre der Erwartungswert aller Y_i konstant β_0 und hinge damit nicht vom Wert von x_i ab.

Um zu verstehen, dass wir uns eigentlich im bekannten Szenario des linearen Modells befinden, stellen wir (11.3) in Vektorschreibweise dar. Mit $\beta := (\beta_0, \beta_1)^t$ ist

$$\mathfrak{Y} = \beta_0 \mathbb{1} + \beta_1 x + \sigma \mathfrak{Z} = \overbrace{\begin{pmatrix} 1 & x_1 \\ \vdots & \vdots \\ 1 & x_n \end{pmatrix}}^{=:C} \cdot \begin{pmatrix} \beta_0 \\ \beta_1 \end{pmatrix} + \sigma \mathfrak{Z} = C\beta + \sigma \mathfrak{Z}. \tag{11.5}$$

Die Matrix C nennen wir die *Systemmatrix* und die Komponenten von β die *Regressionskoeffizienten* des Modells.

Wir erkennen nun, dass durch (11.5) ein lineares Modell gemäß Definition 11.1 beschrieben wird, mit $\mu := C\beta$. Im Sinne der Definition haben wir noch den Modellraum $\mathcal{M} \subset \mathbb{R}^n$ zu spezifizieren, also sämtliche Werte, die μ annehmen kann. Wir finden

$$\mathcal{M} = \{C\beta \mid \beta \in \mathbb{R}^2\}. \tag{11.6}$$

Um technische Schwierigkeiten zu vermeiden, nehmen wir an, dass C vollen Rang hat, d. h., $n \geq 2$, und die Komponenten von $\mathbf{x}$ sind nicht konstant, sodass die Spalten von C linear unabhängig sind. Dies impliziert die Isomorphie von $\mathbb{R}^2$ und $\mathcal{M}$, und man spricht dann auch von einem *identifizierbaren* statistischen Modell, d. h., es gibt keine zwei verschiedenen Parameterkombinationen, die das gleiche Modell beschreiben. Insbesondere finden wir $dim(\mathcal{M}) = 2$. Wegen $\mu = C\beta$ wird der LSE für β durch den LSE für μ definiert. Letzterer war laut (11.1) gegeben als $\hat{\mu}(\mathbf{y}) = \mathcal{P}_{\mathcal{M}}\mathbf{y}$.

Definition 11.3 (Einfaches Regressionsmodell und LSE der Regressionskoeffizienten)
Es sei $n > 2$, und C sei die Systemmatrix aus (11.5), wobei diese vollen Rang$(C) = 2$ habe. Weiter sei $\mathfrak{Z} \sim N_n(0, E_n)$. Das einfache lineare Regressionsmodell ist gegeben durch einen Zufallsvektor $\mathfrak{Y}$ mit

(i) $\quad \mathfrak{Y} = C\beta + \sigma \mathfrak{Z}, \quad mit \quad (\beta, \sigma^2) \in \Theta := \mathbb{R}^2 \times \mathbb{R}^+.$

Mit Wahl von $\mu := C\beta$ und $\mathcal{M} := \{C\beta \mid \beta \in \mathbb{R}^2\}$ ist dies äquivalent zu *(ii)* $\mathfrak{Y} = \mu + \sigma\mathfrak{Z}$,   *mit* $(\mu, \sigma^2) \in \mathcal{M} \times \mathbb{R}^+$.

In Darstellung (ii) *sei $\hat{\mu}$ der LSE für μ. In* (i) *heißt dann $\hat{\beta}$ der LSE für β, wenn gilt*

$$C\hat{\beta} = \hat{\mu}.$$

Interpretation des LSE und der Regressionsgeraden Wir diskutieren die Bedeutung des LSE und der Regressionsgeraden. In Abb. 11.2 ist die Darstellung der Beobachtungen **y** als Punktwolke (a) der Darstellung als Vektor (b) gegenübergestellt.

Schritt 1: Wir denken zunächst vektorwertig. Der Schätzer $\hat{\beta}$ ist für $\mathbf{y} \in \mathbb{R}^n$ unter allen $\beta \in \mathbb{R}^k$ als der Minimierer von $\|\mathbf{y} - C\beta\|^2$ definiert. Das kleinste Abstandsquadrat ist das Quadrat des Residuums $R(\mathbf{y}) = \mathbf{y} - \mathcal{P}_{\mathcal{M}}(\mathbf{y}) = \mathbf{y} - C\hat{\beta}(\mathbf{y})$ (rot).

Schritt 2: Wie ist dieses Residuum nun im Kontext der Punktwolke zu verstehen? Dafür schreiben wir das Residuenquadrat als $\|R(\mathbf{y})\|^2 = \sum_{i=1}^{n}(y_i - (\hat{\beta}_0(\mathbf{y}) + \hat{\beta}_1(\mathbf{y}) \cdot x_i))^2$, denn der i-te Summand ist gerade das Quadrat der i-ten Komponente von $\mathbf{y} - C\hat{\beta}(\mathbf{y})$. Das bedeutet, dass die Regressionsgerade (blau) durch diejenige affin-lineare Funktion beschrieben wird, durch die die Summe sämtlicher Abstandsquadrate von Beobachtung y_i (schwarze Punkte) und deren Vorhersage via Regressionsgerade, d. h., $\hat{\beta}_0(\mathbf{y}) + \hat{\beta}_1(\mathbf{y}) \cdot x_i$ (blaue Punkte), minimiert wird. Das Residuum ist hier also anhand der roten Strecken zu verstehen.

Schritt 3: Zurück zur vektorwertigen Denkweise. Fassen wir jene Vorhersagen wiederum als einen Vektor zusammen, genauer durch den Vektor, dessen i-te Komponente durch $\hat{\beta}_0(\mathbf{y}) + \hat{\beta}_1(\mathbf{y}) \cdot x_i$ gegeben ist, dann entspricht dieser gerade der Projektion $\mathcal{P}_{\mathcal{M}}(\mathbf{y}) = C\hat{\beta}(\mathbf{y})$ (blau).

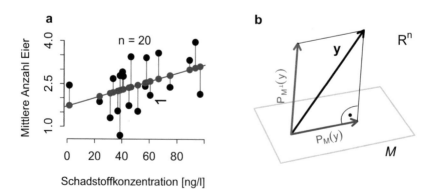

Abb. 11.2 Zwei geometrische Darstellungen der Regression, **a** n Punkte (x_i, y_i) im $\mathbb{R}^2$, **b** ein Vektor **y** im $\mathbb{R}^n$

Abb. 11.3 Interpretation der
Regressionsgeraden

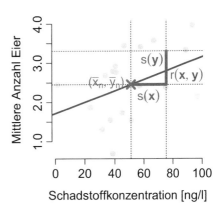

Wir diskutieren noch zwei schöne Eigenschaften der Regressionsgeraden, visualisiert in Abb. 11.3.

1. Der sogenannte Schwerpunkt $(\bar{x}_n, \bar{y}_n)$ (magentafarben) der Vektoren $\mathbf{x}$ und $\mathbf{y}$ liegt auf der Regressionsgeraden.

   Das erkennen wir durch eine geometrische Überlegung, und zwar durch Projektion von $\mathbf{y}$ auf die Diagonale $\mathscr{D}$. Denn da $\mathbb{1} \in \mathcal{M}$, gilt $(\mathbf{y} - C\hat{\beta}(\mathbf{y})) \perp \mathbb{1}$, sodass

$$0 \overset{(*)}{=} \sum_{i=1}^{n}(y_i - \hat{\beta}_0(\mathbf{y}) - \hat{\beta}_1(\mathbf{y}) \cdot x_i) = n\bar{y}_n - n\hat{\beta}_0(\mathbf{y}) - n\hat{\beta}_1(\mathbf{y}) \cdot \bar{x}_n,$$

   und folglich $\bar{y}_n = \hat{\beta}_0(\mathbf{y}) + \hat{\beta}_1(\mathbf{y}) \cdot \bar{x}_n$. Der Schwerpunkt erfüllt also immer die Geradengleichung.

2. Die Steigung $\hat{\beta}_1$ der Regressionsgeraden schreibt sich auch als

$$\hat{\beta}_1(\mathbf{y}) = r(\mathbf{x}, \mathbf{y})\frac{s(\mathbf{y})}{s(\mathbf{x})}. \tag{11.7}$$

Das bedeutet, dass mit einer Erhöhung der Schadstoffkonzentration um eine Standardabweichung $s(\mathbf{x})$ im Mittel eine Veränderung der mittleren Anzahl Eier um $r(\mathbf{x}, \mathbf{y})s(\mathbf{y})$ einhergeht. Den Faktor r bezeichnet man als die empirische Korrelation von $\mathbf{x}$ und $\mathbf{y}$, gegeben durch

$$r(\mathbf{x}, \mathbf{y}) := \frac{(1/(n-1)) \sum_{i=1}^{n}(x_i - \bar{x}_n)(y_i - \bar{y}_n)}{s(\mathbf{x})s(\mathbf{y})},$$

wobei der Zähler als empirische Kovarianz von $\mathbf{x}$ und $\mathbf{y}$ bezeichnet wird. Man beachte die Analogie zu den theoretischen Größen in (2.10) und (2.11). Es gilt $|r(\mathbf{x}, \mathbf{y})| \leq 1$, denn laut der Cauchy-Schwarz-Ungleichung ist $|\langle \mathbf{x}, \mathbf{y} \rangle| \leq \|\mathbf{x}\| \cdot \|\mathbf{y}\|$.

Die Darstellung der Steigung in (11.7) lässt sich ebenfalls durch die geometrischen Überlegungen herleiten. Da $\mathbf{x} \in \mathcal{M}$, gilt $(\mathbf{y} - C\hat{\beta}(\mathbf{y})) \perp \mathbf{x}$, sodass

$$
\begin{aligned}
0 = \sum_{i=1}^{n} \left(y_i - \left(\hat{\beta}_0(\mathbf{y}) + \hat{\beta}_1(\mathbf{y}) \cdot x_i \right) \right) x_i &= \sum_{i=1}^{n} \left(y_i - \hat{\beta}_0(\mathbf{y}) - \hat{\beta}_1(\mathbf{y}) \cdot x_i \right) (x_i - \bar{x}_n) \\
&= \sum_{i=1}^{n} \left(y_i - \hat{\beta}_1(\mathbf{y}) \cdot x_i \right) (x_i - \bar{x}_n) \\
&= \sum_{i=1}^{n} \left((y_i - \bar{y}_n) - \hat{\beta}_1(\mathbf{y})(x_i - \bar{x}_n) \right) (x_i - \bar{x}_n).
\end{aligned}
$$

Dabei haben wir in der zweiten Gleichung $(*)$ aus Teil 1 genutzt ($\bar{x}_n$ ist konstant), und in der dritten und vierten Gleichung lediglich Konstanten eingeführt und dabei die Null addiert, denn $\sum(x_i - \bar{x}_n) = 0$. Auflösen nach $\hat{\beta}_1(\mathbf{y})$ ergibt

$$
\hat{\beta}_1(\mathbf{y}) = \frac{1/(n-1)}{1/(n-1)} \cdot \frac{\sum_{i=1}^{n} (y_i - \bar{y}_n)(x_i - \bar{x}_n)}{\sum_{i=1}^{n} (x_i - \bar{x}_n)^2} = r(\mathbf{x}, \mathbf{y}) \frac{s(\mathbf{y})}{s(\mathbf{x})}.
$$

Geschlossene Form der Parameterschätzer In Definition 11.3 haben wir im Kontext des Regressionsmodells den LSE $\hat{\beta}$ für den Vektor der Regressionskoeffizienten β kennengelernt. Er ist der Minimierer des Längenquadrats $\|y - C\beta\|^2$, wobei über sämtliche $\beta \in \mathbb{R}^2$ minimiert wird. Das folgende Lemma liefert uns sogar eine geschlossene Form.

Lemma 11.4 (LSE im Regressionsmodell)
Im Regressionsmodell (Def. 11.3) ist der LSE $\hat{\beta}$ von β gegeben durch

$$
\hat{\beta}(y) = (C^t C)^{-1} C^t y.
$$

Beweis Es sei $\mathbf{y} \in \mathbb{R}^n$. Aufgrund der Minimierungseigenschaft des LSE steht das Residuum $\mathbf{y} - C\hat{\beta}(\mathbf{y})$ senkrecht auf $\mathcal{M}$. Da für alle $\beta \in \mathbb{R}^k$ gilt, dass $C\beta \in \mathcal{M}$, folgt:

$$
\begin{aligned}
\mathbf{y} - C\hat{\beta}(\mathbf{y}) \perp C\beta &\Leftrightarrow (\mathbf{y} - C\hat{\beta}(\mathbf{y}))^t C = 0 \\
&\Leftrightarrow \mathbf{y}^t C = \hat{\beta}(\mathbf{y})^t C^t C \quad | \text{ transponieren} \\
&\Leftrightarrow C^t \mathbf{y} = C^t C \hat{\beta}(\mathbf{y}) \\
&\Leftrightarrow \hat{\beta}(\mathbf{y}) = (C^t C)^{-1} C^t \mathbf{y}
\end{aligned}
$$

Insbesondere ist der Schätzer wohldefiniert, denn $C^t C$ ist genau dann invertierbar, wenn C maximalen Rang hat.

Der aus dem allgemeinen linearen Modell bekannte erwartungstreue Schätzer $\hat{\sigma}^2$ für σ^2, vgl. (11.2), lässt sich dann durch $\hat{\beta}$ ausdrücken:

$$\hat{\sigma}^2(\mathbf{y}) = \frac{\|R(\mathbf{y})\|^2}{n-2} = \frac{\sum_{i=1}^n (y_i - (\hat{\beta}_0(\mathbf{y}) + \hat{\beta}_1(\mathbf{y}) \cdot x_i))^2}{n-2}. \tag{11.8}$$

F-Test im Regressionsmodell Wir wollen nun zur Ausgangsfrage zurückkommen. Ist die Tatsache, dass die beobachtete Steigung positiv ist, leicht durch Zufall zu erklären, wenn sie eigentlich null ist, d. h., wenn es eigentlich gar keinen Zusammenhang gibt?

Wir testen dazu die Nullhypothese, dass die Steigung β_1 verschwindet, also dass der Erwartungswert aller Y_i konstant ist. In diesem Fall ist $\mu = C\beta = \beta_0 \mathbb{1}$ und daher findet sich der mit der Nullhypothese assoziierte Teilraum von $\mathcal{M}$ wieder als die Diagonale $\mathcal{D}$,

$$H_0 : \mu \in \mathcal{D},$$

oder äquivalent $H_0 : (\beta, \sigma^2) \in (\mathbb{R} \times \{0\}) \times \mathbb{R}^+$. Für die F-Statistik zerlegen wir dann mal wieder $\mathcal{M} = \mathcal{D} \oplus \mathcal{E}$ und finden unter der Nullhypothese, dass

$$F(\mathfrak{Y}) = \frac{\|\mathcal{P}_{\mathcal{E}}\mathfrak{Y}\|^2/dim(\mathcal{E})}{\|\mathcal{P}_{\mathcal{M}^\perp}\mathfrak{Y}\|^2/dim(\mathcal{M}^\perp)} \overset{H_0}{\sim} \mathcal{F}(dim(\mathcal{E}), dim(\mathcal{M}^\perp)),$$

mit $dim(\mathcal{M}) = 2$ und daher $dim(\mathcal{E}) = 1$ und $dim(\mathcal{M}^\perp) = n - 2$.

Lemma 11.5 (Einfache lineare Regression)

Es sei das einfache lineare Regressionsmodell gemäß Definition 11.3 gegeben. Mit Zerlegung $\mathcal{M} = \mathcal{D} \oplus \mathcal{E}$ sei eine Nullhypothese formuliert durch

$$H_0 : \mu \in \mathcal{D},$$

wobei $\mathcal{D}$ die Diagonale bezeichne. Zudem sei $\alpha \in (0, 1)$, sowie q_α das α-Quantil der $\mathcal{F}(1, n-2)$-Verteilung. Dann ist die F-Statistik

$$F(\mathbf{y}) := \frac{\|\mathcal{P}_{\mathcal{E}}\mathbf{y}\|^2}{\|\mathcal{P}_{\mathcal{M}^\perp}\mathbf{y}\|^2/(n-2)}$$

eine Teststatistik für einen Test der Nullhypothese H_0 zum Niveau α mit Ablehnungsbereich $\mathcal{R}(\alpha) = [q_{1-\alpha}, \infty)$.

Da der Nenner der F-Statistik dem Schätzer $\hat{\sigma}^2(\mathbf{y})$ aus (11.8) gleicht und wir den Zähler aufgrund der Orthogonalität der involvierten Teilräume darstellen können als

$\|\mathcal{P}_{\mathcal{E}}\mathbf{y}\|^2 = \|\mathcal{P}_{\mathcal{M}}\mathbf{y}\|^2 - \|\mathcal{P}_{\mathcal{D}}\mathbf{y}\|^2 = \|C\hat{\beta}(\mathbf{y})\|^2 - \|\bar{y}_n\mathbb{1}\|^2$, finden wir mit Lemma 11.4 die geschlossene Form

$$F(\mathbf{y}) = \frac{\|C(C^tC)^{-1}C^t\mathbf{y}\|^2 - n\bar{y}_n^2}{\left[\sum_{i=1}^{n}(y_i - (\hat{\beta}_0(\mathbf{y}) + \hat{\beta}_1(\mathbf{y}) \cdot x_i))^2\right]/(n-2)}. \tag{11.9}$$

Die wesentliche Botschaft dieses Abschnittes ist, dass wir uns im Kontext des normalen linearen Modells bewegen und wir deswegen wieder die Verteilung der F-Statistik unter der Nullhypothese anhand der Projektionen herleiten können.

Wir betonen, dass, obwohl die ANOVA aus Lemma 10.1 und die einfache lineare Regression aus Lemma 11.5 zwei völlig verschiedenen Fragestellungen nachgehen, beide Modelle als Spezialfälle des normalen linearen Modells, Definition 11.1 und Lemma 11.2, betrachtet werden können. Technisch passiert immer das Gleiche, nur angewandt auf verschiedene Modellräume $\mathcal{M}$, die problemabhängig gewählt werden.

Anwendung Für die Daten $\mathbf{y} = (y_1, \ldots, y_n)^t$ und $\mathbf{x} = (x_1, \ldots, x_n)^t$ mit $n = 20$ aus Abb. 11.1 testen wir nun die Nullhypothese, dass die wahre Steigung β_1 null ist, d. h., dass die mittlere Reproduktion der Schneckenart für alle beobachteten Konzentrationen des Schadstoffs gleich ist. Unter der Nullhypothese liegt also der Erwartungswert von $\mathfrak{Y}$ in $\mathcal{D}$, d. h., der Erwartungswert aller Komponenten Y_i nimmt den gleichen Wert an – unabhängig vom Wert des zugehörigen x_i. Zum Test dieser Nullhypothese berechnen wir $F(\mathbf{y}) \approx 3.56$ durch Formel (11.9), wobei wir den Schätzer $\hat{\beta}$ durch Lemma 11.4 erhalten. Nach Lemma 11.5 ist nun $F(\mathbf{y}) \approx 3.56$ in Bezug zur $\mathcal{F}(1, 18)$-Verteilung zu setzen. Deren 0.95-Quantil beträgt etwa 4.41, sodass die Nullhypothese auf dem 5 %-Niveau nicht abgelehnt werden kann. Mit $P(\mathbf{y}) = \mathbb{P}_{H_0}(F(\mathfrak{Y}) \geq 3.56) \approx 0.075$ ist die Verträglichkeit der Daten mit Nullhypothese dennoch relativ gering. Wiederum sei die Bedeutung der korrekten Interpretation betont: Die Nullhypothese hier nicht abzulehnen, bedeutet nicht automatisch, dass die Nullhypothese stimmt! Es kann also gefährlich sein, so zu handeln, als träfe die Nullhypothese zu.

Verallgemeinerung des Regressionsmodells Wir haben das einfache lineare Regressionsmodell $\mathfrak{Y} = C\beta + \sigma\mathfrak{Z}$ mit $n \times 2$-Systemmatrix C kennengelernt, und dieses auch im Kontext des normalen linearen Modells $\mathfrak{Y} = \mu + \sigma\mathfrak{Z}$ mit Modellraum $\mathcal{M} = \{C\beta \mid \beta \in \mathbb{R}^2\}$ verstanden.

Andersherum können wir ausgehend von einem beliebigen linearen Modell $\mathfrak{Y} = \mu + \sigma\mathfrak{Z}$, mit k-dimensionalem Modellraum $\mathcal{M}$, siehe Definition 11.1, auch immer eine Darstellung in Regressionsmodellschreibweise $\mathfrak{Y} = C\beta + \sigma\mathfrak{Z}$, mit Modellraum $\mathcal{M} = \{C\beta \mid \beta \in \mathbb{R}^k\}$, finden. Dafür haben wir lediglich die $n \times k$ Systemmatrix C zu spezifizieren. Abhängig von C ist dann der Vektor $\beta \in \mathbb{R}^k$ der Regressionskoeffizienten zu interpretieren.

Beispielsweise haben wir für die ANOVA bei k Gruppen den Modellraum als

$$\mathscr{M} := \{(\underbrace{\mu_1, \ldots, \mu_1}_{n_1 \text{ mal}}, \underbrace{\mu_2, \ldots, \mu_2}_{n_2 \text{ mal}}, \ldots, \underbrace{\mu_k, \ldots, \mu_k}_{n_k \text{ mal}})^t \mid (\mu_1, \ldots, \mu_k)^t \in \mathbb{R}^k\}$$

formuliert, siehe (10.1). Wir suchen dann eine $n \times k$-Matrix C, sodass gilt $\mathscr{M} = \{C\beta \mid \beta \in \mathbb{R}^k\}$. Wir können dazu beispielsweise jeder Gruppe eine Spalte von C zuordnen. In der ersten Spalte stehen dann in den ersten n_1 Zeilen Einsen und sonst nur Nullen. In der zweiten Spalte stehen zunächst n_1 Nullen, gefolgt von n_2 Einsen und $(n - n_1 - n_2)$ Nullen, usw., und in der letzten Spalte kommen zunächst $(n - n_k)$ Nullen, und lediglich die letzten n_k Einträge sind Einsen. Wir finden dann für die i-te Komponente β_i des Vektors β der Regressionskoeffizienten, dass $\beta_i = \mu_i$ für alle $i = 1, \ldots, k$, sodass die i-te Komponente des LSE $\hat{\beta}$ als der Mittelwert der i-ten Gruppe zu verstehen ist. Die Komponenten von β sind also immer problemabhängig zu interpretieren. Im Kontext des einfachen linearen Regressionsmodells waren sie ja als Abszissenabschnitt und Steigung verstanden.

Diese Darstellung als Regressionsmodell erweist sich als sehr nützlich für vielfältige erweiterte Anwendungen des normalen linearen Modells. So könnte man etwa beim Beispiel der Schnecken zusätzlich die Wassertemperatur als eine zweite erklärende Variable berücksichtigen, denn eine erhöhte Temperatur könnte ja ebenfalls einen Effekt auf die mittlere Anzahl der Eier vermuten lassen. Die Systemmatrix würde dann um eine zusätzliche dritte Spalte der Temperaturwerte erweitert werden. Technisch läuft dann vieles analog. Der interessierte Leser sei zur weiterführenden Lektüre etwa an Pruscha (2000) verwiesen.

Rangbasierte Verfahren

12

In den Kap. 9 und 10 haben wir statistische Tests zum Vergleich von zwei Gruppen (t-Tests) oder mehreren Gruppen (ANOVA) kennengelernt. Die Konstruktion der statistischen Tests basierte auf Normalverteilungsannahmen in den zugrunde liegenden Modellen. Bei nicht notwendigerweise glockenförmig verteilten Daten, beispielsweise schiefen Verteilungen, bieten sogenannte *rangbasierte Verfahren* entsprechende Alternative. Die Grundidee ist, nicht etwa die Rohdaten auszuwerten, sondern zunächst zu ihren *Rängen* überzugehen. Das bedeutet, dass wir den metrischen Informationsgehalt verwerfen und die Beobachtungen im Kontext ihrer Ordnungsstatistik beurteilen. Dieser Übergang zu den Rängen wird die Herleitung der Verteilung entsprechender Teststatistiken unter ganz allgemeinen Verteilungsannahmen ermöglichen.

Als Analogon zum Zweistichproben-t-Test lernen wir in Abschn. 12.1 den *Wilcoxon-Rangsummentest* kennen. In Abschn. 12.2 diskutieren wir den *Kruskal-Wallis-Test,* der als Erweiterung zum Vergleich von zwei oder mehr Gruppen zu sehen ist. Schließlich führen wir den *Wilcoxon-Vorzeichenrangtest* als Analogon des gepaarten t-Tests in Abschn. 12.3 ein. Es liegt jeweils ein nichtparametrisches Modell zugrunde, und wir sprechen daher auch von nichtparametrischen Tests.

12.1 Der Wilcoxon-Rangsummentest

Motivation und Beispiel Im Börsenwesen von Mainhatten kursiert das fiese Bakterium *Bazillus negativus Kursus*. Bei $n = 3$ Börsianerinnen und $m = 7$ Börsianern wurde nach Ansteckung mit dem Bakterium die Zeit bis zum Auftreten der ersten Symptome – Nervosität, Herzrasen, Kontrollverlust – gemessen. Die Inkubationszeiten (in Stunden) seien mit $x_1, \ldots, x_n$ und $y_1, \ldots, y_m$ bezeichnet und waren wie folgt:

© Springer-Verlag GmbH Deutschland, ein Teil von Springer Nature 2019
M. Messer und G. Schneider, *Statistik,* https://doi.org/10.1007/978-3-662-59339-4_12

Börsianerinnen: 0.5 1.2 2.7
Börsianer: 2.6 6.1 12.3 13.4 15.3 80.8 112.7

Wir beobachten, dass die Inkubationszeiten bei den Damen tendentiell kürzer sind als bei den Herren. Ist das leicht durch Zufall zu erklären, wenn sich die Inkubationszeiten zwischen Damen und Herren in der Population aller Börsianerinnen und Börsianer eigentlich gar nicht unterscheidet?

Man könnte auf die Idee kommen, den beobachteten Unterschied anhand des Zweistichproben-t-Tests zu quantifizieren. Dazu bemerken wir, dass alle Inkubationszeiten positiv sind. Insbesondere erkennen wir zudem bei den Herren, dass viele Inkubationszeiten um die zehn herum liegen, aber auch zwei sehr hohe Inkubationszeiten von über 80 auftreten. Die Verteilung der Beobachtungen ist also nicht glockenförmig, sondern eher schief, und daher wäre die Modellannahme der Normalverteilung nur schwer zu rechtfertigen. Für dieses Szenario von zwei Stichproben diskutieren wir daher im Folgenden den Rangsummentest von Wilcoxon, der ohne die Annahme der Normalverteilung auskommt.

1. *Wahl eines statistischen Modells:* Für $n, m \in \mathbb{N}\backslash\{0\}$ sei ein statistisches Modell gegeben durch einen Zufallsvektor $\mathfrak{Z} = (X_1, \ldots, X_n, Y_1, \ldots, Y_m)^t$ mit unabhängigen Komponenten, und dabei seien $X_1, \ldots, X_n$ identisch verteilt mit $X_1 \sim \nu_{\vartheta_x}$ und $Y_1, \ldots, Y_m$ identisch verteilt mit $Y_1 \sim \nu_{\vartheta_y}$, und ν_{ϑ_x}, und ν_{ϑ_y} seien Mitglieder der Familie $(\nu_\vartheta)_{\vartheta \in \Theta}$ aller reellwertigen Verteilungen mit stetiger Verteilungsfunktion.

2. *Formulierung der Nullhypothese:* Wir formulieren die Nullhypothese, dass alle Beobachtungen aus derselben Verteilung stammen

$$H_0 : (\vartheta_x, \vartheta_y) \in \{(\vartheta_x, \vartheta_y) \in \Theta \times \Theta \mid \vartheta_x = \vartheta_y\}.$$

3. *Wahl einer Teststatistik:* Die Teststatistik soll erstens die Diskrepanz der Inkubationszeiten zwischen den Gruppen quantifizieren. Zweitens möchten wir ihre Verteilung unter der Nullhypothese berechnen können, und diese Verteilung sollte unter allen Elementen der Nullhypothese identisch sein. Dies leistet die *(Wilcoxon-)Rangsummenstatistik* (Wilcoxon 1945):
   Seien $\mathbf{z} = (x_1, \ldots, x_n, y_1, \ldots, y_m)^t \in \mathbb{R}^{n+m}$. Die Statistik basiert auf der Betrachtung der *Ränge* sämtlicher x_i unter allen Beobachtungen $\mathbf{z}$. Dazu bestimme man den *Rang* (die ‚Position') $R_i = R_i(\mathbf{z}) \in \{1, \ldots, n+m\}$ von x_i unter allen Komponenten von $\mathbf{z}$ via

$$R_i := \sum_{j=1}^{n} \mathbb{1}_{\{x_j \leq x_i\}} + \sum_{j=1}^{m} \mathbb{1}_{\{y_j \leq x_i\}}.$$

Beispielsweise finden wir bei $n = m = 2$ mit $x_2 < y_1 < x_1 < y_2$, dass $R_1 = 3$, $R_2 = 1$ etc. Die Ränge R_i sind genau dann paarweise verschieden, wenn die Rohwerte z_i paarweise verschieden sind.

Als Wilcoxon-Teststatistik wird dann die Summe der Ränge der x_i unter allen $n + m$ Beobachtungen gewählt:

$$S_{n,m}(\mathbf{z}) = \sum_{i=1}^{n} R_i. \tag{12.1}$$

Der Wertebereich von $S_{n,m}$ ist

$$\left\{ \sum_{i=1}^{n} i, \ldots, \sum_{i=m+1}^{n+m} i \right\},$$

denn beispielsweise ergibt sich die kleinstmögliche Rangsumme als $1 + 2 + \cdots + n = (n(n+1))/2$, wenn alle x_i kleiner als alle y_j sind.

Die Idee der Rangsummenstatistik ist folgende: Wenn die x_i vergleichsweise klein (bzw. groß) sind im Vergleich zu den y_j, dann schlägt sich dies in kleinen (bzw. großen) Rängen R_i nieder und führt zu einer vergleichsweise kleinen (bzw. großen) Rangsumme. Extrem kleine oder extrem große Rangsummen sprechen also gegen die Nullhypothese. Damit ist der Rangsummentest sensitiv für die Alternativhypothese, dass die Verteilungen ν_{ϑ_x} und ν_{ϑ_y} gegeneinander verschoben sind. Wenn andererseits ν_{ϑ_x} und ν_{ϑ_y} beispielsweise zwei symmetrische Verteilungen mit gleichem Erwartungswert und unterschiedlicher Standardabweichung beschreiben, dann wird der Wilcoxon-Test typischerweise die Nullhypothese nicht ablehnen.

Übrigens: Manchmal wird anstatt der Rangsummenstatistik die äquivalente *Mann-Whitney*-Statistik betrachtet (Mann und Whitney 1946). Dazu bezeichne V_i den Rang von y_i unter allen $\mathbf{z}$. Dann schreibt sich $S_{n,m}$ als

$$S_{n,m}(\mathbf{z}) = \sum_{i=1}^{n} R_i = \sum_{i=1}^{n} \left[\sum_{k=1}^{n} \mathbb{1}_{\{R_k \leq R_i\}} + \sum_{k=1}^{m} \mathbb{1}_{\{V_k \leq R_i\}} \right]$$

$$= \frac{n(n+1)}{2} + \underbrace{\sum_{i=1}^{n} \sum_{k=1}^{m} \mathbb{1}_{\{V_k \leq R_i\}}}_{=:U_{n,m}}.$$

Die sogenannte Mann-Whitney-Statistik $U_{n,m}$ unterscheidet sich also von $S_{n,m}$ nur um die Konstante $n(n+1)/2$.

Für die Berechnung der Teststatistik im Beispiel des Virus werden den Inkubationszeiten $\mathbf{z} = (x_1, x_2, x_3, y_1, \ldots, y_7)^t$ zunächst wie folgt Ränge zugeordnet:

Rang:	1	2	3	4	5	6	7	8	9	10
Beobachtung:	0.5	1.2	2.6	2.7	6.1	12.3	13.4	15.3	80.8	112.7
Guppe (x oder y):	x	x	y	x	y	y	y	y	y	y

Damit ergibt sich die Rangsumme als

$$S_{n,m}(\mathbf{z}) = 1 + 2 + 4 = 7.$$

Spricht dieser Wert gegen die Nullhypothese? Auf den ersten Blick schon, denn der Wertebereich von $S_{n,m}$ ist $\{6, \ldots, 27\}$, und Werte nahe der Ränder des Wertebereichs sprechen gegen die Nullhypothese.

Um die Verteilung der Teststatistik unter der Nullhypothese zu bestimmen, brauchen wir durch den Übergang von den Beobachtungen z_i zu den Rängen R_i keinerlei Annahmen über die Verteilungen der Daten. Wir geben zwei Möglichkeiten an, eine kombinatorische für feste n, m und eine asymptotische Methode ($n, m \to \infty$).

Kombinatorisch Wir stellen fest, dass unter H_0 der Vektor $(R_1, \ldots, R_n)^t$ verteilt ist wie ein Zufallsvektor im $\mathbb{R}^n$, dessen Komponenten durch n-maliges zufälliges Ziehen ohne Zurücklegen aus $\{1, \ldots, n + m\}$ hervorgehen. Denn unter der Nullhypothese stammen alle Beobachtungen aus der gleichen Verteilung, und somit ist für X_i kein Rang bevorzugt – unabhängig von der zugrunde liegenden Verteilung!

Insgesamt gibt es $\binom{10}{3} = 120$ Möglichkeiten, drei Elemente (die Ränge der x_i) aus zehn Elementen zu wählen. Wir erkennen auch die Symmetrie des Problems: Wenn es genau eine Möglichkeit für die kleinste Rangsumme 6 gibt, dann gibt es auch genau eine Möglichkeit für die größte Rangsumme 27 etc. (vgl. Abb. 12.1).

Ist unsere Rangsumme also extrem, wenn die Nullhypothese stimmt? Ja! Denn aus den 120 Möglichkeiten, drei Ränge zu wählen, gibt es nur vier Kandidaten, die eine mindestens so extreme Rangsumme generieren: Für die Rangsummen 6, 7, 26 und 27 gibt es jeweils nur eine Möglichkeit. Wir erhalten also einen P-Wert von

$$P(7) = \mathbb{P}_{H_0}(\{S_{n,m}(3) \le 7\} \cup \{S_{n,m}(3) \ge 26\}) = 4/120 < 0.05$$

und können daher die Nullhypothese auf dem 5 %-Niveau ablehnen. Interpretation: Wenn sich in Wirklichkeit die Verteilungen der Inkubationszeiten zwischen Börsianerinnen und Börsianern nicht unterscheiden, dann ist in den obigen Beobachtungen eine recht unwahrscheinliche Konstellation aufgetreten.

Abb. 12.1 Verteilung von $S_{n,m}(3)$ unter H_0

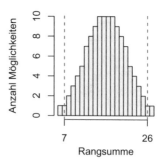

Wir bemerken, dass für die Herleitung der Verteilung implizit angenommen wurde, dass keine zwei Ränge gleich sind. Das geht mit der Modellannahme einher, dass die zugrunde liegende Verteilungsfunktion stetig ist und somit zwei gleiche Werte mit Wahrscheinlichkeit 1 nicht auftreten.

Asymptotisch Die kombinatorische Herleitung der Verteilung der Rangsummenstatistik $S_{n,m}(\mathfrak{Z})$ unter der Nullhypothese kann rechentechnisch aufwendig werden, wenn n und m groß werden. In diesen Fällen kann man aber folgende Normalapproximation der Verteilung von $S_{n,m}(\mathfrak{Z})$ verwenden. Wir bemerken, dass wir ja schon in Abb. 12.1 eine annähernd glockenförmige Verteilung erkennen.

Satz 12.1 (Asymptotische Normalität der Rangsummenstatistik)
Seien $X, X_2, \dots, Y_1, Y_2, \dots$ unabhängige und identisch verteilte Zufallsvariable mit stetiger Verteilungsfunktion. Für $n, m = 1, 2, \dots$ sei $\mathfrak{Z}_{n,m} := (X_1, \dots, X_n, Y_1, \dots, Y_m)^t$. Dann gilt für die Wilcoxon-Statistik $S_{n,m}$ (12.1)

$$\frac{S_{n,m}(\mathfrak{Z}_{n,m}) - \mu_{n,m}}{\sigma_{n,m}} \xrightarrow{d} N(0,1) \quad \textit{für} \quad n, m \to \infty, \qquad \textit{mit} \qquad (12.2)$$

$$\mu_{n,m} := \frac{n(n+m+1)}{2} = \mathbb{E}[S_{n,m}(\mathfrak{Z}_{n,m})] \quad \textit{und}$$

$$\sigma_{n,m}^2 := \frac{nm(n+m+1)}{12} = \mathbb{V}ar(S_{n,m}(\mathfrak{Z}_{n,m})).$$

Heuristik zu Satz 12.1 Wir berechnen zunächst Erwartungswert und Varianz und geben dann eine Heuristik zur Konvergenz von (12.2) an.

Zum Erwartungswert: Da der Rang von X_1 uniform auf $\{1, \dots, n+m\}$ verteilt ist, gilt

$$\mathbb{E}[R_1(\mathfrak{Z}_{n,m})] = \sum_{k=1}^{n+m} k \cdot \frac{1}{n+m} = \frac{1}{n+m} \left(\frac{(n+m)(n+m+1)}{2} \right) = \frac{n+m+1}{2}.$$

Wegen der Linearität des Erwartungswerts folgt

$$\mathbb{E}[S_{n,m}(\mathfrak{Z}_{n,m})] = n \cdot \mathbb{E}[R_i(\mathfrak{Z}_{n,m})] = \frac{n(n+m+1)}{2}.$$

Zur Berechnung der Varianz von $S_{n,m}$ zerlegen wir

$$Var(S_{n,m}(3_{n,m})) = Var\left(\sum_{i=1}^{n}\sum_{k=1}^{m} \mathbb{1}_{\{V_k \le R_i\}}\right)$$

$$= \sum_{i=1}^{n}\sum_{k=1}^{m} Var\left(\mathbb{1}_{\{V_k \le R_i\}}\right)$$

$$+ \sum_{(k_1,i_1)\ne(k_2,i_2)} Cov\left(\mathbb{1}_{\{V_{k_1} \le R_{i_1}\}}, \mathbb{1}_{\{V_{k_2} \le R_{i_2}\}}\right).$$

Im Folgenden berechnen wir vier Terme. Term 1 deckt den ersten Summanden ab, und für den zweiten Summanden unterscheiden wir drei Fälle.

1. Es ist

$$Var(\mathbb{1}_{\{V_k \le R_i\}}) = \mathbb{E}[\mathbb{1}_{\{V_k \le R_i\}}] - \mathbb{E}[\mathbb{1}_{\{V_k \le R_i\}}]^2 = \frac{1}{2} - \frac{1}{4} = \frac{1}{4},$$

denn $1^2 = 1$ und $0^2 = 0$, und der Erwartungswert der Indikatorvariable ist gleich der Wahrscheinlichkeit des Ereignisses. Zudem ist die Wahrscheinlichkeit, dass eine Beobachtung kleiner ist als eine andere, gerade 1/2.

2. Für $i_1 \ne i_2$ und $k_1 \ne k_2$ sind $\mathbb{1}_{\{V_{k_1} \le R_{i_1}\}}$ und $\mathbb{1}_{\{V_{k_2} \le R_{i_2}\}}$ unabhängig. Daher verschwindet die Kovarianz.

3. Für $i_1 \ne i_2$ und $k_1 = k_2$ gilt nach dem Verschiebungssatz für die Kovarianz

$$Cov\left(\mathbb{1}_{\{V_{k_1} \le R_{i_1}\}}, \mathbb{1}_{\{V_{k_2} \le R_{i_2}\}}\right)$$

$$= \mathbb{E}\left[\mathbb{1}_{\{V_{k_1} \le R_{i_1}\}} \cdot \mathbb{1}_{\{V_{k_2} \le R_{i_2}\}}\right] - \left[\mathbb{1}_{\{V_{k_1} \le R_{i_1}\}}\right]\mathbb{E}\left[\mathbb{1}_{\{V_{k_2} \le R_{i_2}\}}\right]$$

$$= \mathbb{P}(\{V_{k_1} \le R_{i_1}\} \cap \{V_{k_2} \le R_{i_2}\}) - \frac{1}{4}$$

$$\stackrel{(*)}{=} \frac{1}{3} - \frac{1}{4} = \frac{1}{12},$$

wobei in $(*)$ steckt, dass V_{k_1} mit Wahrscheinlichkeit von 1/3 die kleinste der drei Zufallsvariablen V_{k_1}, R_{i_1} und R_{i_2} ist. Wir bemerken, dass es hier $n(n-1)m$ Summanden gibt.

4. Aus Symmetriegründen findet sich die Kovarianz für $i_1 = i_2$ und $k_1 \ne k_2$ auch als 1/12. Hier gibt es $m(m-1)n$ Summanden.

Insgesamt folgt daher

$$\mathbb{V}ar(S_{n,m}(\mathfrak{Z}_{n,m})) = \frac{1}{4}nm + \frac{1}{12}(n(n-1)m) + \frac{1}{12}(m(m-1)n)$$

$$= \frac{1}{12}(3mn + n^2m - nm + nm^2 - nm)$$

$$= \frac{1}{12}(nm + n^2m + nm^2)$$

$$= \frac{1}{12}(nm(1 + n + m)).$$

Zum Beweis der Konvergenz (12.2) siehe Georgii (2009). Die Idee basiert darauf, die Rangsummenstatistik, die ja eine Summe von nicht unabhängigen Zufallsvariablen ist, durch eine Summe unabhängiger Zufallsvariablen zu approximieren, für die der Zentrale Grenzwertsatz gilt, sodass dann auch die Konvergenz der Rangsummenstatistik anhand eines Slutsky-Argumentes gefolgert werden kann. Dazu bemerken wir noch, dass bei obiger Fallunterscheidung Kovarianzen nur in den Summanden 1., 3. und 4. auftreten. Unter allen n^2m^2 Summanden sind das aber nur wenige, denn

$$nm + n(n-1)m + m(m-1)n < n^2m^2 \left(\frac{1}{nm} + \frac{1}{n} + \frac{1}{m} \right) = o(n^2m^2),$$

d. h., die Korrelationen treten nur bei asymptotisch vernachlässigbar vielen Summanden auf.

Die asymptotische Normalität aus Satz 12.1 nutzen wir schließlich zur Formulierung eines asymptotischen Tests.

Lemma 12.2 (Wilcoxon-Rangsummentest)

Seien $X_1, X_2, \ldots, Y_1, Y_2, \ldots$ unabhängige Zufallsvariable, alle X_i seien identisch verteilt gemäß v_{ϑ_x} und alle Y_j identisch verteilt nach v_{ϑ_y}, und es seien v_{ϑ_x} und v_{ϑ_y} Mitglieder der Familie $(v_\vartheta)_{\vartheta \in \Theta}$ aller reellwertigen Verteilungen mit stetiger Verteilungsfunktion. Für $n, m \geq 1$ ist dann ein Modell mit dem Vektor $\mathfrak{Z}_{n,m} := (X_1, \ldots, X_n, Y_1, \ldots, Y_m)^t$ assoziiert. Weiter sei eine Nullhypothese gegeben durch

$$H_0 : (\vartheta_x, \vartheta_y) \in \{(\vartheta_x, \vartheta_y) \in \Theta \times \Theta \,|\, \vartheta_x = \vartheta_y\}.$$

Zudem sei $\alpha \in (0, 1)$, sowie q_α das α-Quantil der $N(0, 1)$-Verteilung, $S_{n,m}$ wie in (12.1) und $\mu_{n,m}$ und $\sigma_{n,m}^2$ wie in Satz 12.1. Dann ist die Folge $(T_{n,m})_{n,m}$ via

$$T_{n,m}(z_{n,m}) := \frac{S_{n,m}(z_{n,m}) - \mu_{n,m}}{\sigma_{n,m}}$$

eine Folge von Teststatistiken für einen asymptotischen Test ($n, m \to \infty$) der Nullhypothese H_0 zum Niveau α mit Ablehnungsbereich $\mathcal{R}(\alpha) = (-\infty, q_{\alpha/2}] \cup [q_{1-\alpha/2}, \infty)$.

Die Ausdehnung dieser Idee auf den Vergleich von mehr als zwei Stichproben ist Gegenstand von Abschn. 12.2.

12.2   Der Kruskal-Wallis-Test

Der Kruskal-Wallis-Test ist als nichtparametrische Erweiterung des Wilcoxon-Tests auf zwei oder mehr Gruppen zu sehen – ähnlich der Erweiterung des t-Tests auf die ANOVA. Er arbeitet wieder mit Rangsummen und ist eine Alternative zur ANOVA, wenn man nicht davon ausgehen kann, dass die Beobachtungen in den Gruppen näherungsweise glocken-förmig verteilt sind. Wegen der Analogie zum Rangsummentest verzichten wir hier auf die ausführliche Formulierung aller Testschritte.

Es sei $\mathbf{x} = (x_{1,1}, \ldots, x_{1,n_1}, x_{2,1}, \ldots, x_{2,n_2}, \ldots, x_{k,1}, \ldots, x_{k,n_k})^t \in \mathbb{R}^n$ ein Datenvektor von $n = n_1 + \cdots + n_k$ Beobachtungen, stammend aus k Gruppen mit n_i Beobachtungen $x_{i,1}, \ldots, x_{i,n_i}$ in Gruppe i. Wir untersuchen die Nullhypothese, dass die beobachteten Daten Realisierungen aus den gleichen Verteilungen sind.

Den Unterschied zwischen den Gruppen messen wir anhand der Kruskal-Wallis-Statistik H, die die mittleren Ränge der Gruppen jeweils mit dem mittleren Rang aller Beobachtungen vergleicht. Die Denkweise ist analog zur ANOVA, vgl. (10.3), nur dass hier mit den Rängen und nicht mit den Rohdaten argumentiert wird. Es bezeichne wieder $R_{i,j}(\mathbf{x})$ den Rang von $x_{i,j}$ unter allen Komponenten von $\mathbf{x}$, d. h.

$$R_{i,j}(\mathbf{x}) := \sum_{\ell=1}^{k} \sum_{m=1}^{n_\ell} \mathbb{1}_{\{x_{\ell,m} \leq x_{i,j}\}}.$$

Der mittlere Rang $\bar{R}_i$ der i-ten Gruppe ist dann

$$\bar{R}_i(\mathbf{x}) := \frac{1}{n_i} \sum_{j=1}^{n_i} R_{i,j}(\mathbf{x}), \tag{12.3}$$

und der mittlere Rang $\bar{R}$ aller Beobachtungen $\mathbf{x}$ ist

$$\bar{R}(\mathbf{x}) := \frac{1}{n} \sum_{i,j} R_{i,j}(\mathbf{x}) = \frac{1}{n} \frac{n(n+1)}{2} = \frac{n+1}{2}. \tag{12.4}$$

Sinnvollerweise hängt $\bar{R}(\mathbf{x})$ nur über die Anzahl n von $\mathbf{x}$ ab. Stammen nun alle Beob-achtungen aus der gleichen Verteilung, so wird der mittleren Rang $\bar{R}_i(\mathbf{x})$ von Gruppe i typischerweise nicht allzu stark vom globalen mittleren Rang $\bar{R}(\mathbf{x})$ abweichen. Die Kruskal-Wallis-Statistik H quantifiziert diese Abweichung nun bezüglich aller Gruppen via

$$H(\mathbf{x}) := \frac{12}{n(n+1)} \sum_{i=1}^{k} n_i \left(\bar{R}_i(\mathbf{x}) - \bar{R}(\mathbf{x}) \right)^2. \tag{12.5}$$

Sind die Gruppenmittelwerte gegeneinander verschoben, so nimmt $H(\mathbf{x})$ einen großen Wert an. Ein großer Wert $H(\mathbf{x})$ spricht gegen die Nullhypothese.

Eine häufig verwendete äquivalente Schreibweise für H ist

$$H(\mathbf{x}) := \frac{12}{n(n+1)} \left[\sum_{i=1}^{k} n_i \bar{R}_i^2(\mathbf{x}) \right] + 3(n+1),$$

welche sich unmittelbar durch Auflösen des Quadrats in (12.6) und unter Ausnutzung von (12.4) ergibt. Wir formulieren folgendes Lemma:

Lemma 12.3 (Kruskal-Wallis-Test)
Seien $(X_{i,j})_{i=1,\dots,k,\,j=1,2,\dots}$ unabhängige Zufallsvariable, für jedes $i = 1,\dots,k$ seien $(X_{i,j})_{j=1,2,\dots}$ identisch verteilt gemäß ν_{ϑ_i}, und jedes ν_{ϑ_i} sei Mitglied der Familie $(\nu_\vartheta)_{\vartheta \in \Theta}$ aller reellwertigen Verteilungen mit stetiger Verteilungsfunktion. Für $n_1,\dots,n_k \geq 1$ ist dann ein statistisches Modell mit dem Vektor $\mathfrak{X} = (X_{1,1},\dots,X_{1,n_1},X_{2,1},\dots,X_{2,n_2},\dots,X_{k,1},\dots,X_{k,n_k})^t$ assoziiert. Weiter sei eine Nullhypothese gegeben durch

$$H_0 : (\vartheta_1,\dots,\vartheta_k) \in \{(\vartheta_1,\dots,\vartheta_k) \in \Theta^k \mid \vartheta_1 = \dots = \vartheta_k\}.$$

Zudem sei $\alpha \in (0,1)$, sowie q_α das α-Quantil der $\chi^2(k-1)$-Verteilung. Dann ist die Folge $(H_{n_1,\dots,n_k})_{n_1,\dots,n_k}$ via

$$H_{n_1,\dots,n_k}(\mathbf{x}) = \frac{12}{n(n+1)} \sum_{i=1}^{k} n_i \left(\bar{R}_i(\mathbf{x}) - \bar{R}(\mathbf{x}) \right)^2. \tag{12.6}$$

eine Folge von Teststatistiken für einen asymptotischen Test $(n_1,\dots,n_k \to \infty)$ der Nullhypothese H_0 zum Niveau α mit Ablehnungsbereich $\mathcal{R}(\alpha) = [q_{1-\alpha}, \infty)$.

Das Lemma besagt also, dass $H(\mathfrak{X})$ unter der Nullhypothese, dass alle Beobachtungen aus derselben Verteilung stammen, asymptotisch $\chi^2(k-1)$-verteilt ist. Die Nullhypothese wird verworfen, wenn die Auswertung $H(\mathbf{x})$ große Werte annimmt.

Die Annahme der Stetigkeit der Verteilungen stellt sicher, dass alle Ränge $R_{i,j}(\mathbf{x})$ mit Wahrscheinlichkeit 1 paarweise verschieden sind. Neben der asymptotischen Betrachtungsweise des Lemmas könnten wir bei festgehaltenen Gruppengrößen auch wieder auf kombinatorischem Wege die Verteilung der Teststatistik $H(\mathfrak{X})$ unter der Nullhypothese herleiten, um damit den Test zu konstruieren. Das funktioniert mit den gleichen Argumenten wie beim Rangsummentest und ist aufgrund der hohen Komplexität ebenfalls wieder nur für nicht zu große Stichproben praktikabel.

Heuristik zu Satz 12.3 Wir betrachten hier nur den Fall von $k = 2$ Gruppen und argumentieren, dass $H(\mathfrak{X})$ unter der Nullhypothese asymptotisch $\chi^2(1)$-verteilt ist. Ganz ähnlich wie beim Übergang vom t-Test zur ANOVA in 10.2, in dem das Quadrat der t-Statistik gerade die F-Statistik war, ist auch das Quadrat der reskalierten Wilcoxon-Statistik aus Lemma 12.2 gerade die Kruskal-Wallis-Statistik. Da die reskalierte Wilcoxon-Statistik unter der Nullhypothese asymptotisch $N(0, 1)$-verteilt ist, ist dessen Quadrat asymptotisch $\chi^2(1)$-verteilt.

Mit der Schreibweise der mittleren Rangsummen schreibt sich die Statistik T aus Lemma 12.2 als

$$T(\mathbf{x}) = \frac{n_1 \bar{R}_1(\mathbf{x}) - n_1(n+1)/2}{[n_1 n_2 (n+1)/12]^{1/2}} = \sqrt{\frac{12}{n+1}} \sqrt{\frac{n_1}{n_2}} \left(\bar{R}_1(\mathbf{x}) - \bar{R}(\mathbf{x}) \right).$$

Quadrieren liefert

$$
\begin{aligned}
T^2(\mathbf{x}) &= \frac{12}{n(n+1)} \frac{n}{n_2} n_1 (\bar{R}_1(\mathbf{x}) - \bar{R}(\mathbf{x}))^2 \\
&= \frac{12}{n(n+1)} \left[n_1 (\bar{R}_1(\mathbf{x}) - \bar{R}(\mathbf{x}))^2 + \frac{n_1^2}{n_2} (\bar{R}_1(\mathbf{x}) - \bar{R}(\mathbf{x}))^2 \right] \\
&= \frac{12}{n(n+1)} \left[n_1 (\bar{R}_1(\mathbf{x}) - \bar{R}(\mathbf{x}))^2 + n_2 (\bar{R}_2(\mathbf{x}) - \bar{R}(\mathbf{x}))^2 \right] = H(\mathbf{x}),
\end{aligned}
$$

wobei wir in der zweiten Gleichung ausgenutzt haben, dass $n = n_1 + n_2$ und in der dritten, dass $n_1 \bar{R}_1(\mathbf{x}) + n_2 \bar{R}_2(\mathbf{x}) = (n_1 + n_2) \bar{R}(\mathbf{x})$ gilt.

Der allgemeine Fall von k Gruppen lässt sich ähnlich angehen. Hier würde man zunächst die gemeinsame asymptotische Verteilung von $k - 1$ vielen Rangsummen $S_i(\mathbf{x}) = n_i \bar{R}_i(\mathbf{x})$ herleiten und dann H wieder durch diese ausdrücken. Wir bemerken, dass wir bei $k - 1$ Freiheitsgraden landen, weil die letzte Rangsumme durch die Randbedingung $\sum_{i=1}^k S_i(\mathbf{x}) = n(n+1)/2$ festgelegt ist. Genaueres dazu ist zum Beispiel in der Originalarbeit von Kruskal und Wallis (1952) zu finden.

12.3   Der Wilcoxon-Vorzeichenrangtest

Im Kontext gepaarter Beobachtungen $(x_1, y_1), \ldots, (x_n, y_n)$ haben wir in Abschn. 9.3.1 den gepaarten t-Test diskutiert. Dabei sind wir zu den Differenzen $d_i := x_i - y_i$ übergegangen. Im dazugehörigen statistischen Modell wurden die Differenzen als unabhängige und normalverteilte Zufallsvariablen $D_1, \ldots, D_n$ modelliert, und der gepaarte t-Test untersuchte die Nullhypothese, dass die D_i einen bestimmten Erwartungswert (zum Beispiel null) haben.

Wie auch beim gepaarten t-Test interessieren wir uns nun dafür, ob die Lage der x_i gegenüber den y_i systematisch verschoben ist. Allerdings möchten wir hier auf die Normalverteilungsannahme verzichten. Das gelingt wieder durch Betrachtung der Ränge.

Beispiel Ein Gitarrenbauer entwickelt eine neue Art von Mechanik, die die Stimmstabilität von Gitarren verbessern soll. Um ihren Nutzen zu bewerten, vergleicht er sie mit einer etablierten Mechanik eines Marktführers an $n = 200$ seiner Instrumente. Jedes Instrument wird zunächst perfekt auf 440 Hertz (Hz) gestimmt und dann einem Belastungstest ausgesetzt, nach dem er misst, um wie viel sich die a-Saite verstimmt hat (Absolutbetrag der Tonhöhenänderung in Hz). Diese Prozedur führt er an jedem Instrument zweimal durch, einmal mit der etablierten, einmal mit seiner neuen Mechanik. Für das i-te Instrument sei die gemessene Verstimmung mit der etablierten Mechanik mit x_i und mit der neuen Mechanik mit y_i bezeichnet. Da die Prozedur für jedes Instrument unter beiden Mechaniken durchgeführt wurde, liegen gepaarte Daten $(x_i, y_i)_{i=1,\dots,n}$ vor (Abb. 12.2a). Fast alle Punkte liegen unterhalb der Diagonalen $\{(x, y)|x = y\}$, die Verstimmung mit der neuen Mechanik ist also typischerweise – zur Freude des Gitarrenbauers – tatsächlich geringer als mit der etablierten Mechanik.

Wir testen die Nullhypothese, dass die Stimmstabilität unter beiden Mechaniken die gleiche ist. Dazu betrachten wir analog zum gepaarten t-Test wieder die n Differenzen $d_i := y_i - x_i$ (Abb. 12.2b). Ihre empirische Verteilung ist zweigipflig, sodass die Modellannahme normalverteilter Differenzen leider nur schwer zu rechtfertigen wäre. Wir führen daher hier Wilcoxon's Vorzeichenrangtest ein (Wilcoxon 1945), der auf explizite Verteilungsannahmen verzichtet.

Abb. 12.2 Gepaarte Beobachtungen, **a**: Darstellung im Streudiagramm, jedes Beobachtungspaar ist ein Punkt, **b**: Darstellung der Differenzen

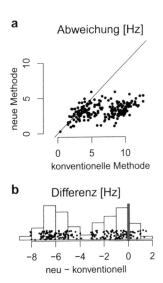

1. *Wahl eines statistischen Modells:* Es sei ein statistisches Modell gegeben durch einen Zufallsvektor $\mathfrak{D} = (D_1, \ldots, D_n)^t$ mit unabhängigen und identisch verteilten Komponenten mit $D_1 \sim \nu_\vartheta$, und ν_ϑ sei ein Mitglied der Familie $(\nu_\vartheta)_{\vartheta \in \Theta}$ aller symmetrischen Verteilungen mit stetiger Verteilungsfunktion. Symmetrisch bedeutet dabei, dass ein $m_\vartheta \in \mathbb{R}$ existiert, sodass $\mathbb{P}_\vartheta(D_1 - m_\vartheta > z) = \mathbb{P}_\vartheta(D_1 - m_\nu < -z)$ für alle $z \in \mathbb{R}$. Dieses Symmetriezentrum m_ϑ ist dann der Median der Verteilung ν_ϑ.

2. *Formulierung der Nullhypothese:* Für $d^{(0)} \in \mathbb{R}$ formulieren wir eine Nullhypothese als

$$H_0 : \vartheta \in \{\vartheta \in \Theta \mid m_\vartheta = d^{(0)}\},$$

d. h., wir testen die Nullhypothese, dass die Verteilung der Differenzen ein vorgegebenes Symmetriezentrum $d^{(0)}$ besitzt. In der Praxis ist $d^{(0)}$ häufig null, sodass die systematische Verschiebung beider Gruppen verschwindet.

3. *Wahl einer Teststatistik:* Es seien $\mathbf{d} = (d_1, \ldots, d_n)^t \in \mathbb{R}^n$. Wir setzen $y_i := |d_i - d^{(0)}|$ und bezeichnen mit $R_i = R_i(y_i)$ den Rang von y_i unter allen $y_1, \ldots, y_n$. Weicht die Differenz d_i also vergleichsweise stark von $d^{(0)}$ ab, so wird y_i ein großer Rang R_i zugeordnet. Wir definieren die Vorzeichenrangstatistik $W = W_n$ via

$$W(\mathbf{d}) = \sum_{i=1}^{n} R_i \cdot \mathbb{1}_{[d^{(0)}, \infty)}(d_i), \tag{12.7}$$

d. h., wir bilden die Summe aller Ränge derjenigen y_i, für die die Differenz d_i rechts von $d^{(0)}$ liegt. Für den Wertebereich von W finden wir

$$W(\mathbf{d}) \in \left\{0, 1, \ldots, \frac{n(n+1)}{2}\right\}.$$

Die Idee ist, dass aufgrund der Symmetrie der Verteilung, welche unter der Nullhypothese gilt, jeder Rang mit gleicher Wahrscheinlichkeit rechts wie links vom Symmetriezentrum liegt. Damit erwarten wir unter der Nullhypothese Werte von $W(\mathbf{d})$ in der Mitte des Wertebereichs. Liegen die d_i eher rechts von $d^{(0)}$ und auch noch weit von $d^{(0)}$ entfernt, so wird $W(\mathbf{d})$ groß. Liegen sie links von $d^{(0)}$ und weit von $d^{(0)}$ entfernt, so wird $W(\mathbf{d})$ klein. Beides spricht gegen die Nullhypothese.

In Abb. 12.3 ist die Berechnung der Statistik $W(\mathbf{d})$ für ein Beispiel mit $n = 7$ dargestellt. Nur eine Beobachtung ist kleiner als $d^{(0)}$, und zwar diejenige, die den zweitkleinsten Abstand zu $d^{(0)}$ hat. Daher geht der Rang $R_i = 2$ nicht in die Berechnung von $W(\mathbf{d})$ ein, und wir finden

$$W(\mathbf{d}) = 1 + 3 + 4 + 5 + 6 + 7 = 26.$$

Um den Test zu konstruieren, bestimmen wir die Verteilung der Teststatistik $W(\mathfrak{D})$ unter der Nullhypothese. Wieder geben wir dafür eine kombinatorische und eine asymptotische Methode an.

Abb. 12.3 Konstruktion der
Teststatistik W

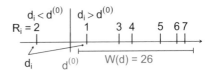

Kombinatorisch Wir diskutieren die kombinatorische Möglichkeit anhand der $n = 7$
Differenzen d_i aus Abb. 12.3. Unter der Nullhypothese ist $W(\mathfrak{D})$ so verteilt wie

$$S = \sum_{i=1}^{n} i \cdot V_i,$$

wobei $V_1, \ldots, V_n$ unabhängige und $ber(1/2)$-verteilte Zufallsvariablen beschreiben ('faire
Münzwurffolge'). Denn unter der Nullhypothese sind alle D_i unabhängig und identisch
verteilt gemäß einer symmetrischen Verteilung mit Symmetriezentrum $d^{(0)}$. Wegen der
Symmetrie liegt daher jede Beobachtung unabhängig mit Wahrscheinlichkeit 1/2 rechts wie
links von $d^{(0)}$. In der Summe S repräsentiert also i diejenige Differenz, welche den i-größten
Abstand zu $d^{(0)}$ besitzt, und V_i indiziert, ob diese Differenz rechts ($V_i = 1$) oder links
($V_i = 0$) von $d^{(0)}$ liegt. Da alle 2^n möglichen Ausgänge der Münzwurffolge $V_1, \ldots, V_n$
die gleiche Wahrscheinlichkeit $1/2^n$ besitzen, müssen wir nur noch für jeden möglichen
Ausgang von $S \in \{0, 1, \ldots, 28\}$ lediglich die Anzahl der Münzwurffolgen $V_1, \ldots, V_n$
zählen, die ihn zustande gebracht haben könnten. Durch Vertauschung von 0 und 1 erkennen
wir auch die Symmetrie der Verteilung von S, siehe auch Abb. 12.4.

S	Anzahl Mgl.	V_1	V_2	V_3	V_4	V_5	V_6	V_7
0	1	0	0	0	0	0	0	0
1	1	1	0	0	0	0	0	0
2	1	0	1	0	0	0	0	0
3	2	0	0	1	0	0	0	0
		1	1	0	0	0	0	0
4	2	0	0	0	1	0	0	0
		1	0	1	0	0	0	0
⋮								
28	1	1	1	1	1	1	1	1

Wie viele Ausgänge von S sind nun mindestens so extrem wie unsere Beobachtung
$W(\mathbf{d}) = 26$? Das sind die sechs Ausgänge $\{0, 1, 2, 26, 27, 28\}$, für die es jeweils eine
Möglichkeit gibt. Damit ergibt sich der P-Wert als

Abb. 12.4 Verteilung von S

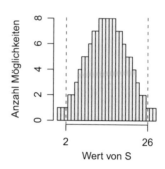

$$P(\mathbf{d}) = \mathbb{P}_{H_0}(\{W(\mathfrak{D}) \geq 26\} \cup \{W(\mathfrak{D}) \leq 2\})$$

$$= \frac{6}{2^7} \approx 0.047.$$

Wir können hier also die Nullhypothese auf dem 5 %-Niveau verwerfen.

Asymptotisch Wie im Fall des Rangsummentests kann die kombinatorische Herleitung der Verteilung bei großen Stichproben aufwendig werden. Da sich S aber als Summe unabhängiger Zufallsvariablen schreibt, gibt es auch hier für große n ein Resultat zur asymptotischen Normalität, wie vielleicht auch schon Abb. 12.4 erahnen lässt.

Satz 12.4 (Asymptotische Normalität der Vorzeichenrangstatistik)
Es sei $V_1, V_2, \ldots$ eine Folge unabhängiger und identisch verteilter quadratintegrierbarer Zufallsvariablen mit Erwartungswert $\tilde{\mu} := \mathbb{E}[V_1]$ und positiver Varianz $\tilde{\sigma}^2 = \mathbb{V}\mathrm{ar}(V_1)$. Dann gilt für die gewichtete Summe $S_n := \sum_{i=1}^{n} i V_i$ für $n \to \infty$, dass

$$\frac{S_n - \mu_n}{\sigma_n} \xrightarrow{d} N(0, 1), \quad mit \tag{12.8}$$

$$\mu_n := \frac{n(n+1)}{2}\tilde{\mu} = \mathbb{E}[S_n] \quad und \quad \sigma_n^2 := \frac{n(n+1)(2n+1)}{6}\tilde{\sigma}^2 = \mathbb{V}\mathrm{ar}(S_n).$$

Heuristik zu Satz 12.4 Wir berechnen aufgrund der Linearität des Erwartungswertes und der Unabhängigkeit der Summanden

$$\mu_n = \sum_{i=1}^{n} i \tilde{\mu} = \frac{n(n+1)}{2}\tilde{\mu} \quad und \quad \sigma_n^2 = \sum_{i=1}^{n} i^2 \tilde{\sigma}^2 = \frac{n(n+1)(2n+1)}{6}\tilde{\sigma}^2.$$

Die asymptotische Normalität folgt nach einer Version des Zentralen Grenzwertsatzes nach Lindeberg und Feller, siehe Feller (1971). Dazu bemerken wir, dass die Summanden von S_n zwar unabhängig, aber nicht identisch verteilt sind. Allerdings hat keine der Varianzen eines jeden Summanden zu großen Einfluss auf die Gesamtvarianz, denn $\mathbb{V}ar(i V_i) = O(n^2)$, und andererseits ist die Gesamtvarianz σ_n^2 von der Größenordnung n^3, woraus sich die asymptotische Normalität folgern lässt.

Abschließend formulieren wir den asymptotischen Vorzeichenrangtest, welcher direkt aus dem vorherigen Satz bei Wahl von $V_1 \sim ber(1/2)$ folgt.

Lemma 12.5 (Wilcoxon-Vorzeichenrangtest)

Es seien $D_1, D_2, \ldots$ unabhängige und identisch verteilte Zufallsvariable mit $D_1 \sim v_\vartheta$, und v_ϑ sei ein Mitglied der Familie $(v_\vartheta)_{\vartheta \in \Theta}$ aller symmetrischen Verteilungen mit stetiger Verteilungsfunktion. Es sei m_ϑ der eindeutige Median der Verteilung v_ϑ. Für $n = 1, 2, \ldots$ ist dann ein statistisches Modell assoziiert mit dem Vektor $\mathfrak{D}_n = (D_1, \ldots, D_n)^t$. Es sei eine Nullhypothese gegeben durch

$$H_0 : \vartheta \in \{\vartheta \in \Theta \mid m_\vartheta = d^{(0)}\},$$

und weiter sei $\alpha \in (0, 1)$, sowie q_α das α-Quantil der $N(0, 1)$-Verteilung, W_n wie in (12.7) und $\mu_n = n(n + 1)/4$ und $\sigma_n^2 = n(n + 1)(2n + 1)/24$. Dann ist die Folge $(T_n)_{n=1,2,\ldots}$ via

$$T_n(\boldsymbol{d}_n) := \frac{W_n(\boldsymbol{d}_n) - \mu_n}{\sigma_n}$$

eine Folge von Teststatistiken für einen asymptotischen Test $(n \to \infty)$ der Nullhypothese H_0 zum Niveau α mit Ablehnungsbereich $\mathcal{R}(\alpha) = (-\infty, q_{\alpha/2}] \cup [q_{1-\alpha/2}, \infty)$.

Im Beispiel des Gitarrenbauers berechnet sich die auf den Differenzen $\boldsymbol{d}$ aus Abb. 12.2b basierende Vorzeichenrangstatistik als $W(\boldsymbol{d}) = 620$. Bei $n = 200$ Beobachtungen erhalten wir $\mu_n = 10050$ und $\sigma_n \approx 820$. Die Teststatistik $T(\boldsymbol{d}) \approx 11.5$ ist extrem in dem Sinne, dass sie weit in der linken Flanke der Standardnormalverteilung liegt. Der P-Wert ist etwa $P(\boldsymbol{d}) \approx 10^{-30}$, also winzig klein. Folglich können wir die Nullhypothese zum Beispiel auf dem 1 %-Niveau ablehnen. Die in den Daten beobachtete Verbesserung der Stimmstabilität ist nur extrem schwer durch Zufall zu erklären, wenn sie in Wirklichkeit gar nicht vorhanden ist. Beim Gitarrenbauer kommt erneut Freude auf!

Literatur

Bauer H (2002) Wahrscheinlichkeitstheorie. de Gruyter Lehrbuch. (de Gruyter Textbook). 5. Aufl. De Gruyter, Berlin

Bishop YMM, Fienberg SE, Holland PW (1975) Discrete multivariate analysis: Theory and practice. MIT Press, Cambridge

Blackwell D (1947) Conditional expectation and unbiased sequential estimation. Ann Math Stat 18(1):105–110

Bretz F, Hothorn T, Westfall P (2010) Multiple comparisons using R. Chapman & Hall/CRC Press, Boca Raton

Brokate M, Kersting G (2011) Maß und Integral. Mathematik Kompakt. (Compact Mathematics). Birkhäuser/Springer Basel AG, Basel

Dümbgen L (2015) Einführung in die Statistik. Mathematik Kompakt, Springer, Basel

Feller W (1968) An introduction to probability theory and its applications, Bd I, 3. Aufl. Wiley, New York

Feller W (1971) An introduction to probability theory and its applications, Bd II, 2. Aufl. Wiley, New York

Ferguson TS (1996) A course in large sample theory. Texts in statistical science series. Chapman & Hall, London

Fisher RA (1922) On the mathematical foundations of theoretical statistics. Philos Trans R Soc Lond A Math Phys Eng Sci 222(594–604):309–368

Fisher RA (1924) On a distribution yielding the error functions of several well known statistics. Proc Int Cong Math 2:805–813

Fisher RA (1925) Statistical methods for research workers. Oliver and Boyd, Edinburgh

Georgii H-O (2009) Stochastik. de Gruyter Lehrbuch. (de Gruyter Textbook). De Gruyter, Berlin, erw. Aufl. Einführung in die Wahrscheinlichkeitstheorie und Statistik. (Introduction to probability and statistics)

Hochberg Y, Tamhane AC (1987) Multiple comparison procedures. Wiley, New York

Kersting G, Wakolbinger A (2010) Elementare Stochastik. Mathematik Kompakt. 2. Aufl. Birkhäuser, Basel

Klenke A (2013) Wahrscheinlichkeitstheorie. 3. Aufl. Springer, London

Krengel U (2005) Einführung in die Wahrscheinlichkeitstheorie und Statistik: Für Studium, Berufspraxis und Lehramt. vieweg studium; Aufbaukurs Mathematik. Vieweg+Teubner

© Springer-Verlag GmbH Deutschland, ein Teil von Springer Nature 2019
M. Messer und G. Schneider, *Statistik*, https://doi.org/10.1007/978-3-662-59339-4

Kruskal WH, Wallis WA (1952) Use of ranks in one-criterion variance analysis. J Am Stat Assoc 47(260):583–621

Lehmann EL, Casella G (2006) Theory of point estimation. Springer Science & Business Media, New York

Mann HB, Whitney DR (1946) On a test of whether one of two random variables is stochastically larger than the other. 18(1):50–60

Pruscha H (2000) Vorlesungen über Mathematische Statistik. Vieweg+Teubner, Wiesbaden

Rao CR (1992) Information and the accuracy attainable in the estimation of statistical parameters. In: Kotz S, Johnson NL (Hrsg) Breakthroughs in Statistics. Springer Series in Statistics (Perspectives in Statistics). Springer, New York

Shao J (2003) Mathematical statistics. Springer texts in statistics. 2. Aufl. Springer, New York

Student, (1908) The probable error of a mean. Biometrika 6(1):1–25

van der Vaart AW (1998) Asymptotic statistics, Bd 3. Cambridge series in statistical and probabilistic mathematics. Cambridge University Press, Cambridge

Welch BL (1947) The generalization of 'student's' problem when several different population variances are involved. Biometrika 34(1/2):28–35

Welch MB, Gnanadesikan R (1968) Probability plotting methods for the analysis of data. Biometrika 55(1):1–17

Wilcoxon F (1945) Individual comparisons by ranking methods. Biometrics Bull 1(6):80–83

Stichwortverzeichnis

A
Ablehnungsbereich, 98

B
Bernoulli-Verteilung, 6
Bias, 43
Binomialverteilung, 6
Bonferroni-Korrektur, 139
Boxplot, 26

C
Chiquadratverteilung, 112

D
Dichte einer Verteilung, 6

E
Einstichproben-t-Test, 121
Erwartungswert, 10
  bedingter, 49
Exponentialverteilung, 7

F
Fehler
  erster Art, 102
  mittlerer quadratischer, 42
  zweiter Art, 102
Fisher-Information, 85

Fisher-Verteilung, 113
F-Statistik, 145

G
Gammaverteilung, 7
Gesetze der großen Zahlen, 16
Gewichte einer Verteilung, 5

H
Histogramm, 22
Homoskedastizität, 127
Hypothesentest, 99
  asymptotischer, 102
  einfaktorielle Varianzanalyse, 134
  Einstichproben-t-Test, 121
  F-Test im normalen linearen Modell, 145
  Kruskal-Wallis-Test, 163
  Wilcoxon-Rangsummentest, 161
  Wilcoxon-Vorzeichenrangtest, 169
  Zweistichproben-t-Test, 126

I
Indikatorfunktion, 2
Indikatorvariable, 11
Informationsfunktion, 85
Integrierbarkeit, 10
  p-fache, 11
  Quadrat-Integrierbarkeit, 11

© Springer-Verlag GmbH Deutschland, ein Teil von Springer Nature 2019   173
M. Messer und G. Schneider, *Statistik,* https://doi.org/10.1007/978-3-662-59339-4

K

Kleinste-Quadrate-Schätzer, 144
Konfidenzband, 70
Konfidenzintervall, 54
    asymptotisches, 54
Konvergenz von Zufallsvariablen
    im p-ten Mittel, 19
    stochastische, 15
    in Verteilung, 15
    mit Wahrscheinlichkeit 1, 15
Korrelationskoeffizient, 12
Kovarianz, 12
Kruskal-Wallis-Statistik, 162
Kruskal-Wallis-Test, 163

L

Likelihood-Funktion, 78
Log-Likelihood-Funktion, 78

M

Mann-Whitney-Statistik, 157
Maximum-Likelihood-Schätzer, 79
Mittelwert, 23
Mittlerer quadratischer Fehler, 42
Momente, 11
Multiples Testen, 138

N

Normalverteilung, 7
Nullhypothese, 33

O

Ordnungsstatistik, 26
Orthogonale Projektion, 115

P

Poisson-Verteilung, 6
p-Quantil, 10
p-te Moment, 11
P-Wert, 100

Q

Q-Q-Plot, 27
Quadratintegrierbarkeit, 11

Quantil, 8
    empirisches, 25
    Median, 9
    Quartil, 10

R

Rang, 156
Regressionsgerad, 147
Regressionskoeffizient, 147
Residuum, 117

S

Satz
    von Glivenko und Cantelli, 72
    von Neyman und Fisher, 48
    von Rao und Blackwell, 51
    von Slutsky, 19
    Zentraler Grenzwertsatz, 18
Schätzer, 34
    erwartungstreuer, 39
    Kleinste-Quadrate-Schätzer, 144
    konsistente Folge, 40
    Maximum-Likelihood-Schätzer, 79
Scorefunktion, 85
Signifikanzniveau, 104
Standardabweichung, 12
    empirische, 23
    korrigierte, 23
Standardfehler
    des Mittelwertes, 59
    einer Statistik, 60
Standardnormalverteilung, multivariate, 118
Statistik, 33
    F-Statistik, 145
    Kruskal-Wallis-Statistik, 162
    Mann-Whitney-Statistik, 157
    Ordnungsstatistik, 26
    suffiziente, 46
    t-Statistik, 121
    Teststatistik, 98
    Vorzeichenrangstatistik, 166
    Wilcoxon-Rangsummen-Test, 156
Statistisches Modell, 31
    einfaches Regressionsmodell, 147
    Folgen von Modellen, 36
    nichtparametrisches, 32
    normales lineares, 143

parametrisches, 32
reguläres, 84
Stripchart, 22
Systemmatrix, 147

T
Testmacht, 102
Teststatistik, 98
t-Statistik, 121
t-Verteilung, 113

U
Unabhängigkeit
   stochastische, 13
Ungleichung
   von Chebyschev, 14
   von Dvoretzky, Kiefer und Wolfowitz, 69
   von Jensen, 14
   von Markov, 14

V
Varianz, 12
   empirische, korrigierte, 23
   gepoolte, 124
Verteilung, 5

absolutstetige, 5
bedingte, 46
Bernoulli-Verteilung, 6
Binomialverteilung, 6
Chiquadratverteilung, 112
diskrete, 5
Exponentialverteilung, 7
Fisher-Verteilung, 113
Gammaverteilung, 7
multivariate Standardnormalverteilung, 118
Normalverteilung, 7
Poisson-Verteilung, 6
t-Verteilung, 113
uniforme, 6
Verteilungsfunktion, 7
   empirische, 24
Vorzeichenrangtest, 166

W
Wilcoxon-Rangsummenstatistik, 156
Wilcoxon-Rangsummentest, 161
Wilcoxon-Vorzeichenrangtest, 169

Z
Zweistichproben-t-Test, 126

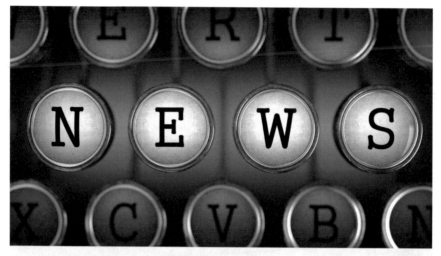

springer.com

Willkommen zu den Springer Alerts

- Unser Neuerscheinungs-Service für Sie:
  aktuell *** kostenlos *** passgenau *** flexibel

Springer veröffentlicht mehr als 5.500 wissenschaftliche Bücher jährlich in gedruckter Form. Mehr als 2.200 englischsprachige Zeitschriften und mehr als 120.000 eBooks und Referenzwerke sind auf unserer Online Plattform SpringerLink verfügbar. Seit seiner Gründung 1842 arbeitet Springer weltweit mit den hervorragendsten und anerkanntesten Wissenschaftlern zusammen, eine Partnerschaft, die auf Offenheit und gegenseitigem Vertrauen beruht.

Die SpringerAlerts sind der beste Weg, um über Neuentwicklungen im eigenen Fachgebiet auf dem Laufenden zu sein. Sie sind der/die Erste, der/die über neu erschienene Bücher informiert ist oder das Inhalts-verzeichnis des neuesten Zeitschriftenheftes erhält. Unser Service ist kostenlos, schnell und vor allem flexibel. Passen Sie die SpringerAlerts genau an Ihre Interessen und Ihren Bedarf an, um nur diejenigen Informa-tion zu erhalten, die Sie wirklich benötigen.

Mehr Infos unter: springer.com/alert

Printed in the United States
By Bookmasters